Digitale
Subtraktions-Angiographie
in der Neuroradiologie

Bildgebende Verfahren
in der Neuroradiologie

New Imaging
in Neuroradiology

Band 1

Volume 1

Herausgegeben von
Maschallah Nadjmi

Georg Thieme Verlag
Stuttgart · New York

Digitale Subtraktions-Angiographie in der Neuroradiologie

Von M. Nadjmi

Unter Mitarbeit von
W. Bautz, H. P. Busch, A. Hall,
K.-H. Hübener, R. Keysser,
M. Ratzka, U. Speck,
A. Valavanis, D. J. Volz

294 Abbildungen
in 683 Einzeldarstellungen
26 Tabellen

1986
Georg Thieme Verlag
Stuttgart · New York

CIP-Kurztitelaufnahme der Deutschen Bibliothek

Nadjmi, Maschallah:
Digitale Subtraktions-Angiographie in der
Neuroradiologie / von M. Nadjmi. Unter Mitarb.
von W. Bautz . . . – Stuttgart ; New York :
Thieme, 1986.
  (Bildgebende Verfahren in der Neuroradiologie ;
  Bd. 1)
NE: GT

Wichtiger Hinweis:
Medizin als Wissenschaft ist ständig im Fluß. Forschung und klinische Erfahrung erweitern unsere Kenntnisse, insbesondere was Behandlung und medikamentöse Therapie anbelangt. Soweit in diesem Werk eine Dosierung oder eine Applikation erwähnt wird, darf der Leser zwar darauf vertrauen, daß Autoren, Herausgeber und Verlag größte Mühe darauf verwandt haben, daß diese Angabe genau dem **Wissensstand bei Fertigstellung des Werkes** entspricht. Dennoch ist jeder Benutzer aufgefordert, die Beipackzettel der verwendeten Präparate zu prüfen, um in eigener Verantwortung festzustellen, ob die dort gegebene Empfehlung für Dosierungen oder die Beachtung von Kontraindikationen gegenüber der Angabe in diesem Buch abweicht. Das gilt besonders bei selten verwendeten oder neu auf den Markt gebrachten Präparaten und bei denjenigen, die vom Bundesgesundheitsamt (BGA) in ihrer Anwendbarkeit eingeschränkt worden sind.

© 1986 Georg Thieme Verlag, Rüdigerstraße 14, D-7000 Stuttgart 30
Printed in Germany
Satz: Druckhaus Dörr, Inhaber Adam Götz, D-7140 Ludwigsburg (Linotype System 5 [202])
Druck: Karl Grammlich, D-7401 Pliezhausen

ISBN 3-13-683201-9   1 2 3 4 5 6

Geschützte Warennamen (Warenzeichen) werden *nicht* besonders kenntlich gemacht. Aus dem Fehlen eines solchen Hinweises kann also nicht geschlossen werden, daß es sich um einen freien Warennamen handele.

Das Werk, einschließlich aller seiner Teile, ist urheberrechtlich geschützt. Jede Verwertung außerhalb der engen Grenzen des Urheberrechtsgesetzes ist ohne Zustimmung des Verlages unzulässig und strafbar. Das gilt insbesondere für Vervielfältigungen, Übersetzungen, Mikroverfilmungen und die Einspeicherung und Verarbeitung in elektronischen Systemen.

Vorwort

In der diagnostischen Radiologie hat sich in den letzten Jahren der Begriff „Neue bildgebende Verfahren – New Imaging" eingebürgert. Darunter versteht man eine Reihe von Untersuchungsmethoden, an deren Entstehung Computereinsatz und Digitaltechnik maßgeblich beteiligt sind. Ihre Entwicklung wurde vor 12 Jahren durch die Computertomographie eingeleitet und griff später auf die konventionelle Technik und andere rekonstruktive Bildverfahren über, die keine ionisierenden Strahlen benötigen. Ein großer Teil dieser Methoden wurde erstmals im Kopfbereich angewandt und zählt heute zu den unentbehrlichen Bestandteilen der Röntgendiagnostik im Bereich des zentralen Nervensystems. Bildgebende Verfahren besitzen daher in der Neuroradiologie eine Sonderstellung und sollen im Rahmen der hier eingeleiteten Buchserie unter unterschiedlichen Aspekten behandelt werden.

Der 1. Band befaßt sich mit der digitalen Subtraktionsangiographie, die inzwischen eine über 4jährige klinische Erprobungszeit hinter sich hat. Sie basiert auf Prinzipien der klassischen Subtraktion, die vor über einem halben Jahrhundert von Ziedses des Plantes beschrieben wurde, und der konventionellen Angiographie. Ihre Kombination mit der Digitaltechnik eröffnete die Möglichkeit einer rationellen globalen, aber auch selektiven Angiographiemethode mit vielseitigen Anwendungsmöglichkeiten. Während sich die intravenöse digitale Subtraktionsangiographie (DSA) auf bestimmte Indikationsbereiche beschränkt, umfaßt die intraarterielle DSA alle Gebiete der Gefäßdiagnostik sowie der interventionellen Neuroradiologie. Ihr wesentlicher Vorteil gegenüber der konventionellen Angiographie liegt in der enormen Verkürzung der Untersuchungszeit, bedingt durch sekundenschnelle Aufnahme und Wiedergabe jeder Untersuchungsphase und dadurch, daß man die technisch bedingten kritischen Situationen besser im Griff hat. Damit lassen sich die Angiographierisiken auf ein Minimum reduzieren. Diese und auch andere Vorteile, wie die hohe Kontrastauflösung, geringe Kontrastmittelmenge und die nachträglichen Bildbearbeitungsmöglichkeiten haben dazu beigetragen, daß die intraarterielle DSA sich an vielen Stellen innerhalb kurzer Zeit anstelle der konventionellen Angiographie fest etablieren konnte.

Dieses Buch enthält 2 Hauptabschnitte: Im allgemeinen Teil werden physikalische und technische Grundlagen der DSA sowie ihre Abbildungseigenschaften aus der Sicht spezialisierter Radiologen diskutiert. Fragen der ökonomischen Auswirkung der DSA und ihrer zukünftigen Weiterentwicklung werden ebenso in diesem Abschnitt behandelt wie das geeignete Kontrastmittel, seine Eigenschaften, Zusammensetzung und Konzentration. Allen daran beteiligten auswärtigen Autoren möchte ich herzlichst für ihre Beiträge danken.

Der spezielle Teil befaßt sich mit der diagnostischen und therapeutischen Anwendung der DSA in der Neuroradiologie.

Das Krankengut des Kapitels 5 basiert auf den Ergebnissen einer 3jährigen DSA-Erfahrung in Würzburg mit einer GE-Anlage. Eine reibungslose und vertrauensvolle Zusammenarbeit mit den klinischen Fächern sowie dem technischen und ärztlichen Personal der Abteilung in der Anfangsphase trug zu rascher Einführung der Methode bei. Dafür möchte ich allen Beteiligten meinen Dank aussprechen, in erster Linie Herrn Priv.-Doz. Dr. MICHAEL RATZKA.

Das Kapitel der interventionellen Neuroradiologie wurde von Prof. VALAVANIS (Zürich) verfaßt. Zwischen seiner Abteilung und der Neuroradiologie in Würzburg besteht eine enge freundschaftliche und wissenschaftliche Beziehung, die sich noch intensiver bei der Gestaltung der zukünftigen Bände der Serie zeigen wird. Für die Erstellung eines druckreifen Manuskriptes, Zusammenstellung des umfangreichen Bildmateriales und Koordinierung der auswärtigen Kapitel war von Anfang an meine Sekretärin Frau ROSWITHA BRUNNER zuständig, die diese Aufgaben in dankenswerter Weise erfüllt hat.

In einem hochspezialisierten Gebiet wie der Neuroradiologie eine Buchserie zu starten, hat für den Verlag eher einen ideellen Wert. Ich betrachte es daher als einen ganz persönlichen Vertrauensbeweis von Herrn Dr. h. c. G. HAUFF, mir erneut die Möglichkeit zu geben, als Herausgeber und Autor eine neue Buchserie zu beginnen, für die er wiederum eine großzügige Ausstattung zugesichert hat. Die harmonische Zusammenarbeit mit der gesamten Verlagsmannschaft, aus der ich vor allem Herrn R.-D. ZELLER nennen möchte, hat uns bei der Fertigstellung dieses 1. Bandes erneut eine herzliche Freude bereitet.

Würzburg, im Juni 1986   M. NADJMI

Anschriften

Bautz, W., Dr., Abteilung Allgemeine Radiologie, Medizinisches Strahleninstitut der Universität Tübingen, Röntgenweg 11, 7400 Tübingen

Busch, H. P., Dr., Institut für Klinische Radiologie, Theodor-Kutzer-Ufer, 6800 Mannheim 1, Versandanschrift: Neuhofer Str. 53, 6703 Limburgerhof

Hall, Anne, Ph. D., General Electric Company, Medical Systems Group, Milwaukee, Wisconsin, USA

Hübener, K.-H., Prof. Dr. Dr., Abteilung Allgemeine Radiologie, Medizinisches Strahleninstitut der Universität Tübingen, Röntgenweg 11, 7400 Tübingen

Keysser, R., Dr., Radiologie I, Fa. Schering AG, Müllerstr. 170–178, 1000 Berlin 65

Nadjmi, M., Prof. Dr., Leiter der Abteilung für Neuroradiologie in der Kopfklinik der Universität Würzburg, Josef-Schneider-Str. 11, 8700 Würzburg

Ratzka, M., Priv.-Doz. Dr., Abteilung für Neuroradiologie in der Kopfklinik der Universität Würzburg, Josef-Schneider-Str. 11, 8700 Würzburg

Speck, U., Dr., Biologische Kontrastmittelforschung, Fa. Schering AG, Müllerstr. 170–178, 1000 Berlin 65

Valavanis, A., Prof. Dr., Leiter der Abteilung für Neuroradiologie, Universitätsspital Zürich, Rämistr. 100, CH-8091 Zürich

Volz, D. J., Ph. D., General Electric Company, Medical Systems Group, Milwaukee, Wisconsin, USA

Inhaltsverzeichnis

Allgemeiner Teil

1. Physikalische und technische Grundlagen der DSA ... 3
W. Bautz und K.-H. Hübener

Einleitung	3	Komponenten einer DSA-Anlage	11
Digitale Radiographie (DR)	3	Betriebsarten	12
Prinzip der digitalen Bildverarbeitung	3	Lineare und logarithmische Subtraktion	12
Komponenten einer digitalen Radiographieanlage	6	KM-Applikation	13
		Nachverarbeitung	13
Gegenwärtiger Stand und Wertigkeit der digitalen Radiographie	6	Zwei-Energiespektren-Radiographie (Dual Energy Radiography-Hybridtechnik)	13
Digitale Subtraktionsangiographie (DSA)	8	Intraarterielle DSA	14
Intravenöse Arteriographie mit konventionellen Röntgentechniken	9	Zukünftige Entwicklungen der DSA	16
		Literatur	17
Prinzip der DSA	9		

2. Abbildungseigenschaften der DSA ... 19
H. P. Busch

Literatur ... 24

3. Anwendungsmöglichkeiten der digitalen Subtraktionsangiographie in der Neuroradiologie ... 27
A. Hall und D. J. Volz

Einleitung	27	Meßgenauigkeit des Algorithmus zur Gefäßdurchmesserbestimmung	37
Ökonomische Auswirkungen der DSA	27	Blutflußmessung	38
Örtliche Auflösung der derzeitigen DSA-Technologie	27	Überprüfung der Ergebnisse durch Untersuchungen an einem Hund	40
Wirtschaftlichkeit derzeitiger DSA-Anlagen	28	Klinische Anwendungen	40
Wirtschaftliche Auswirkungen einer zukünftigen DSA-Technik	34	**Messung der Gefäß-Complicance**	42
Zusammenfassung	36	**Funktionelle Farbdarstellung**	44
Absolute Blutflußmessung	36	Literatur	46

4. Kontrastmittel in der DSA ... 47
U. Speck und R. Keysser

Intravenöse DSA	47	Konzentration	50
Anforderungen an das Kontrastmittel und die Injektionstechnik	47	KM-Dosis	50
		Ort und Geschwindigkeit der Injektion	51
Physiologie der KM-Passage durch Herz und Lunge	47	Gesamtdosis im Laufe einer Untersuchung und Nierenverträglichkeit	51
Wahl einer geeigneten Kontrastsubstanz für die i.v. DSA	48	Arterielle DSA	52
Osmolalität des Kontrastmittels	49	Literatur	52

Spezieller Teil

5. Klinischer Einsatz der DSA in der Neuroradiologie ... 57
M. NADJMI und M. RATZKA

**Indikationen, Technik und Komplikationen der
intravenösen und intraarteriellen DSA** 57
Einleitung 57
Indikationen der i.v. DSA 57
Instrumentarium zur intravenösen DSA 58
Patientenvorbereitung 59
Venöser Zugang 60
Ablauf der Untersuchung 63
    Projektionen 63
Auswertung 69
Bildqualität 72
Strahlendosen 73
Kontrastmittel 73
Kontraindikationen der i.v. DSA 74
Komplikationen der i.v. DSA 74
Methoden der intraarteriellen DSA 75
    Transfemorale Katheterangiographie 75
    Retrograde Brachialisangiographie 75
    Seldinger-Technik via A. brachialis-Katheter . 75
    Direktpunktion der A. carotis communis ... 76
Komplikationen der arteriellen DSA 76
Radioanatomie der zerebralen Gefäße 77
Zerebrale Arterien 77
    Aortenbogen und supraaortale Arterien ... 77
    Karotissystem 79
    Vertebrobasiläres System 88
Zerebrale Venen und Sinus 96
    Supratentorielles Venensystem 96
    Infratentorielles Venensystem 100
    Venöse Abflußwege 102
Obliterierende Gefäßprozesse in der DSA 103
Gefäßelongation und Gefäßektasie 109
Extrakranielle Karotisstenosen 111
Stenosen und Verschlüsse der A. subclavia und
A. anonyma 118
Extrakranielle Vertebralisstenosen und
Verschlüsse 125
Intrakranielle Stenosen und Verschlüsse 127
    Karotissystem 127
    Stenosen und Verschlüsse der Arteria basilaris
    und des intrakraniellen Vertebralissegmentes . 132
Kollateralkreislauf 138
Venöse Durchblutungsstörungen 143
Arterielle Aneurysmen 145
Angiome 162
Tumoren 184
Meningeome 184
Seltene extrazerebrale Tumoren 208
Glioblastome und andere Gliome 209
Metastasen 222
Hämangioblastome und andere zystische
Tumoren 224
Extrakranielle Kopf- und Halstumoren 227
Spinale Tumoren 230
Literatur 233

6. Intraarterielle DSA in der interventionellen Neuroradiologie ... 239
A. VALAVANIS

DSA bei Embolisationen im Stromgebiet der A.
carotis interna und der A. vertebralis 241
DSA bei Embolisationen im Stromgebiet der A.
carotis externa 242
DSA bei Embolisationen im Stromgebiet der
spinalen Arterien 243
Schlußbemerkungen 243
Literatur 246

Sachverzeichnis ... 247

Allgemeiner Teil

1. Physikalische und technische Grundlagen der DSA

W. Bautz und K.-H. Hübener

Einleitung

Die computerunterstützte digitale Bildverarbeitung wurde erstmalig in der radiologischen Diagnostik in der Nuklearmedizin angewendet. Die Leistungsfähigkeit dieser neuen Technik wurde mit der Entwicklung der Computertomographie augenfällig unter Beweis gestellt. Mit der Computertomographie wurden Methoden zur rekonstruktiven Bildsynthese erarbeitet, die die Entwicklung anderer digitaler Schnittbildverfahren (z. B. MR-Tomographie, digitale Sonographie, Positronen-Emissions-CT) erheblich beschleunigten. Die digitalen Bildverarbeitungstechniken haben damit das Spektrum der radiologischen Diagnostik im letzten Jahrzehnt grundlegend verändert.

Mit dem raschen Fortschritt der Computertechnologie gewinnt die digitale Bildverarbeitung auch zunehmende Bedeutung für die Projektionsradiographie. Unter der Bezeichnung **digitale Radiographie (DR)** hält sie damit Einzug auf dem Gebiet der Röntgenübersichtsaufnahmen, die auch heute noch Grundlage für 80–90% aller radiologischer Untersuchungen sind, und tritt in direkte Konkurrenz zur konventionellen Röntgenfilmtechnik. Die bislang für die klinische Diagnostik bedeutendste Entwicklung der DR ist die digitale Subtraktionsangiographie (DSA). Obwohl die DR erst an ihrem Anfang steht, zeichnen sich langfristig zwei Entwicklungen ab: die teilweise oder vollständige Verdrängung des Röntgenfilms als Informationsträger und die Entwicklung einer volldigital arbeitenden radiologischen Diagnostikabteilung, in der alle digitalen bildgebenden Verfahren verbunden sind.

Digitale Radiographie (DR)

Digitale Radiographie bezeichnet die Aufnahme, die Verarbeitung und die Wiedergabe der Bildinformation eines Projektionsradiogramms in digitaler Form durch einen elektronischen Rechner und dessen Peripherie. Dabei kommen Prinzipien zur Anwendung, die nicht nur für die elektronische Bildverarbeitung, sondern auch für die Sinnesphysiologie Gültigkeit haben. In der Retina des Auges z. B. wird das einfallende analoge Bild durch die Stäbchen und Zapfen in eine Matrix kleinster Bildelemente zerlegt, d. h. örtlich quantisiert, und die Information über die Farbwerte und die Helligkeit in einer Folge von Einheitssignalen, Aktionspotentialen, codiert. Um die Information eines Radiogramms einem Computer zuführen zu können, muß diese ebenfalls in diskrete elektrische Signale transformiert werden, die in ihrer Gesamtheit ein visuell nicht erfaßbares „Zahlenbild" darstellen.

Prinzip der digitalen Bildverarbeitung

Im Körper wird die Röntgenstrahlung durch Wechselwirkungsprozesse (Photo- und Compton-Effekt) mit der Materie unterschiedlich geschwächt. Die aus dem Körper austretende Röntgenstrahlung ist die Primärinformation, das Strahlungsbild, welches das Radiographiesystem vom Objekt liefert (Abb. 1.**1**). Dieses Strahlungsbild ist ein analoges Bild, denn es ist sowohl räumlich als auch in seiner Amplitude (Schwächungswerte, Energieflußdichte der transmittierten Röntgenstrahlung) ein Kontinuum.

Im Gegensatz zum Röntgenfilm kann ein Computer ein analoges Bild ohne Informationstransformation nicht erfassen. Dazu muß es in einzelne (an den Fingern = digital) abzählbare Einheiten aufgeteilt, d. h. digitalisiert werden. Abb. 1.**1** veranschaulicht die Digitalisierung eines Bildes: Das analoge Strahlungsbild wird zunächst in eine Matrix einzelner Bildelemente (Pixel, picture elements) zerlegt. Der Schwächungswert jedes Bildelements (Pixel-Wert) wird vom Detektor gemessen und in ein Detektorsignal konvertiert. Das Detektorsystem bei der DSA ist der Röntgenbildverstärker-Eingangsleuchtschirm. Die Primärinformation wird im Bildverstärker zweimal konvertiert: die Röntgenphotonen des Strahlungsbildes lösen im Eingangsleuchtschirm Elektronen durch Ionisationsvorgänge aus, die zum Ausgangsleuchtschirm des Bildverstärkers hin beschleunigt werden und dort sichtbare Photonen erzeugen. Aus dem Strahlungsbild ist ein sichtbares Bild entstanden, das mit einer Fernsehkamera zeilenförmig abgetastet wird, wobei eine Teildigitalisierung des Bildes, die Aufteilung in die Zeilen der Bildmatrix, vorgenommen wird. Das analoge Ausgangssignal (Videosignal) der Bildverstärker-Fernseh-Kette wird einem Analog-Digital-Wandler (Analog-Digital-Converter, ADC) zugeführt (Abb. 1.**2**). Der Analog-Digital-Wandler unterteilt jede Bildzeile in einzelne Bildelemente und transformiert die Amplitude des Videosignals in eine Folge elektrischer Signale, die der Computer erfassen und weiterverar-

1. Physikalische und technische Grundlagen der DSA

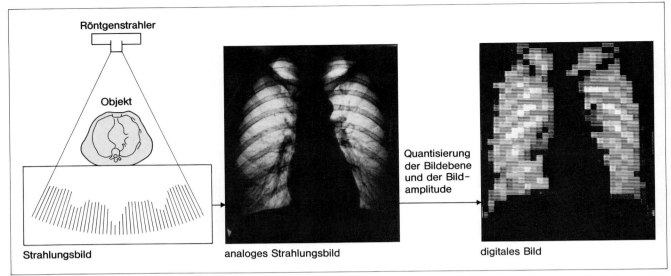

Abb. 1.**1** Prinzip der Digitalisierung eines Bildes. – Das Strahlungsbild, das das Abbildungssystem der DR-Anlage vom Objekt liefert (**a**), wird in eine Matrix einzelner Bildelemente zerlegt (**b**). Der Schwächungswert jedes Bildelements (Grauwert, Pixel-Wert) wird gemessen und dieser Wert digital umgewandelt (s. Abb. 1.**5**)

beiten kann. Aus dem analogen Strahlungsbild ist damit ein visuell nicht erfaßbares Zahlenbild (das digitale Bild) geworden, das vorübergehend in einem digitalen Halbleiterbildspeicher aufgenommen wird.

An einem Modell soll die Funktionsweise des Analog-Digital-Wandlers und des digitalen Halbleiterbildspeichers erläutert werden. Die Information jedes Bildelements beinhaltet die Koordinatenlage des Bildelements (Zeilen- und Spaltenadresse) und den Schwächungswert der über dem Bildelement transmittierten Röntgenstrahlung (Abb. 1.**3**). Der Schwächungswert wird durch eine Dezimalzahl beschrieben. Man kann der kontinuierlichen Schwächungswertskala ein Grauwertspektrum zuordnen. So kann Schwarz dem Schwächungswert 0 und ein bestimmter Grauwert z. B. dem Schwächungswert 248 entsprechen (Abb. 1.**4**). Der Computer kann aber die Zahl 248 nicht erfassen; er kennt nur 2 Ziffern: 1 (elektrisches Signal) und 0 (kein elektrisches Signal). Die Zahl 248 muß im Analog-Digital-Wandler in eine Signalfolge von 1 und 0 transformiert werden, die der Computer erfassen und weiterverarbeiten kann.

In der Mathematik kennt man neben dem Dezimalsystem auch sog. Binärsysteme, z. B. das Dualsystem, in denen mit nur 2 Ziffern dieselben Rechenoperationen wie im Dezimalsystem durchgeführt werden können.

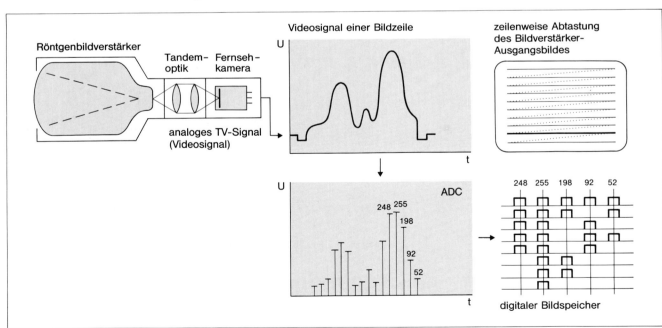

Abb. 1.**2** Arbeitsweise eines Analog-Digital-Wandlers (Analog-Digital-Converter, ADC). – Jede Bildzeile, hier dargestellt als Spannungskurve des analogen Videosignals der BV-TV-Kette, wird im ADC zeitlich aufgeteilt und damit die Bildmatrix vervollständigt (Sampling). Der Schwächungswert jedes Bildelements (Spannungsamplitude) wird gemessen (Quantization), dieser Wert digital umgewandelt (Coding) und die digitale Information dem Halbleiterbildspeicher zugeführt (je nach Amplitudenauflösung des ADC hier auf 8 getrennten Leitungen)

Digitale Radiographie (DR)

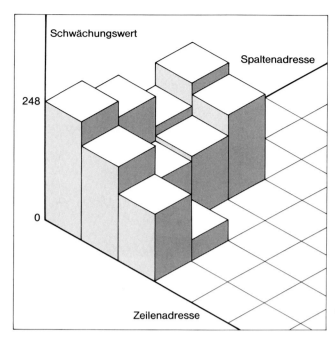

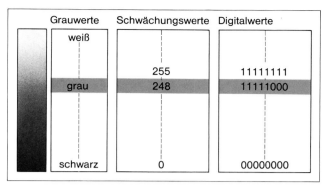

Abb. 1.4 Zuordnung eines Grauwertspektrums zur Schwächungswertskala und deren Digitalwerten

Abb. 1.3 Information eines Bildelements: 1. Zeilenadresse, 2. Spaltenadresse, 3. Schwächungswert.

Abb. 1.5 zeigt die Umwandlung der Dezimalzahl 248 in die Dualzahl 11111000. Die Entscheidung 0 oder 1, kein Signal oder Signal, wird als 1 Informationseinheit bezeichnet und hat die Benennung bit (binary digit). In dem gewählten Beispiel hat der Schwächungswert 248 einen Informationsgehalt von 8 bit (8 bit = 1 Byte). Wäre das Bild nur aus weißen und schwarzen Flächen ohne dazwischenliegende Grautöne aufgebaut, so würde man hierfür nur 1 bit benötigen. Die einzelnen digitalen Radiogramme einer DSA-Serie haben z. B. als Basisdatensatz eine Bildmatrix von 512 × 512 Bildelementen bei 1024 Graustufen (2^{10}). Bei einer Serie von 25 Bildern/Sekunde muß der Analog-Digital-Wandler einen Informationsfluß von 65,5 Mill. bit pro Sekunde (8,2 MByte/s) übertragen. Diese enorme Datenmenge muß für die Weiterverarbeitung schnell zugreifbar gespeichert werden. Dies gelingt mit digitalen Halbleiterbildspeichern, die die zentralen Bausteine jeder DR-Anlage sind.

Abb. 1.6 veranschaulicht die Funktionsweise eines digitalen Halbleiterbildspeichers. Er besteht aus mehreren Platten, sog. Platinen, die wie Bücher in einem Regal hintereinander aufgereiht und fest miteinander verdrahtet sind. Entsprechend der Matrix der Bildelemente befindet sich auf jeder Platine eine Matrix von Speicherelementen, die in einer Anzahl von Mikropro-

Dezimalzahl	=		Dualzahl
248			11111000
$\frac{248}{2}$	=	124	Rest 0
$\frac{124}{2}$	=	62	Rest 0
$\frac{62}{2}$	=	31	Rest 0
$\frac{31}{2}$	=	15	Rest 1
$\frac{15}{2}$	=	7	Rest 1
$\frac{7}{2}$	=	3	Rest 1
$\frac{3}{2}$	=	1	Rest 1
$\frac{1}{2}$	=	0	Rest 1

Abb. 1.5 Transformation der Dezimalzahl 248 in die Dualzahl 11111000. Die Zahl 248 wird fortlaufend durch 2 dividiert. Bleibt bei den einzelnen Divisionen ein Rest, notiert man 1, bleibt kein Rest 0. Die so entstehende Ziffernfolge wird von unten nach oben gelesen

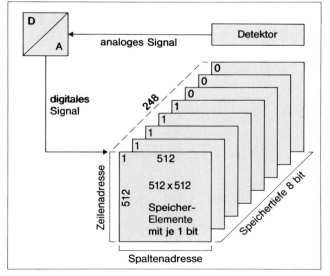

Abb. 1.6 Modell eines digitalen Halbleiterbildspeichers

zessoren zusammengefaßt sind. Jedes Speicherelement kann entsprechend einem Kippschalter 2 Funktionszustände einnehmen: Aus oder Ein, entsprechend 0 oder 1, es kann also 1 bit Information speichern. Zu jedem Bildelement gehört auf jeder Platine ein Speicherelement. Damit ist die Information über seine Koordinatenlage aufgenommen (in Abb. 1.**6**: Spaltenadresse = 1, Zeilenadresse = 1). Zur Speicherung des Schwächungswertes eines Bildelementes, z. B. 248, sind 8 bit, also 8 Speicherelemente notwendig, die sich an entsprechenden Stellen auf den 8 hintereinandergeschalteten Platinen befinden (Speichertiefe 8 bit). Mit einer Speichertiefe von 8 bit können 256 (2^8) relative Schwächungswerte (Graustufen) mit einer Speichertiefe von 10 bit 1024 (2^{10}) und mit 12 bit 4096 (2^{12}) codiert werden. Man muß sich bewußt werden, daß mit zunehmender Orts- und Dichteauflösung eines Radiogramms die Zahl der benötigten Speicherplätze sprunghaft anwächst. Bei einer Bildmatrix von 256 × 256 und einer Speichertiefe von 8 bit sind 524 288 Speicherplätze notwendig (256 × 256 × 8). Bei einer Bildmatrix von 2048 × 2048 und einer Speichertiefe von 12 bit aber schon 50 331 648! Die Geschwindigkeit, mit der ein Bild hoher Auflösung verarbeitet werden kann, ist zwangsläufig kleiner als bei einem Bild geringer Auflösung.

Komponenten einer digitalen Radiographieanlage

Die wichtigsten Komponenten einer digitalen Radiographieanlage sind in Abb. 1.**7** dargestellt. Um das im digitalen Halbleiterbildspeicher festgehaltene digitale Bild (Basisdatenbild) wieder visuell erfaßbar zu machen, muß die digitale Bildinformation in einem Digital-Analog-Wandler (DAC) in ein analoges Bildsignal rückgewandelt und auf dem Fernsehmonitor einer Auswerteeinheit dargestellt werden. Das dabei angewendete Verfahren ist keine einfache mathematische Rückprojektion. Der Bildumfang (Grauwerte) eines digitalen Radiogramms ist meist so groß, daß das Auge die volle Bildinformation nicht auf einen Blick erfassen kann. Die aus der Computertomographie bekannte Fenstertechnik kann diesen Nachteil nur unvollständig beheben. Zur visuellen Wiedergabe eines digitalen Radiogramms wird die sogenannte gefilterte Rückprojektion (Faltung) verwendet (34, 36, 53, 69). Hierbei wird der Grauwert eines Pixels des Monitorbildes aus dem entsprechenden Pixel-Wert des Basisdatenbildes im digitalen Halbleiterspeicher und einer unterschiedlich großen Anzahl von Bildelementen, die dieses Zentralpixel umgeben, errechnet, deren Pixel-Werte unterschiedlich gewichtet werden. Ziel der gefilterten Rückprojektion ist die sinnvolle Reduktion des Umfangs des Basisdatenbildes zur Auswertung und Archivierung, ohne daß dabei diagnosewichtige Bilddetails verlorengehen. Durch die gefilterte Rückprojektion können sogar solche Bilddetails durch bestimmte Filterfunktionen (z. B. Hochpaßfilter) betont werden. Dabei können Störeinflüsse auf die Objektpunktabbildung ausgeglichen werden (Streustrahleneffekte, strahlqualitätsbedingte Störeinflüsse, systemische Abbildungsfehler u. a.). Das Monitorbild kann z. B. mit einer Multiformatkamera dokumentiert werden (Hardcopy). Die Auswertung eines digitalen Radiogramms muß aber aus den o. g. Gründen immer an der Auswerteeinheit der digitalen Radiographieanlage geschehen.

Neben der Bildmanipulation von Einzelbildern sind mit der digitalen Radiographie auch z. T. sehr komplizierte Bildverarbeitungstechniken möglich, die von mehreren Einzelbildern ausgehen (s. unten). Die digitale Bildinformation kann auf digitalen Speichermedien (Magnetbändern, optische Bildplatten) permanent archiviert und auch verfälschungsfrei über große Entfernungen übertragen werden (Teleradiologie).

Gegenwärtiger Stand und Wertigkeit der digitalen Radiographie

Ende der 70iger Jahre waren die Entwicklungen auf dem Gebiet der DR so weit fortgeschritten, daß sie erstmalig in der klinischen Routinediagnostik eingesetzt werden konnte. Zur DR wurden zunächst bereits verfügbare Detektorsysteme benutzt: die Bildverstärker-Fernseh-Kette einer Durchleuchtungseinheit (digitale Fluoroskopie) und die Zeilendetektorsysteme von CT-Geräten der 3. und 4. Generation. Beide Detektorsysteme bieten sich zur DR an, da hier bereits detektorseitig eine Teildigitalisierung des Bildes, die

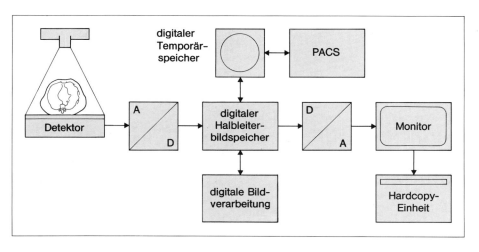

Abb. 1.**7** Komponenten einer DR-Anlage

Aufteilung des Bildes in einzelne Bildelemente, durchgeführt wird. Die digitale Fluoroskopie war Voraussetzung für die digitale Subtraktionsangiographie, die eine spezielle Bildverarbeitungstechnik ist und die bislang bedeutendste Entwicklung in der DR darstellt. Die DR mit einem CT-Gerät wurde zunächst zur Lokalisation der CT-Schichtebenen entwickelt (z. B. Topogramm, Scout View, Synerview usw.), sie hat sich jedoch bald schon als eigenständiges diagnostisches Mittel erwiesen (2, 17, 19, 31), mit dem Bildmanipulations- und Bildverarbeitungstechniken entwickelt wurden, die allgemeine Gültigkeit für die DR haben. Zwischenzeitlich wurden mehrere CT-unabhängige DR-Geräte konstruiert, die teilweise mit völlig neuartigen Detektorsystemen arbeiten und die vornehmlich für Untersuchungen des Thorax und des Abdomens bestimmt sind.

Man kann die DR-Systeme hinsichtlich ihrer Detektorgeometrie, die die räumliche und zeitliche Abtastung des Strahlungsreliefs bestimmt, in 3 Typen einteilen (Abb. 1.8): 1. Flächendetektorsysteme, 2. Zeilendetektorsysteme, 3. Punktdetektorsysteme.

Der Flächendetektor erfaßt die gesamte Information für die Bildmatrix simultan. Der bekannteste Flächendetektor ist der Röntgenbildverstärker-Eingangsleuchtschirm, wie er bei der Durchleuchtungskette einer DSA-Anlage verwendet wird. Als Prototyp wird gegenwärtig ein digitales Radiographiesystem mit einem Bildverstärker entwickelt, das einen extrem hohen Dynamikbereich von 1 : 4000 bis 1 : 5000 aufweist. In Verbindung mit einem 1024-Zeilen-Fernsehsystem wird eine Ortsauflösung bei kleinem Aufnahmeformat bis maximal 4 bzw. 5 LP/mm (Linienpaare/mm) erreicht (Bildmatrix 1024 × 1024) (52). Mit diesem Gerät können sowohl DSA-Untersuchungen als auch Übersichtsradiogramme angefertigt werden (Thorax- und Abdomenaufnahmen, MDP usw.). Das hohe geometrische Auflösungsvermögen ermöglicht auch eine Knochenfeindiagnostik. Das Gerät arbeitet mit einer gepulsten Röntgenstrahlung.

Daneben wurden in jüngster Zeit spezielle Röntgenfilme zur digitalen Radiographie entwickelt, die sich durch einen hohen Dynamikbereich (1 : 1000) bei reduziertem Ortsauflösungsvermögen auszeichnen (DuPont). Größere Bedeutung könnten zukünftig auch jene DR-Systeme erlangen, die mit Lumineszenzbildplatten arbeiten (51). Sowohl die digitale Radiographie mit Röntgenfilmen als auch mit Lumineszenzbildplatten hat den Vorteil, daß bei der Aufnahme bestehende Einrichtungen wie Stativ und Aufnahmetische verwendet werden können und daß die Bildinformation erst später in einer speziellen Leseeinrichtung aus dem Röntgenfilm oder der Bildplatte ausgelesen und digitalisiert wird.

Ein Vorteil der Flächenbildwandler ist die optimale Ausnutzung der Röntgenstrahlung. Ein Nachteil ist der wie bei der konventionellen Radiographie hohe Streustrahlenanteil, der sich nur schwer reduzieren läßt.

Der Zeilendetektor erfaßt die Information einer Zeile der Bildmatrix simultan. Beispiele sind die Zeilende-

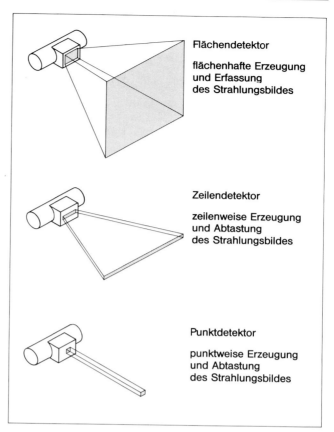

Abb. 1.8 Einteilung der DR-Systeme nach Detektortypen

tektoren der CT-Geräte der 3. und 4. Generation. Ein CT-unabhängiges Gerät, das als Zeilendetektor einen Leuchtschirmstreifen aus Gadoliniumoxisulfid besitzt, an den 1024 Photodioden angekoppelt sind, ist für die Thoraxdiagnostik kommerziell erhältlich (23, 50, 61, 68).

Bei den Punktdetektorsystemen wird zu einem Zeitpunkt nur ein Pixel-Wert der Bildmatrix registriert. Ein US-amerikanischer Hersteller bietet ein solches System an, das sich durch eine außerordentlich geringe Strahlenbelastung für den Patienten auszeichnet, die bei Untersuchungen z. B. des Abdomens bis zu 500mal geringer als bei der konventionellen Röntgenuntersuchung ist (49, 65). Dabei tritt praktisch keine Streustrahlung auf, so daß das Personal während der Aufnahme beim Patienten verbleiben kann, was besonders in der Notfalldiagnostik bei polytraumatisierten Patienten von Bedeutung ist.

Nachteil der Zeilendetektoren und insbesondere der Punktdetektoren ist die geringe Ausnützung der Röntgenstrahlung, was zu einer hohen Belastung der Röntgenröhre führt. Bedingt durch die Detektorgeometrie muß das Strahlungsrelief sukzessive abgetastet werden, was eine im Vergleich zum Flächendetektor längere Aufnahmezeit erfordert. Ein wesentlicher Vorteil der Zeilen- und Punktdetektorsysteme ist die sowohl röhren- als auch detektorseitig mögliche enge Kollimierung des Röntgenstrahlenbündels, was eine praktisch vollständige Unterdrückung der bildwirksamen Streustrahlung ermöglicht.

Aus der Aufteilung des Bildes in eine Matrix einzelner Bildelemente ergibt sich zwangsläufig ein wesentlicher Nachteil der DR: das im Vergleich zum Röntgenfilm wesentlich geringere Ortsauflösungsvermögen (räumliche Auflösung). Die gegenwärtig verfügbaren DR-Geräte haben meist eine Ortsauflösung von 1–2 LP/mm (Linienpaare/mm) und liegen damit weit unter dem Röntgenfilm von etwa 10 LP/mm. Einer Verkleinerung der Detektoren zur Erhöhung des Ortsauflösungsvermögens sind enge bautechnische und physikalische Grenzen gesetzt.

Ein bedeutender Vorteil der DR ist das im Vergleich zur konventionellen Röntgenfilmtechnik hohe Dichteauflösungsvermögen, das hauptsächlich durch den großen Dynamikbereich der verwendeten Detektorsysteme erreicht wird. Die Quanteneffizienz eines Kristallhalbleiterdetektors liegt bei über 97%, d. h. über 97% aller Photonen des Strahlungsbildes werden vom Detektor registriert und zur Bildgebung verwertet. Die Quanteneffizienz des Röntgenfilms liegt bei unter 50%. So kann das Zeilendetektorsystem eines CT-Gerätes 10 000–100 000 und die Bildverstärker-Fernseh-Kette einer DSA-Anlage 1000–2000 Schwächungswerte (Grauwerte) differenzieren und damit die Bildinformation wesentlich besser als ein Röntgenfilm aufnehmen, auf dem photometrisch etwa 100 und mit dem Auge simultan 20–30 Schwärzungsstufen differenziert werden können. Besonders die Arbeiten von FOLEY (22) und klinische Untersuchungen (2, 17, 31, 63) zeigen die diagnostische Wertigkeit eines hohen Dichteauflösungsvermögens, das im Bereich des Thorax eine mindestens so hohe diagnostische Relevanz wie das Ortsauflösungsvermögen besitzt. Abb. 1.9 zeigt die Kontrast-Detail-Kurve eines digitalen Radiogramms, das mit einem CT-Gerät aufgenommen wurde im Vergleich zu einem gebräuchlichen Film-Folien-System (29). Der Kurvenverlauf beweist, daß mit der digitalen Radiographie Objekte mit einem Kontrast von weniger als 1% ab einem Durchmesser von 2 mm nachgewiesen werden können, die der Röntgenfilmtechnik entgehen. Die am Patienten gemessene Oberflächendosis beträgt dabei nur etwa ¹⁄₁₀₀ der Dosis der Röntgenaufnahme.

Die einmal digitalisierte Bildinformation kann vom Computer verfälschungsfrei verarbeitet werden. Mit Hilfe des Computers sind Bildverarbeitungstechniken möglich, die mit der konventionellen Röntgenfilmtechnik nur sehr schwer oder überhaupt nicht durchführbar sind. Neben dem bereits angeführten Beispiel der gefilterten Rückprojektion können zur Bildverarbeitung auch mehrere digitale Radiogramme herangezogen werden. Das bekannteste Beispiel hierfür ist die Bildsubtraktion bei der DSA. Daneben kann auch eine Sequenz von Bildern in unterschiedlicher Weise zusammengefaßt werden (Summation, Mittelwertbildung, rekursive Filterung usw.). Diese Verfahren dienen meist zur Verbesserung des Signal-Rausch-Abstandes und damit der Bildqualität. Sie ermöglichen auch eine Herabsetzung der Strahlenbelastung des Patienten. Daneben ermöglicht die DR auch komplizierte Bildverarbeitungstechniken wie die Zwei-

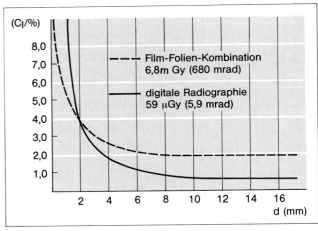

Abb. 1.**9** Kontrast-Detail-Kurve eines digitalen Radiogramms im Vergleich zu einer Film-Folien-Kombination (CT-Gerät: Somatom SF, Siemens AG; Film-Folien-Kombination: Cronex 2 (DuPont), feinzeichnende $CaWO_4$-Folie). – Mit der DR können Objekte ab einem Durchmesser von 2 mm bei Kontrasten von unter 1% nachgewiesen werden, die der konventionellen Röntgenaufnahme trotz höherer Bilddosis entgehen. Bei hohen Objektkontrasten beträgt die Grenzortsauflösung des CT-Geräts 0,5 LP/mm im Vergleich zum Film-Folien-System von 8,5 LP/mm bei 5% Objektkontrast

Energiespektren-Methoden und die Hybridensubtraktion (s. S. 15).

Digitale Radiogramme lassen sich auf digitalen Speichermedien permanent archivieren. Sie können von diesen Speichern beliebig oft abgerufen und identisch vervielfältigt werden. Fertigt man von einer Röntgenaufnahme eine Kopie an, so wird diese immer von minderer Qualität als das Original sein (analoge Bildverarbeitung). Die Bildinformation kann in digitaler Form über große Entfernungen (z. B. zwischen Krankenhäusern) über Telefonleitungen, Funk und Glasfaserkabel übermittelt werden. Ein solches Bildarchivierungs- und Kommunikationssystem (PACS, Picture Archiving and Communication System) ist nur sinnvoll, wenn alle digitalen bildgebenden Verfahren miteinander in Verbund stehen. Die Entwicklung solcher PACS wird gegenwärtig mit großem Aufwand betrieben (24). Die Tab. 1.**1** faßt die Vor- und Nachteile der DR zusammen.

Digitale Subtraktionsangiographie (DSA)

Mit der raschen Weiterentwicklung der Computertechnologie war es möglich, schnelle Serien von Röntgenübersichtsaufnahmen digital zu verarbeiten, zu subtrahieren und geringe Kontrastunterschiede verfälschungsfrei hoch zu verstärken. Dies ist Voraussetzung für die digitale Subtraktionsangiographie (DSA), die eine intravenöse Arteriographie ermöglicht. Diese Methode wurde an den Universitäten von Wisconsin (14, 16, 40, 41, 42, 43, 48), Arizona (11, 13, 55, 56, 60)

Tabelle 1.**1** Vor- und Nachteile der digitalen Radiographie (DR)

A) Vorteile der digitalen Radiographie
1. hohes Dichte- bzw. Kontrastauflösungsvermögen
2. keine Verschlechterung des Signal-Rausch-Abstandes bei digitaler Bildverarbeitung
3. rasche und flexible Bildverarbeitung
4. Archivierung und fehlerfreie Übermittlung digitaler Bilddaten
5. Strahlenbelastung des Patienten meist geringer als bei konventioneller Röntgenfilmtechnik
6. Entwicklungsfähigkeit des Systems

B) Nachteile der digitalen Radiographie
1. geringes geometrisches Auflösungsvermögen
2. wenig flexibles Bildformat
3. relativ lange Aufnahmezeiten bei Zeilendetektorsystemen
4. Bildauswertung nur an der Auswerteeinheit möglich

und Kiel (3, 4, 26) entwickelt. Ihre rasche Verbreitung hat zwischenzeitlich die Arteriographie und deren Indikation verändert und erweitert. Neben der morphologischen Diagnostik ermöglicht sie auch zunehmend funktionelle und quantitative Untersuchungen. Im folgenden soll eine Einführung in die digitale Bildverarbeitung bei der DSA und deren technische Lösung gegeben werden.

Intravenöse Arteriographie mit konventionellen Röntgentechniken

Die Sichtbarmachung eines Gefäßes ist direkt abhängig von der Konzentration des Kontrastmittels im Gefäß und von der Quadratwurzel der effektiven Bilddosis. Im Gegensatz zur arteriellen Injektion kann bei einer venösen Injektion durch die Ventilfunktion des Herzens die Kontrastmittel-(KM-)Konzentration in den Arterien nicht beliebig erhöht werden. Um geringe Kontrastunterschiede mit konventionellen Röntgentechniken nachzuweisen, muß die Dosisleistung der Röntgenröhre vergrößert werden. Fällt die KM-Konzentration in der Verzweigung des Gefäßes auf $^1/_{10}$ des Ausgangswerts ab, so muß die effektive Bilddosis, bei der das Gefäß abgebildet wird, um das 100fache gesteigert werden. Einer Steigerung der Dosisleistung der Röntgenröhre sind aber sowohl bautechnisch als auch strahlenschutzmäßig sehr enge Grenzen gesetzt.

Im Vergleich zu anderen Detektorsystemen hat der Röntgenfilm einen nur sehr geringen Dynamikbereich von etwa 1 : 100. Zusammen mit dem hohen Streustrahlenanteil bei der Bildgebung bedingt dies eine nur geringe Dichteauflösung des Film-Folien-Systems. Der Kontrastunterschied, der auf einer konventionellen Röntgenaufnahme auch mit Hilfe der Filmsubtraktion gerade noch visuell nachweisbar ist, liegt bei Objektgrößen um 1 mm Durchmesser bei 5% (entsprechend einer Jodkonzentration von 10 mg/ml) (13, 33). Um bei einer intravenösen Arteriographie diese Kontrastanhebung zu erhalten, muß man mindestens 100 ml Kontrastmittel bolusartig über zwei Venenkatheter injizieren (12, 58, 66, 67). So werden im arteriellen Zielgebiet KM-Konzentrationen von bis zu 10% erzielt und in Verbindung mit der Röntgenfilmsubtraktion (47, 50) und der Simultantomographie (27, 32) in vielen Fällen gute Untersuchungsergebnisse bei großen Arterien und deren Hauptaufzweigungen erreicht. Mit sensitiveren Bildempfängern wie bei der Xeroradiographie konnten bessere Ergebnisse erzielt werden (28, 37, 38).

Mit der Bildsubtraktion können Kontrastunterschiede herausgearbeitet werden. Sie ist eine aufwendige und zeitintensive Methode, die durch die langsame Bildfolge bei einer konventionellen Angiographieserie und der damit verbundenen Bewegungsartefaktanfälligkeit erschwert wird. Das System arbeitet nicht linear (Filmschwärzungskurve), und echte logarithmische Subtraktionen (s. unten) sind nicht möglich.

Analog elektronische Untersuchungsverfahren mit Hilfe des Röntgenfernsehens blieben unbefriedigend, denn bei jedem Bildverarbeitungsschritt, z. B. beim Überspielen der Information auf oder von einem Videobandspeicher, verschlechtert sich das Verhältnis von Nutz- zu Störsignal. Zudem ergeben sich technische Schwierigkeiten bei der Synchronisation von Masken und Füllungsbildern (25)

Prinzip der DSA

Die Grundlage der DSA ist die von ZIEDSES DES PLANTES angegebene Subtraktionstechnik (70). Für die DSA werden hierfür mindestens zwei digitale Halbleiterbildspeicher benötigt (Abb. 1.**10**).

Im Pulsbetrieb wird der Röntgengenerator durch den Computer so angesteuert, daß eine gepulste Röntgenstrahlung erzeugt und pro Puls ein Bild aufgenommen und verarbeitet wird. Die Bildserie ähnelt der konventionellen Arteriographie.

Zu Beginn der Aufnahmeserie wird das Kontrastmittel meist über einen zentralen Venenkatheter injiziert. Bevor das Kontrastmittel in den Arterien erscheint, wird eine Leeraufnahme als Maske im sog. Maskenspeicher „eingefroren". Alle folgenden Füllungsaufnahmen werden in einen 2. Bildspeicher eingelesen und die Maske fortlaufend von den Füllungsbildern linear oder logarithmisch subtrahiert. Abb. 1.**11** zeigt, daß die Subtraktion eigentlich eine Addition der invertierten Maske mit dem Füllungsbild ist. Das so entstandene kontrastarme Subtraktionsbild wird durch einen aus der Computertomographie bekannten Fensterverstärker verfälschungsfrei (digitale Bildverarbeitung) hoch verstärkt. Im Gegensatz zur Röntgenfilmtechnik verschlechtert sich dabei das Signal-Rausch-Verhältnis nicht. So können auch geringe Kontrastunterschiede, bei größeren Gefäßen von weniger als 1%, sichtbar gemacht werden.

1. Physikalische und technische Grundlagen der DSA

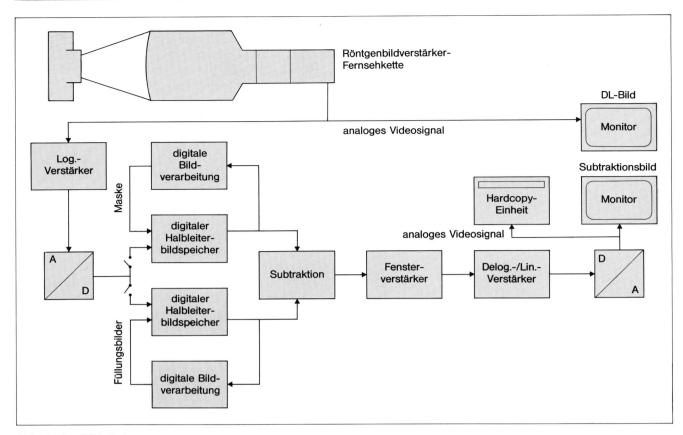

Abb. 1.**10** DSA-Anlage

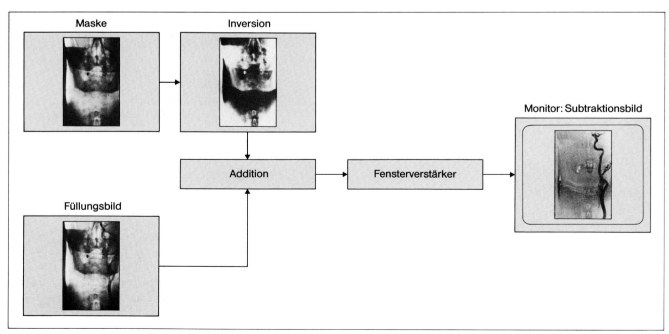

Abb. 1.**11** Prinzip der Subtraktion

Komponenten einer DSA-Anlage

Die beschriebene Bildverarbeitungstechnik der DSA ist prinzipiell mit jeder bestehenden konventionellen Angiographieanlage durchführbar, an die ein speziell dafür ausgelegter Computer angeschlossen wird. Die digitale Subtraktionsangiographie setzt jedoch hohe Ansprüche an das Ausgangssignal der BVTV-Kette. Durch die Bildverarbeitung werden Mängel in den Einzelkomponenten des bildgebenden Systems (Röntgengenerator, Röntgenröhre, Bildverstärker-Fernseh-Kette) aufgedeckt. Diese Einzelkomponenten müssen von höchster Qualität und aufeinander abgestimmt sein. Es werden deswegen zunehmend reine DSA-Anlagen entwickelt und eingesetzt.

Durch die hohen Bildfrequenzen (bis 50 Bilder/s) und die hohen Stromstärken bei kurzen Belichtungszeiten pro Einzelbild werden an die Leistungsfähigkeit des Röntgengenerators Anforderungen gestellt, wie sie bislang nur aus der kardiologischen Röntgendiagnostik bekannt waren. Ein Generator für die DSA sollte mindestens 80–100 kW haben. Er sollte sekundär gesteuert sein (tetrodengesteuerter Gleichstromgenerator oder Hochfrequenzgenerator), um Spannungsschwankungen im Stromnetz ausgleichen zu können.

Wie der Röntgengenerator wird auch die Röntgenröhre stark belastet. Sie sollte deshalb eine große Hitzeabstrahlungsfähigkeit besitzen. Um eine gute Ortsauflösung zu erreichen, sollte der Brennfleck der Röntgenröhre kleingehalten werden (z. B. 0,6 mm), was aber die thermische Belastung der Röntgenröhre stark erhöht.

Der Bildverstärker der BVTV-Kette ist wesentlich für das Dichte-, und die Fernsehkamera für das räumliche Auflösungsvermögen verantwortlich. Wie bereits beschrieben ist das Signal-Rausch-Verhältnis, welches das Dichteauflösungsvermögen des Systems limitiert, bei der DSA von 2 Faktoren abhängig: von der Konzentration des Kontrastmittels im Untersuchungsgebiet und von der Röntgendosis am Bildverstärkereingang. Einer Erhöhung der arteriellen KM-Konzentration sind bei der intravenösen Applikation hämodynamisch enge Grenzen gesetzt (62). So kann eine Verbesserung des Signal-Rausch-Verhältnisses bei vorgegebener BVTV-Kette nur durch eine Erhöhung der Dosisleistung der Röntgenröhre während der Aufnahme erreicht werden oder durch bestimmte Bildverarbeitungstechniken (z. B. rekursive Filterung), die die effektive Bilddosis erhöhen. Ein Signal-Rausch-Verhältnis von 1000 : 1 ist bei den heutigen DSA-Anlagen üblich. In Entwicklung sind Systeme, die einen Dynamikbereich bis zu 1 : 5000 aufweisen. Ein typischer Wert für die Quanteneffizienz der BV-Eingangsschirme ist 50% bei 50 keV. Mit dickerem Eingangsleuchtschirm des Bildverstärkers steigt die Quanteneffizienz an. Entsprechend der Filmverstärkerfolien sinkt aber mit zunehmender Dicke des Leuchtschirms das Ortsauflösungsvermögen.

Bei der Konversion des Bildes im Bildverstärker lassen sich geometrische Verzerrungen nicht vermeiden. Diese Verzerrungen können aber innerhalb der digitalen Bildverarbeitung korrigiert werden. In gewissen Grenzen ist auch eine Korrektur des hohen bildwirksamen Streustrahlenanteils und der streuenden Photonen innerhalb der Bildverstärkerröhre möglich.

Das geometrische Auflösungsvermögen des Bildempfängersystems wird vom Durchmesser des abtastenden Elektronenstrahls der Fernsehkamera und deren Zeilenzahl bestimmt. Beide Faktoren legen damit die Eingangsgröße der Fernsehkamera fest. Neben der europäischen Norm von 625 Zeilen werden heute zunehmend hochauflösende Fernsehsysteme z. B. mit 1024 Zeilen verwendet. In Vorbereitung sind Systeme mit über 2000 Zeilen (45). Einer Verbesserung der geometrischen Auflösung durch Erhöhung der Zeilenzahl sind nicht nur von Seiten des Computers Grenzen gesetzt. Wenn man die Zeilenzahl erhöht, muß bei vorgegebenem Eingangsdurchmesser der Fernsehkamera (1 oder 2 Zoll) der Durchmesser des Elektronenstrahls kleiner werden. Damit verschlechtert sich automatisch das Signal-Rausch-Verhältnis. Die Anwendung hochauflösender DSA-Systeme erscheint gegenwärtig nur bei intraarterieller KM-Gabe mit entsprechend hoher KM-Konzentration sinnvoll. Neu entwickelte Systeme mit einem Dynamikbereich von bis zu 1 : 5000 können hier eine Verbesserung bringen.

Bei der zeilenweisen Abtastung des Bildes durch die Fernsehkamera unterscheidet man zwischen dem sog. Zeilensprungverfahren (Interlaced scan) und der progressiven Zeilenabtastung (kontinuierliche, sequentielle Zeilenabtastung). Bei der progressiven Zeilenabtastung werden alle Bildzeilen nacheinander abgetastet. Bei dem Zeilensprungverfahren wird das Bild in 2 Halbbilder zerlegt, wobei das 1. Halbbild aus allen ungeraden Zeilenzahlen und das 2. Halbbild aus allen geraden Zeilenzahlen besteht. Bei der europäischen Norm von 625 Zeilen und 25 Bildern pro Sekunde beträgt die Zeitspanne zwischen der 1. und der letzten Bildzeile bei progressiver Zeilenabtastung 40 ms. Diese relativ lange Zeitspanne kann bei der Wiedergabe des Bildes zu einem leichten Flimmern führen. Bei der Abtastung eines Halbbildes beträgt die Zeitspanne zwischen 1. Zeile und letzter Zeile nur 20 ms, was ein flimmerfreies Bild gewährleistet. Nachteil beim Zeilensprungverfahren ist jedoch, daß beim Lesen des 1. Halbbildes auch Zeilen benachbarter Bildinformation (2. Halbbild) teilweise gelöscht werden, da der Durchmesser des Elektronenstrahls etwas größer als eine Bildzeile ist. Dadurch steht für das 2. Halbbild nicht mehr die volle Bildinformation zur Verfügung, was sich in einem Helligkeitsunterschied zwischen 1. und 2. Halbbild bemerkbar macht. Für die DSA bringt dies Nachteile für den Continuous mode und für den Pulsed mode, wenn die Pulsbreite wesentlich größer als ein TV-Zyklus ist (s. unten). Die progressive Zeilenabtastung eignet sich besonders für den Pulsed mode. Die Pulsdauer kann bei hoher Energieflußdichte sehr klein gehalten werden, was zu einer Verbesserung des Signal-Rausch-Verhältnisses führt. Zwischen den Pulsen kann die Ladung des Eingangsschirms der TV-Kamera vollständig gelöscht werden. Aufeinanderfolgende Bilder beeinflussen sich nicht.

Die Größe des Bildverstärkereingangs begrenzt die Größe des Untersuchungsfeldes, was bei bestimmten Untersuchungen (z. B. Becken-Bein-Arteriographien) nachteilig ist. Dies führte zur Entwicklung großformatiger Bildverstärker (bis zu 57 cm Durchmesser). Man muß jedoch bedenken, daß bei konstanter Bildmatrix mit zunehmender Größe des Bildverstärkereingangs die Bildelemente größer und damit das räumliche Auflösungsvermögen kleiner wird. So hat ein 12-cm-Bildverstärker bei einer Bildmatrix von 512 × 512 Bildelementen und einem Vergrößerungsfaktor von 1,4 eine Bildelementgröße von 0,17 mm^2. Verwendet man einen 33-cm-Bildverstärker, so vergrößern sich die Bildelemente auf 0,46 mm^2. Das Auflösungsvermögen verschlechtert sich dabei von 3,0 LP/mm auf 1,1 LP/mm. Mit wachsender Größe des Bildverstärkereingangs steigt der Streustrahlenanteil rasch an und beträgt weit mehr als 50%. Die gegenwärtig erhältlichen DSA-Anlagen haben Bildverstärker mit Eingangsdurchmessern von weniger als 40 cm.

Betriebsarten

Die kommerziellen DSA-Systeme arbeiten mit unterschiedlichen Aufnahmetechniken (Betriebsarten).

Um bei dem vorbeschriebenen Pulsbetrieb (Pulsed mode, serieller Betrieb, Maskenaufnahmetechnik) ein ausreichendes Signal-Rausch-Verhältnis zu erhalten, liegt die Dosisleistung der gepulsten Röntgenstrahlung wesentlich höher als im normalen Durchleuchtungsbetrieb (0,8 bis 1,5 mR/Aufnahme, entsprechend 2,1 bis 3,9 · 10^{-7} C/kg) (8, 11, 9, 56). Sie läßt sich reduzieren, wenn die Bildfrequenz gesteigert wird und Sequenzen von einzelnen Bildern zu einem praktisch rauschfreien Bild integriert werden (z. B. bei 8 Aufnahmen/s 0,2 mR/Aufnahme, entsprechend 0,5 · 10^{-7} C/kg) (19). Im fluoroskopischen Betrieb sind bei 50 Halbbildern/s und einer Einzelbilddosis von 0,012 mR/Aufnahme (0,03 · 10^{-7} C/kg) durch rekursive Filterung effektive Dosiswerte von 0,35 mR (0,9 · 10^{-7} C/kg) erreichbar (57). Es läßt sich so ein Signal-Rausch-Verhältnis erzielen, das deutlich besser als bei der Einzelaufnahme mit hoher Röntgendosisleistung ist. Dies erlaubt eine Reduktion des notwendigen KM-Volumens auf weniger als 50%. Die Strahlenbelastung verringert sich für Patienten jedoch nicht.

Bei der zeitlichen Integration von hochfrequenten Bildsequenzen wird das Kontrastmaximum des KM-Bolus in verschiedenen Gefäßabschnitten registriert und dadurch das Gefäßsystem gleichmäßiger kontrastiert dargestellt. Dies ist für Arterien vorteilhaft, die eine niedrige Blutströmungsgeschwindigkeit und geringe Pulsation aufweisen (z. B. intrazerebrale und Extremitätenarterien). Bei Arterien mit kräftiger Eigenpulsation (Aorta, Nierenarterien) kommt es durch die Bildintegration zu einer Unschärfe der Maske. Hier bringt die Pulstechnik mit niedriger Bildfrequenz bessere Ergebnisse (19). Im Pulsbetrieb lassen sich 1–4 Bilder/s digitalisieren und in Echtzeit subtrahieren.

Im Gegensatz zum Pulsbetrieb wird im fluoroskopischen Betrieb (Continuous mode, Maskendurchleuchtungstechnik) mit einer kontinuierlichen Röntgenstrahlung niedriger Dosisleistung und einer Bildfrequenz von 25–30/s entsprechend einer Halbbildfrequenz von 50–60/s gearbeitet. Diese Methode eignet sich zur Darstellung schneller Bewegungsvorgänge, vor allem in der Herzdiagnostik, und benötigt hier eine EKG-Triggerung. Vor der KM-Injektion werden mehrere Durchleuchtungsbilder zu einer optimalen Maske verarbeitet. Diese Maske wird dann von jedem Füllungsbild bzw. jeder Füllungsbildsequenz subtrahiert. Es können so bis zu 50 Subtraktionsbilder pro Sekunde innerhalb der Nachverarbeitung erzeugt werden. Bei der dabei anfallenden Datenmenge ist eine Echtzeitbildverarbeitung mit normaler Bildmatrix gegenwärtig noch nicht möglich.

Bei der von MISTRETTA entwickelten Zeitintervall-Differenztechnik (Time Interval Difference, TID) (19, 42, 45, 48) werden alle im fluoroskopischen Betrieb aufgenommenen Subtraktionsbilder zunächst gespeichert. Die Subtraktionsbilder werden dann erneut voneinander subtrahiert. So wird ständig eine neue Maske gebildet, die sich aus mehreren vorhergehenden Bildern zusammensetzt. Jedes Subtraktionsbild oder jede Sequenz von Subtraktionsbildern kann als Maske für die nachfolgenden dienen. Hierbei resultierende Kontrastunterschiede sind gering, jedoch gelingt mit dieser Methode nahezu immer eine vollständige Unterdrückung des Bildhintergrundes und die Vermeidung von Bewegungsartefakten.

Die Pulstechnik mit hoher Bildfrequenz, der fluoroskopische Betrieb und die TID-Technik ermöglichen erstmals neben den morphologischen auch funktionelle und quantitative Untersuchungen, wie z. B. die Untersuchung der Herzkontraktilität, die Bestimmung der Ventrikelauswurffraktion, der Blutflußgeschwindigkeit in einem Gefäß und des Shunt-Volumens eines AV-Aneurysmas oder eines Ventrikelseptumdefektes (15, 18). Es kann erwartet werden, daß sich in Zukunft die DSA zu einer alternativen Untersuchungsmethode für bestimmte invasive Herz- und Kreislaufuntersuchungen entwickeln wird.

Lineare und logarithmische Subtraktion

ZIEDSES DES PLANTES (71) hat auf die Notwendigkeit der logarithmischen Subtraktion bei den analog elektronischen Subtraktionsverfahren hingewiesen und dies physikalisch und mathematisch begründet. Diese Überlegungen gelten auch für die DSA.

Abb. 1.12 zeigt, daß die Intensitätskurve der transmittierten Röntgenstrahlung hinter einem keilförmigen Objekt nicht linear, sondern exponentiell verläuft. Ein in dieses Phantom eingebrachtes kontrastmittelgefülltes Gefäß bedingt eine zusätzliche Schwächung der Röntgenstrahlung. Die so entstandene 2. Kurve verläuft ebenfalls exponentiell, aber nicht parallel zur 1. Kurve. Bei der linearen Subtraktion beider Kurven treten in Körperabschnitten, die primär eine hohe Strahlenabsorption zeigen, überproportionale Kon-

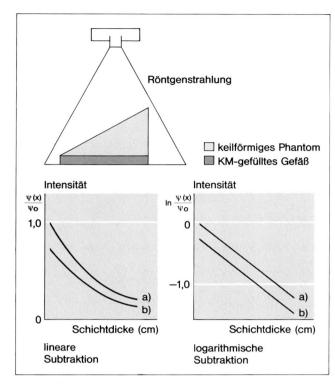

Abb. 1.12 Lineare und logarithmische Subtraktion (Erläuterungen s. Text)

trastverluste des Gefäßsystems auf, die zusätzlich bei der weiteren Bildverarbeitung verstärkt werden. Damit ist die Darstellung des Gefäßsystems abhängig vom Bildhintergrund. Um dem entgegenzuwirken, wird die Bildinformation vor der Digitalisierung durch einen logarithmischen Verstärker oder werden die digitalen Bilddaten durch ein eigenes Rechenprogramm logarithmiert. So entstehen aus den Exponentialkurven lineare Kurven, deren Differenz konstant ist. Damit läßt sich eine homogene Gefäßdarstellung erzielen, die unabhängig von den Absorptionseigenschaften überlagernder Strukturen zur Röntgenstrahlung ist.

KM-Applikation

Wie bereits beschrieben ist das Signal-Rausch-Verhältnis und damit die Qualität des Substraktionsbildes wesentlich von der Jodkonzentration im Gefäß abhängig. Damit gewinnt die Injektionstechnik bei intravenöser KM-Applikation entscheidende Bedeutung. Durch einen idealen KM-Bolus sollte eine maximale KM-Konzentration über eine kurze Strecke aufgebaut werden. Die Arbeiten von BURBANG u. Mitarb. (10) zeigen, daß die maximale Jodkonzentration in einer Arterie direkt proportional zur Gesamtmenge des injizierten Kontrastmittels ist. Die maximale KM-Konzentration ist abhängig vom Herzzeitvolumen. Die Injektion von gekühltem Kontrastmittel (hohe Viskosität, enger Bolus) und das Vorspritzen von Kochsalzlösung können zur Formung eines guten KM-Bolus beitragen.

Nichtionische Kontrastmittel scheinen für die DSA besonders geeignet, da bei ihnen die Mißempfindungen des Patienten bei KM-Injektion geringer sind und damit die Gefahr der Bewegungsartefakte herabgesetzt wird. Je zentraler die KM-Injektion in das venöse System erfolgt, desto weniger wird der KM-Bolus auseinandergezogen. Bei der Injektion des Kontrastmittels über einen zentralen Venenkatheter in der Vena cava oder gar in der Arteria pulmonalis geht jedoch der Vorteil der geringen Invasivität der DSA verloren.

Nachverarbeitung

Die häufigste Ursache für mißlungene digitale Subtraktionsangiographien sind willkürliche oder unwillkürliche Bewegungen des Patienten während der Aufnahmeserie (z. B. Atmung, Schlucken, Herz- und Gefäßpulsation, Darmperistaltik). Durch diese Bewegungen ist der Hintergrund des Füllungsbildes nicht mehr deckungsgleich mit der Maske, was Voraussetzung für jede vollständige Subtraktion ist. Werden die Bilddaten analog oder digital gespeichert, so können nach der Untersuchung bei der Nachverarbeitung (postprocessing) ohne neue Patientenbelastung beliebig neue Masken und Füllungsbilder aus der Serie ausgewählt werden. Es ist wahrscheinlich, daß Bewegungsfehler um so geringer sein werden, je näher Maske und Füllungsbild zeitlich beieinander liegen. Grundsätzlich kann auch jedes Füllungsbild als Maske für ein anderes Füllungsbild dienen, wenn der Kontrastunterschied zwischen beiden Bildern ausreichend groß ist. Auf die TID-Technik wurde bereits hingewiesen. Neben der Auswahl neuer Masken und Füllungsbilder wurde auch durch spezielle Bildverarbeitungen versucht, nachträglich eine Kongruenz der Maske mit dem Hintergrund des Füllungsbildes zu erzielen.
Manche Geräte erlauben eine Verschiebung des Koordinatensystems der Bildmatrix durch Translations- oder Rotationsberechnungen (Pixelshifting). Komplizierte Algorithmen, die sich an Fixpunkten des Bildes (z. B. Skelett) orientieren, sind in Erprobung. Eine mögliche Lösung des Problems könnte die sog. Hybridtechnik sein, die eine Verbindung der temporären Subtraktion der DSA mit der Zwei-Energiespektren-Radiographie darstellt.

Zwei-Energiespektren-Radiographie (Dual Energy Radiography-) Hybridtechnik

Die Zwei-Energiespektren-Radiographie (Dual Energy Radiography) ermöglicht die Rekonstruktion materialselektiver Radiogramme, auf denen nur die Weichteile oder nur das Skelett mit evtl. bestehenden Verkalkungen oder appliziertes Kontrastmittel abgebildet werden.
Die physikalischen Grundlagen dieser Methode sollen kurz geschildert werden: Die Gesamtschwächung des Röntgenstrahls beim Durchgang durch das Objekt ergibt sich aus dem Linienintegral der linearen Absorptionskoeffizienten der Objektpunkte entlang

des Weges vom Fokus der Röntgenröhre zum Detektor. Daraus folgt, daß die Gesamtschwächung keine Information über den Aufbau der durchstrahlten Materie gibt, obwohl jeder einzelne lineare Absorptionskoeffizient zur Elektronendichte und zur Kernladungszahl Z der Materie korreliert ist. Im diagnostischen Bereich kann der Massenabsorptionskoeffizient µ mit ausreichender Genauigkeit als lineare Kombination des Photoeffektes und des Compton-Effekts beschrieben werden. Der Photoeffekt nimmt zugunsten des Compton-Effektes zu höheren Photonenenergien (Röhrenspannung) hin ab (Abb. 1.**13**). Im Gegensatz zum Compton-Effekt ist der Photoeffekt stärker abhängig von der Kernladungszahl Z der durchstrahlten Materie. Nimmt man ein Objekt mit zwei unterschiedlichen Photonenenergien auf, so geben die dabei gewonnenen Basisdatensätze Auskunft über die Verteilung von Photo- und Compton-Effekt und damit auch indirekt Auskunft über die Verteilung von Materie unterschiedlicher Kernladungszahl in der Bildebene. Mit dieser Information gelingt die Rekonstruktion materialselektiver Radiogramme (Abb. 1.**14**). Diese Methode wurde für die digitale Radiographie mit Hilfe eines CT-Gerätes erprobt (6, 8, 35, 64) und ist auf CT-unabhängige digitale Radiographiegeräte übertragbar. Mit dieser Technik lassen sich sowohl das Skelett als auch die Weichteile überlagerungsfrei darstellen und Veränderungen wie z. B. Weichteilverkalkungen oder appliziertes Kontrastmittel besser erkennen. In Verbindung mit der temporären Subtraktion ist diese Methode Voraussetzung für die sog. Hybridtechnik (5, 12), mit der sich in der DSA Bewegungsartefakte besser eliminieren lassen. Die Abb. 1.**15** zeigt das Prinzip der Hybridtechnik. Bewegungsartefakte werden bei der DSA meist durch Weichteilbewegungen hervorgerufen. Bei der Hybridtechnik wird eine Serie von digitalen Zwei-Energiespektren-Radiogrammen aufgenommen, die im Sinne einer Weichteilsubtraktion rekonstruiert werden, d. h. auf ihnen ist nur das Skelettsystem und appliziertes Kontrastmittel sichtbar. Da das Skelettsystem kaum zu Bewegungsartefakten beiträgt, kann es vollständig subtrahiert werden und nur das kontrastmittelgefüllte Gefäß wird abgebildet (Abb. 1.**16**).

Intraarterielle DSA

Hauptargument für die DSA war die Möglichkeit einer Arteriographie durch eine intravenöse Applikation geringer KM-Volumina. Das Schlagwort der nichtinvasiven Methode wurde durch die Bezeichnung wenig invasive Methode ersetzt, als man erkannte, daß gute Untersuchungsergebnisse nur durch die KM-Injektion über einen zentralen Venenkatheter zu erzielen waren. Geblieben ist aber auch bei dieser Technik die Möglichkeit der ambulanten arteriographischen Untersuchung eines Patienten, was bei den Kosten-Nutzen-Berechnungen einen großen Stellenwert hat. Der Vorteil der geringen KM-Volumina bei der intravenösen DSA kann bei langgestreckten

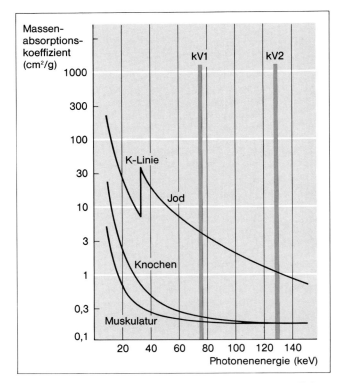

Abb. 1.**13** Abhängigkeit der Massenabsorptionskoeffizienten von Weichteilen, Knochen und Kontrastmittel von der Photonenenergie der Röntgenstrahlung

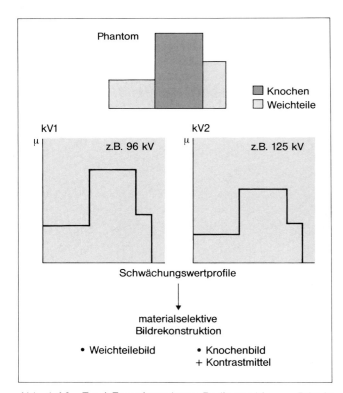

Abb. 1.**14** Zwei-Energiespektren-Radiographie: Prinzip der materialselektiven Bildrekonstruktion (Erläuterung s. Text)

Abb. 1.15 Prinzip der Hybridsubtraktion. – Die Zwei-Energiespektren-Radiogramme der DSA-Serie werden materialselektiv rekonstruiert (Darstellung von Materie mit hoher Kernladungszahl Z). Durch die Weichteilsubtraktion werden Bewegungsartefakte vermindert. Die materialselektiven digitalen Radiogramme zeigen im Maskenbild das Skelett befreit von den überlagernden Weichteilen und im Füllungsbild das Skelett und das applizierte Kontrastmittel. Maske und Füllungsbild werden temporär subtrahiert

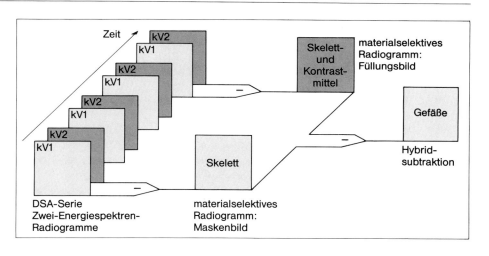

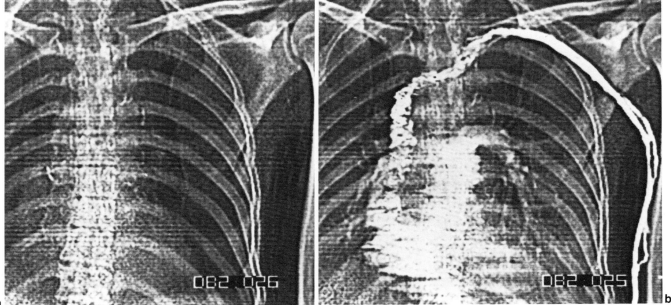

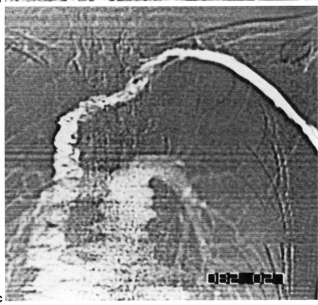

Abb. 1.16 Hybridsubtraktion. – Die Zwei-Energiespektren-Radiographie wurde mit einem CT-Gerät der 3. Generation durchgeführt (Somatom DR 3, Siemens AG). Simultane Aufnahme beider Basisdatensätze des digitalen Radiogramms durch rasches Umschalten der Röhrenspannung (pro 1 mm Tischvorschub 4maliger Wechsel der Röhrenspannung zwischen 96 und 125 kV, Aufnahmezeit 6 Sekunden). **a** Maskenbild. Durch materialselektive Bildrekonstruktion alleinige Darstellung von Materie hoher Kernladungszahl (Skelett). **b** Füllungsbild. Die Aufnahme 2 Minuten nach Aufnahme des Maskenbildes (!) zeigt das Skelett und das über die Kubitalvene injizierte Kontrastmittel (50 ml Rayvist 300). **c** Hybridsubtraktion (Zwei-Energiespektren-Radiographie verbunden mit temporärer Subtraktion). Darstellung der venösen Einflußbahn, des rechten Herzventrikels und der Pulmonalarterien

Gefäßprovinzen, wie z. B. Becken-Bein-Arteriographien oder Untersuchungen eines axillofemoralen Bypasses, verlorengehen. Da der Bildverstärker-Eingangsdurchmesser meist gering ist, müssen zur Untersuchung langgestreckter Gefäße mehrere Untersuchungsserien durchgeführt werden. Damit übersteigt oft das Gesamtkontrastmittelvolumen, die Strahlenbelastung des Patienten und auch der Zeitaufwand der Untersuchung eine vergleichbare konventionelle Arteriographie.

Bei verschiedenen klinischen Fragestellungen hat die DSA die konventionelle Arteriographie verdrängt. Sie ist zwischenzeitlich als Screening-Methode zum Nachweis arterieller Verschlußkrankheiten anerkannt (extrakranielle Karotiden, Aorta, Arteria renalis). Wertvolle Dienste leistet die Methode auch in der postoperativen Kontrolle nach Gefäßoperation.

Zunehmend wird die digitale Subtraktionstechnik auch in der konventionellen Arteriographie mit Seldinger-Technik und intraarterieller KM-Injektion eingesetzt (14, 15). Wegen des hohen Dichteauflösungsvermögens des Systems kann das KM-Volumen und die Injektionsgeschwindigkeit erheblich gesenkt werden. Eine Darstellung der Arteria carotis ist mit 1 ml und der Aorta mit 8 ml verdünnten Kontrastmittels möglich. Als Nebeneffekte sind dadurch die Bewegungsartefakte gegenüber der intravenösen DSA und auch gegenüber der konventionellen Arteriographie geringer. Die höheren KM-Konzentrationen bedingen ein besseres geometrisches Auflösungsvermögen als bei der intravenösen Methode. Die Untersuchungszeit ist verkürzt, da das Untersuchungsergebnis sofort auf dem Fernsehmonitor beurteilt werden kann. Durch die KM- und die Filmeinsparung sind auch die Kosten der Untersuchung erheblich geringer.

Mit der DSA kann die aus den analog elektronischen Subtraktionsverfahren bekannte Pfadfindertechnik durchgeführt werden, die im neueren amerikanischen Schrifttum als Road map bezeichnet wird (15). Diese Methode kann z. B. bei den perkutanen transluminalen Katheterangioplastien sehr hilfreich sein. Hierbei wird eine kleine KM-Menge intraarteriell injiziert. Dieses Füllungsbild wird als Maske abgespeichert. Die Maske wird von den weiteren Durchleuchtungsbildern, die die Manöver mit dem Dilatationskatheter zeigen, fortlaufend subtrahiert. Auf dem Fernsehmonitor erscheint das kontrastmittelgefüllte Gefäßsystem und der Katheter. Die Methode erleichtert das korrekte Plazieren des Katheters und spart Kontrastmittel ein.

Zukünftige Entwicklungen der DSA

DSA-Anlagen mit einem sehr hohen Ortsauflösungsvermögen sind in der Entwicklung. Es kann erwartet werden, daß mit diesen Systemen auch feine Gefäße, wie z. B. Tumorgefäße, diagnostiziert werden können. Neben der Verbesserung des Ortsauflösungsvermögens gibt es Bestrebungen, die Frequenz der digitalen Bildverarbeitung besonders im Hinblick auf funktionelle und quantitative KM-Untersuchungen zu verbessern. In naher Zukunft wird es aber nicht möglich sein, hochfrequente Bildfolgen mit hoher Ortsauflösung digital in Echtzeit zu verarbeiten. Hinsichtlich der klinischen Fragestellung müssen unterschiedliche Betriebsarten gewählt werden, und hochleistungsfähige DSA-Anlagen ermöglichen dies heute schon. Nachverarbeitungsmethoden, die Bewegungsartefakte eliminieren, werden größere Bedeutung erlangen. Der Einsatz der Hybridtechnik stößt noch auf größere Schwierigkeiten, da gegenwärtig bei diesen Verfahren das Bildrauschen noch relativ hoch ist.

Die DSA wird auch zukünftig nicht die konventionelle Angiographie vollständig verdrängen können. Nach einer Phase überspannter Erwartungen hat die DSA zwischenzeitlich ihr eigenes Indikationsgebiet erhalten. Es gibt bereits hochleistungsfähige Angiographieanlagen, die sowohl für die DSA als auch für die konventionelle Angiographie ausgelegt sind. Dieser Trend wird mittelfristig richtungsweisend sein.

Literatur

1. Alvarez, R. E., A. Macovski: Energy-selective reconstructions in X-ray computerized tomography. Phys. Med. Biol. 21 (1976) 733–744
2. Bautz, W., K.-H. Hübener, B. Kurtz: Wertigkeit der digitalen Projektionsradiographie mit einem CT-Gerät für die Thoraxdiagnostik. Fortschr. Röntgenstr. 140 (1984) 579–584
3. Brennecke, R., T. K. Brown, J. Buersch, D. H. Heintzen: Computerized video-image processing with application to cardioangiographic roentgen image series. In Nagel, H. H.: Digital Image Processing. Springer, Berlin 1977 (p. 244)
4. Brennecke, R., H. J. Hahne, K. Moldenhauer et al.: Improved digital real-time processing and storage techniques with application to intravenous contrast angiography. Comput. Cardiol. (1976) 255–260
5. Bjork, L., P. J. Bjorkholm: Xenon as a contrast agent for imaging of the airways and lungs using digital radiography. Radiology 144 (1982) 475–478
6. Brody, W. R.: Energy-selective radiography (Walter W., Herbert Memorial Lecture). In Margulis, A. R., C. A. Gooding: Diagnostic Radiology. Univ. California, Dept. of Radiology, San Francisco, 1982 (pp 207–216)
7. Brody, W. R.: Hybrid subtraction for improved intravenous arteriography. Radiology 141 (1981) 828–831
8. Brody, W. R., G. Butt, A. Hall et al.: A method for selective tissue and bone visualization using dual energy scanned projection radiography. Med. Phys. 8 (1981) 353–357
9. Brody, W. R., D. R. Enzmann, L. S. Deutsch et al.: Intravenous carotid arteriography using line-scanned digital radiography. Radiology 139 (1981) 297–300
10. Burbank, F. H.: Determination of contrast enhancement for intravenous digital subtraction angiography. Invest. Radiol. 18 (1983) 306–313
11. Capp, M. P., S. Nudelman, D. Fisher et al.: Digital Radiography. FER 2 (1982) 63–72
12. Castellanos, A., R. Pereiras, A. Garcia: La angiocardiografia radioopaca. Arch. Soc. Estud. clin. Habana 31 (1937) 523
13. Christenson, P. C., T. W. Ovitt, H. F. Fisher et al.: Intravenous angiography using digital video subtraction: intravenous cervicocerebrovascular angiography. AJR 135 (1980) 1145–1152
14. Crummy, A. B., C. A. Mistretta: Digital subtraction arteriography (DSA). FER 2 (1982) 73–90
15. Crummy, A. B., M. F. Stieghorst, P. A. Turski et al.: Digital subtraction angiography: Current status and use of intraarterial injection. Radiology 145 (1982) 303–307
16. Crummy, A. B., C. M. Strother, R. P. Lieberman et al.: Digital video subtraction angiography for evaluation of peripheral vascular disease. Radiology 141 (1981) 33–37
17. Effmann, E. L., C. E. Ravin, R. S. Breiman et al.: Comparison of CT localization radiography and high-kilovoltage chest radiography. AJR 140 (1983) 115–118
18. Engels, P. H. C., J. W. Ludwig, L. A. J. Verhoeven: Left ventricle evaluation by digital video subtraction angiography. Radiology 144 (1982) 471–474
19. Enzmann, D. R., W. T. Djang, S. J. Riederer et al.: Low-dense, high-frame-rate versus regular-dose, low-frame-rate digital subtraction angiography. Radiology 146 (1983) 669–676
20. Foley, W. D., G. S. Keyes, D. F. Smith et al.: Work in progress: Temporal energy hybrid subtraction in intravenous digital subtraction angiography. Radiology 148 (1983) 265–271
21. Foley, W. D., T. L. Lawson, G. T. Scanton et al.: Digital radiography of the chest using a computed tomographic instrument. Radiology 133 (1979) 231–234
22. Foley, W. D., C. R. Wilson, G. S. Keyes et al.: The effect of varying spatial resolution on the detectability of diffuse pulmonary nodules. Radiology 141 (1981) 25–31
23. Fraser, R. G., E. Breatnach, G. T. Barnes: Digital radiography of the chest: clinical experience with a prototype unit. Radiology 148 (1983) 1–5
24. Greinacher, C. F., C. K. Müller, D. Fuchs: Digitale Bildinformationssysteme in der Radiologie – Stand und Entwicklungstendenzen. Digit. Bilddiagn. 4 (1984) 87–104
25. Groh, F.: Ein elektronisches Subtraktionsgerät. Röntgenpraxis (Stuttg.) 20 (1967) 43–51
26. Heintzen, P. H., V. Malerczyk, J. Pilarczyk et al.: On-line processing of video-image for left ventricular volume determination. Comput. biomed. Res. 4 (1971) 474–485
27. Henne, W., M. Meves: Transvenöse Angiotomographie als Beitrag zur Hochdruckdiagnostik. Radiol. Prax. 6 (1981) 67–75
28. Hinshaw, D.: Intravenous serial xerographic carotid arteriography. AJNR, in press
29. Hübener, K.-H.: Digitale Radiographie – Möglichkeiten und Perspektiven einer neuen radiologischen Technik. Habil., Tübingen 1980
30. Hübener, K.-H.: Digital radiography using a computed tomography instrument. FER 1 (1982) 126–170
31. Hübener, K.-H.: Scanned projection radiography of the chest versus standard film radiography: comparison of 250 cases. Radiology 148 (1983) 363–368
32. Ingrisch, H., H. Holzgreve, B. Sommer et al.: Technik der Nierendarstellung im Rahmen des Ausscheidungsurogramms. Bolustechnik-Zeitbestimmung-Simultantomographie. Fortschr. Röntgenstr. 132 (1980) 422–427
33. Kalender, W. A., K. H. Hübener: Digitale Radiographie unter Verwendung eines Computertomographen im Vergleich zur konventionellen Film-Folien-Aufnahme. Fortschr. Röntgenstr. 140 (1984) 87–92
34. Kalender, W. A., K.-H. Hübener, W. Jass: Optimization efforts on image characteristics in digital scanned projection radiography. Radiology 149 (1983) 299–303
35. Kalender, W. A., W. H. Perman, H. R. Gould et al.: Principles and clinical applications of material selective image reconstruction using dual-energy CT. 69th Congress RSNA, Chicago 1963
36. Katragadda, C. S., C. Morgan, G. Cohen et al.: Computed radiography – a new imaging system. Radiology (1979) 74–80
37. Kramann, B.: Transvenous xeroradiography of the supraaortic vessels. Europ. J. Radiol. 2 (1982) 14–17
38. Kramann, B., N. Christen: Die transvenöse Xero-Radiographie der Extremitäten. Dtsch. med. Wschr. 102 (1977) 1031–1033
39. Kruger, R. A., J. D. Amstrong, J. A. Sorenson et al.: Dual energy film subtraction technique for detecting calcification in solitary pulmonary nodules. Radiology 140 (1981) 212–219
40. Kruger, R. A., C. A. Mistretta, T. L. Houk et al.: Real time computerized fluoroscopic imaging. Radiology 167 (1979) 77–82
41. Kruger, R. A., C. A. Mistretta, T. L. Houk et al.: Computerized fluoroscopic techniques for intravenous study of cardiac chamber dynamics. Invest. Radiol. 14 (1979) 279–287
42. Kruger, R. A., C. A. Mistretta, T. L. Houk et al.: Computerized fluoroscopy in real time for noninvasive visualization of the cardiovascular system. Radiology 130 (1979) 49–57
43. Kruger, R. A., C. A. Mistretta, J. Lancaster et al.: A digital video image processor for real-time X-ray subtraction imaging. Optic. Eng. 17 (1978) 652–657
44. Lehmann, L. A., R. E. Alvarez et al.: Generalized image combinations in dual-kVp digital radiography. Med. Phys. 8 (1981) 659–667
45. Ludwig, J. W., P. H. C. Engels: Digital vascular imaging (DVI). Medicamundi 26 (1981) 68–80
46. Marshall, W. H., R. E. Alvarez, A. Macovski: Initial results with prereconstruction dual-energy computed tomography. Radiology 140 (1981) 421–430
47. Mikkelsen, W. J., G. Y. S. Yim, V. Bandrevics, D. R. James: Subtraction technique in intravenous angiography. Radiology 123 (1977) 231–232
48. Mistretta, C. A., R. A. Kruger, T. L. Houk et al.: Computerized fluoroscopy techniques for noninvasive cardiovascular imaging. SPIE 152 (1978) 65–71
49. Produktinformation: AS & E medical micro dose system. American Science and Engineering Inc., Cambridge, Massachusetts, USA 1983
50. Produktinformation: Digital chest system. Picker International Inc., 595 Miner Road, Highland Heights, Ohio 44143, USA 1983
51. Produktinformation: Fuji computed radiography. Fuji Photo Film Co., Ltd., 26–30, Nishiazabu 2-chome, Minato-ku, Tokyo 106, Japan 1983

52. Produktinformation: Imatron. Siemens AG, Med. Technik, Erlangen
53. Ram, G.: Optimization of ionizing radiation usage in medical imaging by means of image enhancement techniques. Med. Phys. 9 (1982) 733–737
54. Robb, W. L., W. R. Brody: Scanned projection radiography. In Reba, R. C., D. J. Goodenough, H. F. Davidson: Diagnostic Imaging in Medicine. Nijhoff. The Hague 1983
55. Ovitt, T. W., M. P. Capp, P. Christenson et al.: Development of a digital video subtraction system for intravenous angiography. SPIE 206 (1979) 73–76
56. Ovitt, T. W., P. C. Christenson, H. D. Fisher et al.: Intravenous angiography using digital video subtraction: X-ray imaging system. AJR 135 (1980) 1141–1144
57. Pfeiler, M., P. Marhoff: Zur Technik der digitalen Röntgenbildverarbeitung, insbesondere der digitalen Subtraktionsangiographie. Electromedica 51 (1983) 20–31
58. Robb, G. P., I. Steinberg: Visualization of the chambers of the heart, the pulmonary circulation and the great blood vessels in man. AJR 41 (1939) 1–17
59. Rockoff, S. D., W. A. Camp: The subtraction technique: experiences with application to transfemoral renal arteriography. AJR 88 (1962) 1170–1174
60. Roehrig, H., M. Frost, R. Baker: High-resolution low-light level video systems for diagnostic radiology. SPIE 78 (1976) 102
61. Sashin, D., E. J. Sternglass, B. S. Slasky et al.: Diode array digital radiography: initial clinical experience. AJR 139 (1982) 1045–1050
62. Schad, N., P. Schepke, U. Rohde et al.: Timing of exposure in angiographic computed tomography. Cardiovasc. intervent. Radiol. 4 (1981) 59–65
63. Sommer, F. G., W. R. Brody: Contrast resolution of line-scanned digital radiography. J. Comput. assist. Tomogr. 6 (1982) 373–377
64. Sommer, F. G., W. R. Brody, A. Makowski: Renal imaging with dual energy projection radiography. AJR 138 (1982) 317–322
65. Stein, J. A.: Y-ray imaging with a scanning beam. Radiology 117 (1975) 713–716
66. Steinberg, I., N. Finby, J. A. Evans: A safe and practical intravenous method for abdominal aortography, peripheral arteriography and cerebral arteriography. AJR 82 (1959) 758–772
67. Steinberg, I., V. F. Marshall: Intravenous abdominal aortography in urologic diagnosis. J. Urol. (Baltimore) 86 (1961) 456–469
68. Tesic, M. M., R. A. Mattson, G. T. Barnes et al. Digital radiography of the chest: Design features and considerations for a prototype unit. Radiology 137 (1983) 259–264
69. Wilson, C. R., W. D. Foley, J. P. George, G. T. Scanlon et al.: Low frequency filtering of digital radiographic images. SPIE 314 (1981) 327–330
70. Ziedses des Plantes, B. G.: Subtraktion. Eine röntgenographische Methode zur separaten Abbildung bestimmter Teile des Objektes. Fortschr. Röntgenstr. 52 (1935) 69–79
71. Ziedses des Plantes, B. G.: Subtraktion. Thieme, Stuttgart 1961

2. Abbildungseigenschaften der DSA

H. P. Busch

Die Entwicklung der digitalen Subtraktionsangiographie (DSA) wurde bereits 1935 mit der photographischen Filmsubtraktion durch ZIEDSES DES PLANTES (39) eingeleitet und mit Gefäßdarstellungen nach i. v. Kontrastmittel-(KM-)Injektion von ROBB u. STEINBERG (28) fortgesetzt. Die beschränkten technischen Möglichkeiten ergaben auch bei großem KM-Fluß und hoher Injektionsmenge nur unbefriedigende Ergebnisse. Mit Einführung der Fernseh-Bildverstärker-Durchleuchtung wurden erneut Versuche beschrieben, durch Subtraktion und Verstärkung der Videosignale eine Darstellung kontrastarmer Gefäße zu erreichen (25, 29, 32). Erst die fortschreitende Computertechnologie ermöglichte eine Digitalisierung der Videobilder mit einer Echtzeit-(on-line-)Bildverarbeitung und führte im Frühjahr 1980 zum klinischen Einsatz dieser neuen Untersuchungsmethode. Die Anwendung der DSA beschränkte sich zunächst auf die Darstellung arterieller Gefäße nach i. v. KM-Injektion (3, 13, 15, 18, 22, 24). In den letzten Jahren wurde das Anwendungsspektrum durch Gefäßdarstellungen nach i. a. KM-Injektion erweitert (1, 6, 9, 11, 19, 26). Mit wachsender Erfahrung zeigten sich Möglichkeiten, jedoch auch Grenzen der DSA (10, 34, 38). Eine genaue Kenntnis der Abbildungseigenschaften dieser neuen Untersuchungstechnik ist eine notwendige Voraussetzung für eine erfolgreiche Anwendung der DSA (12, 21, 23, 30, 33, 36).

Angiographische Untersuchungen stellen hohe Anforderungen an die örtliche Auflösung und die Kontrasterkennbarkeit der Gefäßdarstellung. Eine Einschätzung der Abbildungseigenschaften der DSA ist durch geeignete Testobjekte möglich. An Gefäßmodellen mit unterschiedlicher Jodkonzentration wurde die Kontrasterkennbarkeit für die DSA und die konventionelle Röntgenfilmdarstellung bestimmt (Abb. 2.1). Während bei geringem Gefäßkontrast die DSA in ihren Abbildungseigenschaften der konventionellen Röntgenfilmdarstellung überlegen ist, wird bei hohem Kontrast eine deutlich bessere Auflösung durch den Röntgenfilm erreicht. Aus diesem Grund erfordert eine Darstellung der Abbildungseigenschaften Messungen bei unterschiedlichem Objektkontrast.

Die Auflösung bei hohem Objektkontrast kann als örtliche Auflösung durch ein Bleistrichraster bestimmt werden. Während unter ähnlichen Aufnahmebedingungen bei der Röntgenbilddarstellung am Bucky-

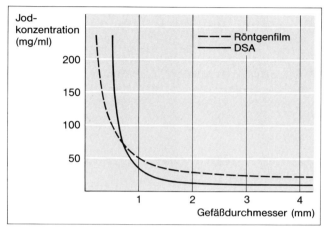

Abb. 2.1 Kontrast-Detail-Darstellung für die DSA und die Film-Folien-Angiographie

Tisch eine Auflösung von 5 Linienpaaren/mm erreicht wird, ist bei DSA-Anlagen die örtliche Auflösung mit 1 Lp/mm (BV-Durchmesser 23 cm) und 1,5 Lp/mm (BV-Durchmesser 17 cm) deutlich geringer (7, 8) (Tab. 2.1). Messungen bei unterschiedlichem BV-Eingangsfenster haben gezeigt, daß bei hohem Kontrast die örtliche Auflösung wesentlich durch das Verhältnis BV-Durchmesser/Bildmatrix und damit durch die Größe der Bildelemente (Pixel) bestimmt wird (7, 8). Bei einer Bildmatrix von 512 x 512 beträgt die örtliche Auflösung eines 54-cm-BV etwa 0,4 Lp/mm, bei einem 12-cm-BV jedoch 2,0 Lp/mm (15). Im klinischen

Tabelle 2.1 Messung der örtlichen Auflösung mit einem Bleistrichraster

Film-Folien-Kombination (Bucky-Tisch)	5,0 Lp/mm
Film-Folien-Kombination (konventionelle Angiographie)	2,3 Lp/mm
Bildverstärker-Fluorographie (Siemens: Groß BV [54 cm])	2,3 Lp/mm
DSA (BV-Durchmesser 23 cm) (General Electric: DF 3000)	1,0 Lp/mm
DSA (BV-Durchmesser 17 cm) (General Electric: DF 3000)	1,5 Lp/mm

Betrieb wird eine Gefäßdarstellung mit hohem Kontrast durch eine i. a. KM-Injektion erreicht. In diesem Fall führt eine Verringerung des BV-Eingangsfensters zu einer deutlichen Steigerung der Gefäßerkennbarkeit.

Eine spezielle Eigenschaft der DSA ist die ausgezeichnete Gefäßdarstellung bei geringem Kontrast. Die Kontrasterkennbarkeit läßt sich mit einem Gefäßphantom quantifizieren, welches von der Firma General Electric entwickelt wurde (Abb. 2.2). Zwischen eine Absorptionstreppe kann eine Plexiglasplatte mit Gefäßmodellen eingeschoben werden. Diese Platte enthält Gefäße mit einem Durchmesser von 8, 4, 2, 1 und 0,6 mm angeordnet in 2 Gruppen mit 10 mg J/ml und 5 mg J/ml. Durch eine Abbildung der Absorptionstreppe mit und ohne Gefäßplatte erfolgt nach Subtraktion des Masken von dem Füllungsbild eine Abbildung der Gefäßmodelle (Abb. 2.3). Bei normaler Kreislaufsituation wird in arteriellen Gefäßen eine Jodkonzentration von etwa 5–10 mg J/ml nach i. v. KM-Injektion erreicht (12, 37). Für die Auswertung der DSA-Bilder auf dem Monitor war das Kriterium eine Darstellung der Gefäße über alle Absorptionsstufen. Messungen an leistungsfähigen DSA-Anlagen ergaben eine Grenze der Gefäßerkennbarkeit von 2 mm bei 5 mg J/ml und 1 mm bei 10 mg J/ml. Die Auswirkungen einer verringerten Kontrasterkennbarkeit werden an einer Darstellung der Halsgefäße demonstriert (Abb. 2.4). Bei gleichen Ausgangsdaten wurde durch Veränderung der Wiedergabeparameter eine Kontrastauflösung von 4 und 2 mm (Abb. 2.4 a) bzw. 2 und 1 mm (Abb. 2.4 b) bei 5 und 10 mg J/ml erreicht. Die Darstellung der Gefäße zeigt eine entsprechende Verbesserung der Gefäßerkennbarkeit und Konturschärfe (Abb. 2.4 b).

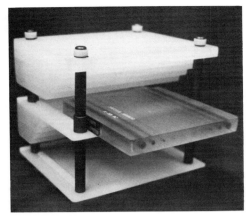

Abb. 2.2 Gefäßphantom zur Messung der Kontrasterkennbarkeit

Bei geringem Objektkontrast wird die Auflösung im wesentlichen begrenzt durch das Bildrauschen, welches sich aus dem elektronischen Rauschen und dem Quantenrauschen zusammensetzt. Da das Signal-Rausch-Verhältnis proportional der Wurzel aus der Dosis ist, kann eine Steigerung der BV-Eingangsdosis die Kontrasterkennbarkeit verbessern. Zwischen Phantom und BV-Eingang (BV-Durchmesser 23 cm) wurde bei gepulsten DSA-Anlagen eine Dosis von 1–5 mR/Bild, bei kontinuierlichem Betrieb eine Dosis von 8 mR/s gemessen (7, 8). Zum Vergleich ergab sich bei gleichen Aufnahmebedingungen für eine angiographische Röntgenaufnahme eine Dosis von 6,9 mR/Bild. Bei einer Verringerung des BV-Eingangsfensters wird die Größe der durch die Bildmatrix festgelegten Bildelemente kleiner. Um die Anzahl der Röntgenquanten pro Pixel konstant zu halten, muß die eingestrahlte Röntgendosis entsprechend vergrößert werden. Messungen an unterschiedlichen DSA-Anlagen haben gezeigt, daß bei geringem Objektkontrast eine Verringerung des BV-Eingangsfensters keine Verbesserung

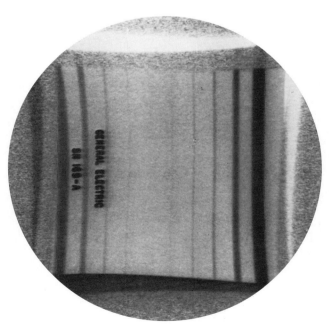

Abb. 2.3 Abbildung der Gefäßmodelle

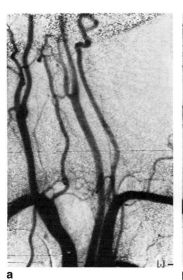 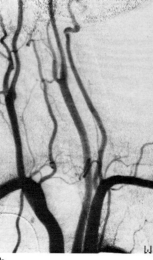

a b

Abb. 2.4 DSA-Aufnahme der Halsgefäße. **a** Darstellung bei einer Kontrasterkennbarkeit von 4 und 2 mm. **b** Darstellung bei einer Kontrasterkennbarkeit von 2 und 1 mm

der Gefäßerkennbarkeit bringt (7, 8). Aus diesem Grund werden Gefäße, die nach i. v. KM-Injektion bei einer Übersichtsdarstellung nicht abgebildet werden, bei einer Verringerung des BV-Eingangsfensters („Vergrößerung") in der Regel auch nicht sichtbar.

Die hervorragende Kontrastverstärkung der DSA, welche eine Darstellung arterieller Gefäße nach i. v. KM-Injektion ermöglicht, schränkt den Dynamikbereich, d. h. den zwischen minimaler und maximaler Absorption darstellbaren Objektbereich, ein. Aus diesem Grund muß durch zusätzliche Absorptionsmedien (Aluminiumfilter, Mehlsäcke usw.) eine Homogenisierung des Aufnahmeobjektes durchgeführt werden. Dies kann insbesondere im Halsbereich und bei Extremitätenangiographien sehr mühevoll und zeitintensiv sein. Eine unzureichende Homogenisierung kann durch Übersteuerungsartefakte zu unbrauchbaren DSA-Aufnahmen führen (Abb. 2.5).

Durch Subtraktion von Masken- und Füllungsbild ermöglicht die DSA eine Elimination der Hintergrundstrukturen. Diese Differenzbildung ist jedoch auch die Ursache für Bewegungsartefakte, welche durch Änderungen des Bildhintergrundes zwischen Masken und Füllungsbild entstehen (Abb. 2.6). Bewegungsartefakte können durch kontrollierbare und unkontrollierbare Patientenbewegungen entstehen (Tab. 2.2). Zur Unterdrückung dieser Bewegungsartefakte, welche die DSA-Bildqualität entscheidend mindern können, wurden entsprechende Aufnahmetechniken und Auswertemöglichkeiten entwickelt. Körperbewegungen können in vielen Fällen durch eine gute Patientenfixierung vermieden oder bei der Nachverarbeitung durch eine erneute Maskenwahl (Remask) oder eine Verschiebung des Masken- gegen das Füllungsbild (Pixelshift) vermindert werden. Artefakte durch Herzbewegungen und Atembewegungen werden durch Triggerung der Aufnahmezeitpunkte vermindert. Gefäßbewegungen, welche sich aus pulsatilen Veränderungen des Gefäßdurchmessers und lateralen Bewegungen zusammensetzen, erfordern kurze Auf-

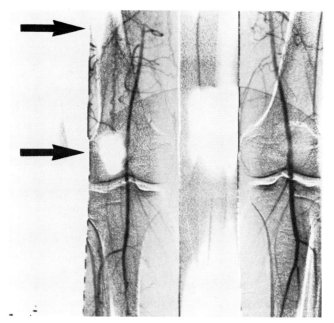

Abb. 2.5 Artefakte verursacht durch unzureichende Bildhomogenisierung bei Darstellung der Beingefäße

Tabelle 2.2 Ursachen der Bewegungsartefakte und Möglichkeiten zur Verminderung dieser Artefakte

kontrollierbare Bewegungen:

Körperbewegung	– Patientenfixierung, Pixelshift
	– Remask
Atembewegung	– Triggerung, Pixelshift
	– Remask
Schluckbewegung	– Hybridtechnik, Pixelshift
	– Remask

unkontrollierbare Bewegungen:

Herzbewegung	– Triggerung
Darmgasbewegung	– Hybridtechnik, Kompression
	– Remask, Pharmaka
Gefäßbewegung	– kurze Aufnahmezeit

Abb. 2.6 Bewegungsartefakte durch Schluckbewegungen (a) oder Darmgasbewegungen (b)

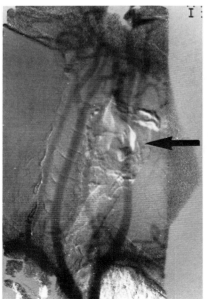
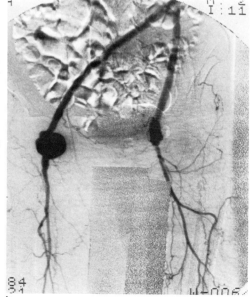

a   b

2. Abbildungseigenschaften der DSA

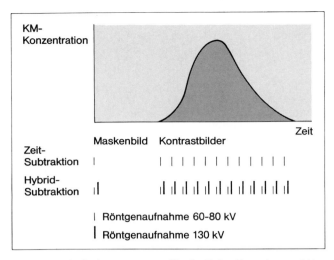

Abb. 2.**7** Aufnahmesequenz für die Zeit-, Energie- und Hybridsubtraktion

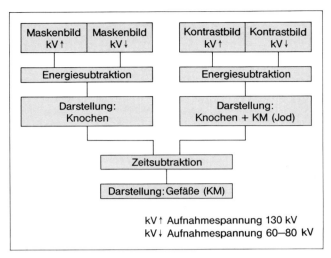

Abb. 2.**8** Bildverarbeitung bei Hybrid-DSA

nahmezeiten für eine exakte Beurteilung der Gefäßdimensionen. Bei langen Aufnahmezeiten oder einer zu starken Integration der DSA-Bilder kann eine Mittelwertbildung der Gefäßkonturen zu Fehleinschätzungen von Gefäßwandveränderungen führen. Bewegungsartefakte, welche von Schluck- und Darmgasbewegungen verursacht werden, können erfolgreich durch Doppelenergieaufnahmen mit DSA-Hybridtechnik unterdrückt werden.

Die unterschiedliche Energieabhängigkeit der Absorptionseigenschaften von Jod, Knochen und Weichteilstrukturen wird bei Doppelenergieaufnahmen zur Eliminierung der Weichteilstrukturen benutzt. Durch die Kombination der Energiesubtraktion mit einer zeitlichen Subtraktion (Hybridtechnik) können neben den Weichteil- auch die Knochenstrukturen eliminiert werden (2, 35). Doppelenergieaufnahmen bei der Hybrid-DSA erfordern schnelle Umschaltzeiten zwischen den Aufnahmespannungen. Die Zeitdifferenz zwischen der Aufnahme bei niedriger (70–80 kV) und hoher (130 kV) Röhrenspannung beträgt bei der Hybrid-DSA-Anlage der Firma General Electric 34 ms. Bei der Hybrid-DSA werden wie bei der konventionellen DSA Masken- und Füllungsbilder abgespeichert (Abb. 2.**7**). An Stelle einer Einzelenergieaufnahme wird bei dieser Technik jeweils eine Aufnahme bei niedriger und hoher Röhrenspannung aufgenommen. Eine entsprechende Subtraktion der Doppelenergieaufnahmen führt zu einer Eliminierung der Weichteilstrukturen (Abb. 2.**8**). Die anschließende zeitliche Subtraktion des Masken- von den Füllungsbildern eliminiert die Knochenstrukturen. Das Ergebnis ist eine Darstellung der KM-enthaltenden Gefäße.

Anwendungsgebiete für die Hybrid-DSA sind Gefäßdarstellungen im Bereich von Hals und Abdomen. In Abb. 2.**9 a** war die rechte A. carotis bei Subtraktion

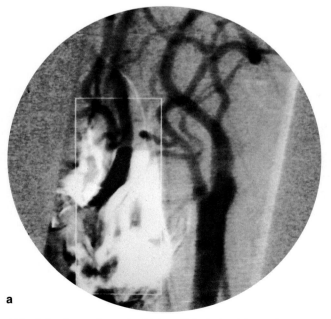
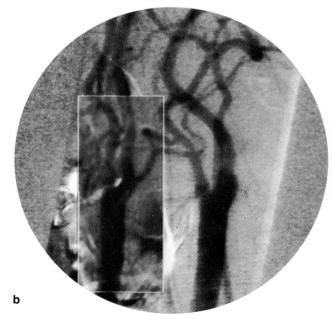

Abb. 2.**9** Darstellung der Halsgefäße bei zeitlicher Subtraktion (**a**) und Hybridsubtraktion (**b**)

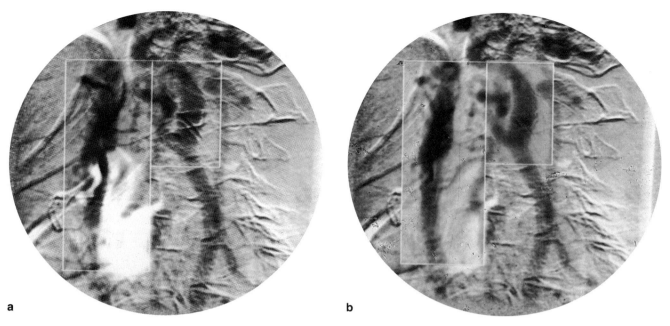

Abb. 2.**10** Darstellung der Halsgefäße bei zeitlicher Subtraktion (**a**) und nach Anwendung des Pixelshift (linke Karotis) und der Hybridtechnik (rechte Karotis) (**b**)

der DSA-Bilder wegen Schluckartefakten nicht beurteilbar. Die Anwendung der Hybrid-DSA führte zu einer Darstellung beider Halsgefäße (Abb. 2.**9 b**). Bei der Nachverarbeitung kann in einigen Fällen neben einer erneuten Maskenwahl (Remask) auch die örtliche Verschiebung von Masken- gegen Füllungsbild (Pixelshift) zu einer Verminderung der Bewegungsartefakte führen. In Abb. 2.**10 a** waren bei zeitlicher Subtraktion die Karotisgefäße beidseits nicht ausreichend beurteilbar. Im Bereich der linken A. carotis wurde eine Verbesserung der Bildqualität durch ein Pixelshifting, auf der rechten Seite durch die lokale Anwendung der Hybridtechnik erreicht (Abb. 2.**10 b**).

F. BURBANK untersuchte bei 50 Patienten durch zwei Schrägprojektionen die Darstellbarkeit der Karotisbifurkation (5). Eine zusätzliche Anwendung der Hybridtechnik erhöhte den Anteil der in zwei Ebenen dargestellten Karotisbifurkation von 65% auf 87%. W. D. FOLEY gibt eine Verbesserung der diagnostischen Bildqualität in 20% an (14).
Die Hybrid-DSA-Technik führt auch zu einer erfolgreichen Unterdrückung der Darmgasartefakte im Abdomen. Abb. 2.**11** zeigt, daß eine Darstellung der rechten Nierenarterie nur bei Anwendung der Hybridtechnik möglich war. D. GUTHANER fand bei 30 Patienten durch Anwendung der Hybridtechnik eine Verbes-

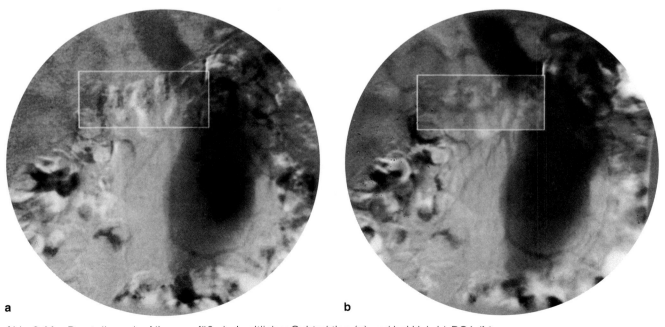

Abb. 2.**11** Darstellung der Nierengefäße bei zeitlicher Subtraktion (**a**) und bei Hybrid-DSA (**b**)

serung der diagnostischen Information in 37% (17). Eigene Untersuchungen an der Universitätsklinik Stanford ergaben bei 50 Patienten eine zusätzliche Information in 22%.

Erfolgt bei der Hybrid-DSA eine Auswertung lediglich der Aufnahmen bei niedriger Röhrenspannung wird ein Ergebnis wie bei der konventionellen DSA erreicht. Als Nachteil der Hybrid-DSA-Technik stellt sich ein im Vergleich zur zeitlichen Subtraktion vermindertes Signal-Rausch-Verhältnis dar, welches eine Integration von 2–4 Bildern oder die Anwendung geeigneter Auswerteprogramme notwendig macht (20, 31, 35). Komplexe Rechnerprogramme zur Verbesserung des Signal-Rausch-Verhältnisses sind bisher wegen langer Auswertezeiten noch nicht praxisrelevant (27). Um die Vorteile der konventionellen DSA und der Hybrid-DSA auszunutzen, erfolgt eine Anwendung der Hybrid-DSA nur in Bildbereichen, welche durch entsprechende Artefakte eingeschränkt beurteilbar sind. Nach Speicherung der Rohdaten wird die Wahl der Region und der Auswertemethode im Rahmen der Nachverarbeitung durchgeführt. Die Aufnahmen bei hohen Röhrenspannungen stellen eine zusätzliche Oberflächendosis von etwa 15% dar (14, 20). Wegen der schnellen Generatorschaltung zwischen zwei Aufnahmespannungen erfordert die Hybrid-DSA-Technik einen entsprechenden zusätzlichen apparativen Aufwand.

Die Hybrid-DSA-Technik ist eine nützliche Erweiterung der bestehenden DSA-Technik. Sie ist keine Alternative zur konventionellen zeitlichen Subtraktion, erlaubt aber in einer Anzahl von Fällen durch die Reduktion von Bewegungsartefakten lokal eine zusätzliche diagnostische Information.

Bei einer Zusammenfassung der Abbildungseigenschaften der DSA stellt sich als Vorteil dieser Untersuchungsmethode neben der direkten Verfügbarkeit der Gefäßdarstellung die gute Bildqualität bei kontrastarmen Gefäßen dar. Dies ermöglicht nicht nur eine Darstellung arterieller Gefäße nach i. v. KM-Injektion, sondern auch eine erhebliche Verringerung der notwendigen KM-Menge bei der i. a. DSA. Nachteile dieser Methode sind die im Vergleich zum Röntgenbild geringere örtliche Auflösung, der durch den BV-Durchmesser begrenzte Bildausschnitt und die Abhängigkeit der Bildqualität vom Patienten.

Wie bei allen Röntgenanlagen ist zur Qualitätssicherung auch bei der DSA eine ständige Kontrolle der Abbildungseigenschaften notwendig. Da eine Verringerung der Bildqualität langsam über einen entsprechenden Zeitraum erfolgt, kann sie im klinischen Routinebetrieb übersehen werden. Messungen der Leistungsfähigkeit unterschiedlicher DSA-Anlagen haben die Notwendigkeit bestätigt, mit einer einfachen Meßanordnung die Abbildungseigenschaften von DSA-Anlagen in regelmäßigen Zeitabständen zu bestimmen (4, 7, 8, 12).

Literatur

1. Brant-Zawadzki, M., R. Gould, D. Norman, T. H. Newton, B. Lane: Digital subtraction cerebral angiography by intraarterial injection – Comparison with conventional angiography. Amer. J. Roentgenol. 140 (1983) 347–353
2. Brody, W. R.: Hybrid subtraction for improved arteriography. Radiology 141 (1981) 828–831
3. Buonocore, E., T. F. Meaney, G. P. Borkowski, W. Pavlicek, J. H. Gallagher: Digital subtraction angiography of the abdominal aorta and renal arteries. Radiology 139 (1981) 281–286
4. Buonocore, E., W. Pavlicek, M. T. Modic, M. A. Weinstein, T. F. Meaney: Quality assurance program in digital subtraction angiography. Radiology 149 (P) (1983) 114 (Abs)
5. Burbank, F. H., D. Enzmann, G. S. Keyes, W. R. Brody: Hybrid intravenous digital subtraction angiography of the carotid bifurcation. Radiology 152 (1984) 725–729
6. Busch, H. P., J. Hoevels, H. D. Saeger: Praeoperative intraarterielle DSA bei aorto-iliacalem Gefäßverschluß. Langenbecks Arch. Chir. 360 (1983) 287–293
7. Busch, H. P., L. G. Strauss, R. D. Freimarck: Messung der Abbildungseigenschaften von DSA-Anlagen. Fortschr. Röntgenstr. 141 (1984) 92–96
8. Busch, H. P., L. G. Strauss: Comparison of performance characteristics of different DSA-installations. Radiology 153 (1984) 303
9. Busch, H. P., J. Hoevels, P. Prager, L. Strauss: Intraarterielle DSA der mesenterico-splenoportalen Gefäße. Röntgenpraxis 38, (1985) 7–10
10. Busch, H. P., L. G. Strauss, J. Hoevels, M. Georgi: Fibromuscular dysplasia, a pitfall in digital intravenous subtraction angiography. Europ. J. Radiol. 4 (1984) 42–44
11. Crummy, A. B., M. F. Stieghorst, P. A. Turski, C. M. Strother, R. P. Liebermann, J. F. Sackett, W. D. Turnipseed, D. E. Detmer, C. A. Mistretta: Digital subtraction angiography – current status and use of intraarterial injection. Radiology 145 (1982) 303–307
12. Fischer, P., E. Schultz: Zum Auflösungsvermögen der digitalen Videosubtraktionsangiographie (DVSA). Fortschr. Röntgenstr. 138 (1983) 45–49
13. Foley, W. D., D. F. Smith, M. W. Milde, T. L. Lawson, J. B. Towne, D. F. Bandyk: Intravenous DSA examination of patients with suspected cerebral ischemia. Radiology 151 (1984) 651–659
14. Foley, W. D., G. S. Keyes, D. F. Smith, B. Belanger, L. E. Sieb, T. L. Lawson, M. K. Thorsen, E. T. Stewart: Temporal energy hybrid subtraction in intravenous digital subtraction angiography (work in progress). Radiology 148 (1983) 265–271
15. Georgi, M., P. Prager, H. P. Busch, L. Strauss, E. Wetzel, D. Neumann, M. Weiher, W. Regenfuß: Einjährige Erfahrungen mit einem 57-cm-Bildverstärker in einem Universal-Röntgen-Arbeitsplatz. Fortschr. Röntgenstr. 142 (1985), 3
16. Guthaner, D. F., L. Wexler, D. R. Enzmann, S. J. Riederer, G. S. Keyes, W. F. Collins, W. R. Brody: Evaluation of peripheral vascular disease using digital subtraction angiography. Radiology 147 (1983) 393–398
17. Guthaner, D. F., W. R. Brody, B. D. Lewis, G. S. Keyes, B. F. Belanger: Clinical application of hybrid subtraction digital angiography – preliminary results. Cardiovasc. intervent. Radiol. 6 (1983) 29–296
18. Harder, Th., R. Janson, K. Lackner, Th. Franken, P. Fischer: Digitale Videosubtraktionsangiographie (DVSA) der Bauchaorta, der Becken- und Beinarterien. Fortschr. Röntgenstr. 138 (1983) 301–309
19. Kaufmann, S. L., R. Chang, S. Kadir, S. E. Mitchell, R. I. White: Intraarterial digital subtraction angiography – A comparative view. Cardiovasc. intervent. Radiol. 6 (1983) 271–279
20. Keyes, G. S., S. J. Riederer, B. F. Belanger: Hybrid subtraction in digital fluoroscopy. Proc SPIE 347 (1982) 34–40
21. Kruger, R. A.: Image data acquisition, processing, storage and display. Cardiovasc. intervent. Radiol. 6 (1983) 183–186
22. Ludwig, W., P. H. C. Engels: Digital vascular imaging (DVI). Medicamundi (1981) 26–28

23. MacIntyre, W. J., W. Pavlicek, J. H. Gallager, T. F. Meaney, E. Buonocore, M. A. Weinstein: Image capability of an experimental digital subtraction angiography unit. Radiology 139 (1981) 307–313
24. Mistretta, C. A., A. B. Crummy, C. M. Strother: Digital angiography: A perspective. Radiology 139 (1981) 273–276
25. Mistretta, C. A., M. G. Ort, J. R. Cameron, A. B. Crummy, P. R. Moran: Multiple images subtraction technique for enhancing low contrast periodic objects. Invest. Radiol. 8 (1973) 43–44
26. Neufang, K. F. R., G. Friedmann, P. E. Peters, U. Mödder: Indikation zur intraarteriellen digitalen Subtraktionsangiographie (IA–DSA) bei Gefäßprozessen. Fortschr. Röntgenstr. 139 (1983) 160–166
27. Nishimura, D. G., A. Macovski, W. R. Brody: Noise reduction methods for hybrid subtraction. Med. Phys. 3 (1984) 259–265
28. Robb, G. P., I. Steinberg: Visualisation of the chambers of the heart, the pulmonary circulation and the great blood vessels in man. Amer. J. Radiol. 41 (1939) 1–17
29. Ort, M. G., C. A. Mistretta, F. Kelcz: An improved technique for enhancing small period contrast changes in television fluoroscopy. Optic. Engineer. 12 (1973) 169–175
30. Riederer, S. J., F. A. DiBianca, J. P. Georges, G. A. Jensen, G. S. Keyes, N. J. Pelc, E. R. Steinike, W. H. Wesbey: Performance characteristics of a digital fluorographic system. Proc SPIE 273 (1981) 88–95
31. Riederer, S. J., W. R. Brody, D. R. Enzmann, A. L. Hall, J. K. Maier: The application of temporal filtering techniques to hybrid subtraction in digital subtraction angiography (work in progress). Radiology 147 (1983) 859–862
32. Rose, A.: Vision – human and electronic. Plenum Press, New York, 1973 (p. 24)
33. Schultz, E., P. Fischer: Zum Auflösungsvermögen der digitalen Subtraktionsangiographie (DSA). Fortschr. Röntgenstr. 139 (1983) 296–299
34. Seyferth, W., R. Marhoff, E. Zeitler: Transvenöse und arterielle digitale Videosubtraktionsangiographie (DVSA). Fortschr. Röntgenstr. 136 (1982) 301–309
35. VanLysel, M. S., J. T. Dobbins, W. W. Peppler, B. H. Hasegawa, C. S. Lee, C. A. Mistretta, W. C. Zarnstorff, A. B. Crummy, W. Kubal, B. Bergsjordet, C. M. Strother, J. F. Sackett: Hybrid temporal energy subtraction in digital fluoroscopy (work in progress). Radiology 147 (1983) 856–862
36. Vizy, K. N.: Electronic imaging fundamentals: Basic theory. Cardiovasc. intervent. Radiol. 6 (1983) 174–182
37. Weinstein, M. A., W. A. Pavlicek, M. T. Modic, P. M. Duchesneau: Intra-arterial subtraction angiography of the head and neck. Radiology 147 (1983) 717–724
38. Wilms, G., A. L. Baert, J. Smits, F. DeSomer: Digital intravenous and intraarterial subtraction angiography. Fortschr. Röntgenstr. 138 (1983) 140–147
39. Ziedses des Plantes, B. G.: Subtraktion – eine röntgenologische Methode zur separaten Abbildung bestimmter Teile des Objekts. Fortschr. Röntgenstr. 52 (1935) 69–79

3. Anwendungsmöglichkeiten der digitalen Subtraktionsangiographie in der Neuroradiologie

A. Hall und D. J. Volz

Einleitung

Die DSA hat sich stürmisch entwickelt und hat im medizinischen Bereich rasch Eingang gefunden. Ihre Anwendung ist noch im Fluß und die technische Entwicklung wird fortgesetzt. In der DSA stecken noch Möglichkeiten von der Verbesserung der Bildqualität bis zur Entwicklung neuer quantitativer Untersuchungsmethoden. Dabei ist die Bildqualität das entscheidende Kriterium für einen Einsatz der DSA anstelle der konventionellen Röntgenfilm-Angiographie. Die Möglichkeiten der Anwendung werden gerade jetzt untersucht; dabei könnten bisher unbekannte diagnostische Informationen gewonnen werden.

Ökonomische Auswirkungen der DSA

Von 1980 bis 1984 wurde in den USA jedes größere Hospital (mehr als 400 Betten) mit wenigstens einer DSA-Anlage ausgestattet. Die Gerätekonfiguration variiert von unabhängigen Untersuchungssystemen ohne Filmwechsler bis zu DSA-Anlagen, die an vorhandene Röntgen-Durchleuchtungsarbeitsplätze angeschlossen sind, und integrierten Röntgenfilm-Digitalsystemen. Bei diesem großen Spektrum der Gerätekonfigurationen ist die Diskussion über die Anwendungsmöglichkeiten der DSA noch nicht abgeschlossen. Unter Berücksichtigung derzeitiger und zukünftiger wirtschaftlicher Auswirkungen konnte das Kosten-Nutzen-Verhältnis bisher nicht endgültig festgelegt werden. Zusätzlich zu den unterschiedlichen Systemkonfigurationen und technischen Möglichkeiten variiert auch der Untersuchungsablauf in bestimmten Institutionen erheblich. Die unterschiedlichen Verfahrensweisen können nach der Art der Kontrastmittelinjektionen unterteilt werden.

Möglichkeiten der Injektion sind:
a) peripher-venöse Injektion (14, 17).
b) Injektion in die V. cava superior oder den rechten Vorhof (3),
c) nicht selektive arterielle Injektion (7),
d) selektive arterielle Injektion (2, 8).

Zahlreiche Verfahren zur Untersuchung der extrakraniellen Gefäße wurden in den Jahren 1980 bis 1985 beschrieben. In vielen Kliniken der USA ist die intravenöse DSA-Untersuchung der Halsgefäße eine anerkannte Methode, welche in einem hohen Prozentsatz herkömmliche arterielle Angiographien ersetzt. Für die Darstellung zerebraler Gefäße ist die Anwendung der intravenösen DSA anstelle einer konventionellen Angiographie dagegen umstritten. Die bei der zerebralen Angiographie geforderte hohe örtliche Auflösung wird von der intravenösen DSA nicht erreicht. Die Kombination aus starker Strahlenabschwächung durch die Kalotte und niedrigem Signal (Jodkonzentration) innerhalb der Hirngefäße schränkt die Brauchbarkeit der intravenösen DSA zur Darstellung der intrakraniellen Gefäße entscheidend ein. Als Folge davon tendiert die Anwendung der DSA für intrakranielle Fragestellungen zur intraarteriellen KM-Injektion, um so die konventionelle Filmangiographie ersetzen zu können. Für einen Vergleich der diagnostischen Wertigkeit von DSA-Bildern und konventioneller Angiographie ist das Hauptkriterium die räumliche Auflösung. Die höhere Kontrastempfindlichkeit und die sofortige Bilddarstellung sind jedoch erhebliche Vorteile der DSA gegenüber der Röntgenfilm-Angiographie.

Die ökonomischen Auswirkungen der DSA in der Neuroradiologie hängen von der Einschätzung des örtlichen räumlichen Auflösungsvermögens der DSA ab. Die DSA, als einziges Verfahren zur Bildaufzeichnung angewandt, bietet die Möglichkeit, das Konzept der Geräteausstattung zu verändern, den Filmverbrauch zu reduzieren, in einem Raum so viel zu leisten wie sonst in zweien und neben stationären auch ambulante Patienten zu untersuchen. Als Voraussetzung muß jedoch das begrenzte räumliche Auflösungsvermögen der DSA akzeptiert werden.

Örtliche Auflösung der derzeitigen DSA-Technologie

Die örtliche Auflösung verschiedener DSA-Systeme wurde von mehreren Anwendern untersucht (6, 11). Die örtliche Auflösung wird bestimmt durch verschiedene Aspekte sowohl bei den Voraussetzungen als auch des Untersuchungsablaufes. In Tab. 3.**1** werden

3. Anwendungsmöglichkeiten der DSA in der Neuroradiologie

Tabelle 3.1 Komponenten, die das örtliche Auflösungsvermögen eines DSA-Systems beeinflussen

- Brennpunkt der Röntgenröhre
- Bildverstärker
- Aufnahmeröhre
- Fernseh-Kamera-Elektronik
- Analog-/Digital-Konverter
- digitaler Video-Prozessor
- digitale Speicherkapazität
- Multiformat-Kamera/Digital-Archivierung

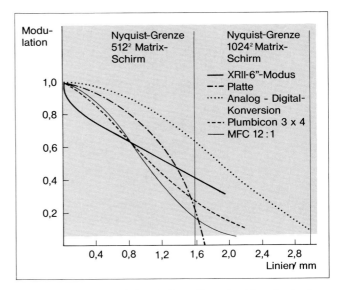

Abb. 3.1 Die MTF (Modulations Transfer Function) eines älteren DSA-Systems und die Komponenten, die im wesentlichen mit der räumlichen Auflösung zusammenhängen: Leistung der Bildmatrix, Fernsehkamera-Aufnahmeröhre, Analogspeicher und Multiformatkamera

die Systemkomponenten genannt, welche die örtliche Auflösung bestimmen. Faktoren des Untersuchungsablaufes sind die Art der Kontrastmittelapplikation, die Wahl des Bildverstärker-Eingangsfensters und die Nachverarbeitung. Ein großer Teil der systembedingten Abbildungseigenschaften kann durch Änderung des Untersuchungsablaufes modifiziert werden. Zunächst soll jedoch die Leistungsfähigkeit der einzelnen Systemkomponenten beschrieben werden. Eine Möglichkeit zur Beurteilung der räumlichen Auflösung ist die Untersuchung der MTF (Modulation Transfer Function) der einzelnen Komponenten und ihrer Auswirkung auf die MTF des gesamten Systems. Die MTF beschreibt nicht nur die Grenzauflösung, sie beschreibt auch die Eigenschaften des Systems über den genannten räumlichen Frequenzbereich der Abbildung. Die MTF-Analyse berücksichtigt den Einfluß des Signal-Rausch-Verhältnisses nur in geringem Maß. Da der Rauschanteil jedoch von großer Bedeutung für die Darstellung kleinerer Gefäße ist, stellt die Messung der MTF eine notwendige, aber nicht ausreichende Analyse des Systems dar. Abb. 3.1 zeigt einen Komponentenvergleich, der an einem der ersten DSA-Systeme vorgenommen wurde. Folgende DSA-Komponenten bestimmen im wesentlichen die räumliche Auflösung dieses Systems:

1. 512 × 512 Bildmatrix,
2. Bildröhre der Fernsehkamera,
3. Analog-Speicher (Platte),
4. Multiformatkamera.

Die Leistungsfähigkeit des in Abb. 3.1 beschriebenen Systems ist bezüglich der räumlichen Auflösung und Kontrastempfindlichkeit mit heutigen Systemen vergleichbar (16). Bei Phantomaufnahmen mit gleicher Dosis und Aufnahmezeit ergab sich für Systeme mit einer Matrix von 1024 × 1024 eine Steigerung der örtlichen Auflösung um 10% gegenüber einer Matrix von 512 × 512 (5). Mit Vergrößerung der Bilddosis ist bei der Abbildung eines Bleistrichrasters durch die 1024 × 1024 Matrix eine Verbesserung von ungefähr 70% zu erreichen. Diese Steigerung der örtlichen Auflösung wurde bislang jedoch nicht als wesentliche Verbesserung der diagnostischen Möglichkeiten der DSA angesehen (9). Daher müssen zusätzlich zur Bildmatrix weitere Systemkomponenten verändert werden, bis eine deutliche Steigerung der diagnostischen Möglichkeiten aus der verbesserten räumlichen Auflösung resultiert. Die diagnostische Leistungsfähigkeit des in Abb. 3.1 gezeigten Systems mit einer 512 × 512 Matrix ist ausreichend für einen wirtschaftlichen Einsatz der DSA. Die Kostensteigerung durch eine 1024 × 1024 Matrix soll später diskutiert werden.

Wirtschaftlichkeit derzeitiger DSA-Anlagen

Der Untersuchungsablauf einer herkömmlichen neuroradiologischen Untersuchung kann so verändert werden, daß die beschriebene DSA-Technik nicht nur zur Verbesserung der Wirtschaftlichkeit, sondern auch zu einer Verkürzung der Untersuchungszeit und zur Verminderung der benötigten Kontrastmittelmenge führt. Teilweise wird die Abänderung des Vorgehens dadurch ermöglicht, daß durch die weite Verbreitung der Röntgen-CT-Scanner und ihren Einsatz die neuroradiologische Untersuchung sehr viel gezielter ablaufen kann. Das in Abb. 3.1 beschriebene räumliche Auflösungsvermögen kann leicht durch Anwendung einer elektronischen oder geometrischen Vergrößerung gesteigert werden. Abb. 3.1 bezieht sich auf ein Bildverstärker-Eingangsfenster von 6 *inch*. Die neuroradiologischen Aufnahmen (Abb. 3.2a–d) zeigen die Leistungsfähigkeit des beschriebenen Systems. Ein Vergleich demonstriert die Steigerung der örtlichen Auflösung bei unterschiedlichem Bildausschnitt. Die örtliche Auflösung kann ebenfalls verbessert werden, indem der Wert auf der Abszisse in Abb. 3.1 mit dem entsprechenden Vergrößerungsfaktor der Abbildung multipliziert wird. Eine Grenzfrequenz von 3 Lp/mm kann z. B. durch eine zweifache geometrische Vergrößerung erreicht werden, wenn der Einfluß der Brennfleckgröße vernachlässigt wird. In Abb. 3.3 wird nach Ergun und Mitarb. (4) der Einfluß der Größe des Bildverstärker-Eingangsfensters, der Brennpunktgröße und der Bildmatrix eines 512 × 512 Systems dargestellt, bei dem die Aufnahmeröhre und die Zeilenmatrix wesentliche Faktoren für die begrenzte räumliche Auflösung sind. Dabei ist zu berücksichtigen, daß das Ergun-Modell abhängig ist von der Anzahl der Pixel, welche zur Darstellung eines Gefäßes zur Verfügung stehen.

Die Einschränkung durch die Größe des Bildverstärker-Eingangsfensters kann mehrere Kontrastmittelinjektionen erforderlich machen; diese Technik ist jedoch für eine zunehmende Zahl von Radiologen akzeptabel, da die hohe Kontrastempfindlichkeit eine Verdünnung des Kontrastmittels erlaubt. Abb. 3.4 zeigt einen Vergleich zwischen unverdünntem Kontrastmittel (Hypaque 60%) und verdünntem Kontrastmittel bei demselben Patienten. Eine ausreichende Gefäßdarstellung kann in der Regel mit einer Kontrastmittelverdünnung von 20–40% erreicht werden.

Zusätzlich zu den oben beschriebenen Verfahrensweisen kann die Bildqualität verbessert werden durch geeignete Fensterwahl bei der Bilddarstellung (Window/Level), eine Kantenverstärkung, eine Bildintegration, die Wahl einer anderen Maske (Remasking) und eine Verschiebung von Masken- und Füllungsbild (Pixelshift). Zur besseren Orientierung können anatomische Hintergrundstrukturen dem Gefäßbild überlagert werden. Das nicht subtrahierte Bild kann ebenfalls dargestellt werden. Abb. 3.5 zeigt Beispiele für diese Möglichkeiten der Nachverarbeitung.

Der oben beschriebene Untersuchungsablauf einschließlich Bild-Nachbearbeitung kann als einzige Methode der Gefäßdarstellung oder bei aufeinander-

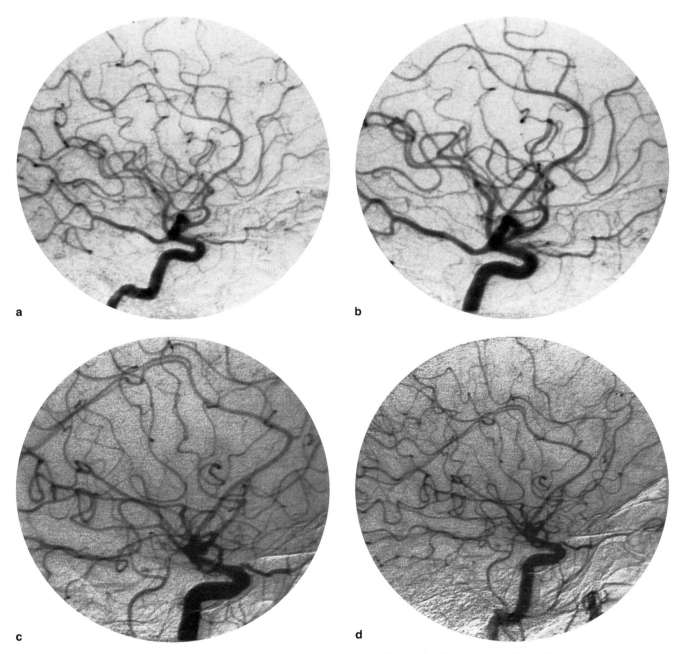

Abb. 3.2 Die Bilder des obigen Patienten, hergestellt unter den gleichen Bedingungen, zeigen die Forderungen an das räumliche Auflösungsvermögen der DSA. Die Kontrastmittelverdünnung betrug 50%. Vergleich von Aufnahmen mit unterschiedlichem Durchmesser des Bildverstärkereingangsfensters (4 und 6 Zoll)

3. Anwendungsmöglichkeiten der DSA in der Neuroradiologie

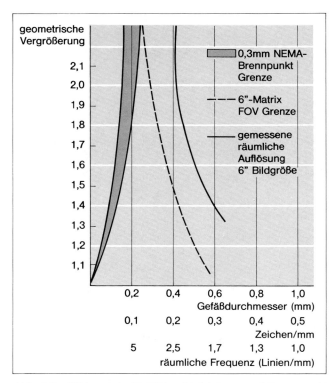

Abb. 3.3 Bildausschnitt, Bildmatrixleistung und Brennpunkt für einen 0,3 mm NEMA-Brennpunkt, 6-Zoll-Bildgröße und 512 Matrix. Unter diesen Bedingungen ist das räumliche Auflösungsvermögen durch die Matrix auf eine geometrische Vergrößerung bis zu 2,3 limitiert. Die tatsächlich gemessene Auflösung ist etwas geringer als die nach dem Modell berechnete

folgenden Injektionen zusammen mit der konventionellen Filmdarstellung angewandt werden. Obwohl die Vorteile bei der ersten Anwendungsform größer sind, führen beide Methoden zu einer Verminderung der Untersuchungskosten. Tab. 3.2 zeigt ein Beispiel für einen Untersuchungsablauf ohne Blattfilmwechsler. Die Kosteneinsparung bei zusätzlichem Einsatz eines Filmwechslers wird in Tab. 3.3 beschrieben. Bei diesem Untersuchungsablauf wird mit der DSA die beste Aufnahmeprojektion festgelegt und dann auch auf Blattfilm dokumentiert – Filmbedarf nur während arterieller Phasen. Die Ergebnisse in Tab. 3.2 und 3.3 basieren auf einer relativ geringen Patientenzahl, geben aber dennoch einen Eindruck von den Ersparnissen, die möglich sind. Nach dem derzeitigen Stand der Dinge ergänzt die DSA die konventionelle Film-Technik, eher als daß sie sie vollständig ersetzt. In der Zukunft wird erst dann eine maximale Wirtschaftlichkeit möglich sein, wenn die räumliche Auflösung der Geräte in einem System mit geringen Anschaffungs- und Betriebskosten der Röntgenfilmaufnahme vergleichbar wird. Der nachfolgende Abschnitt gibt einen Ausblick auf entsprechende Entwicklungen.

Tabelle 3.2 Auswirkungen der DSA auf die Angiographiekosten
Neues System – Ersatz des Filmverfahrens
800 Untersuchungen/Jahr

	Röntgenfilm-Angiographie	DSA	Differenz (%)	Einsparung ($)
Zeit und Material				
Personal	120 653,00	97 418,00	19	23 235,00
Filme/Untersuchung	138,00	25,04	84	112,96
Filme	110 400,00	20 032,00		90 368,00
Kontrastmittel/Untersuchung	3,20	2,40	25	,80
Kontrastmittel	2 560,00	1 920,00		640,00
Zeit/Untersuchung	104 Min.	84 Min.	19	
Zeit/Jahr	1 386 Std.	1 120 Std. (13 570,00)		13 570,00
Gesamt	*233 613,00*	*105 800,00*		*127 813,00*
Kapital-Ausstattung				
Gerät	650 000,00	660 000,00		
Amortisierung/Jahr bei 10 Jahren Laufzeit und einem Soll-Zinssatz von 12%	111 930,00	113,652,00	(2)	(1 722,00)
Gesamtaufwand pro Jahr	*345 543,00*	*219 452,00*	36	*126 091,00*

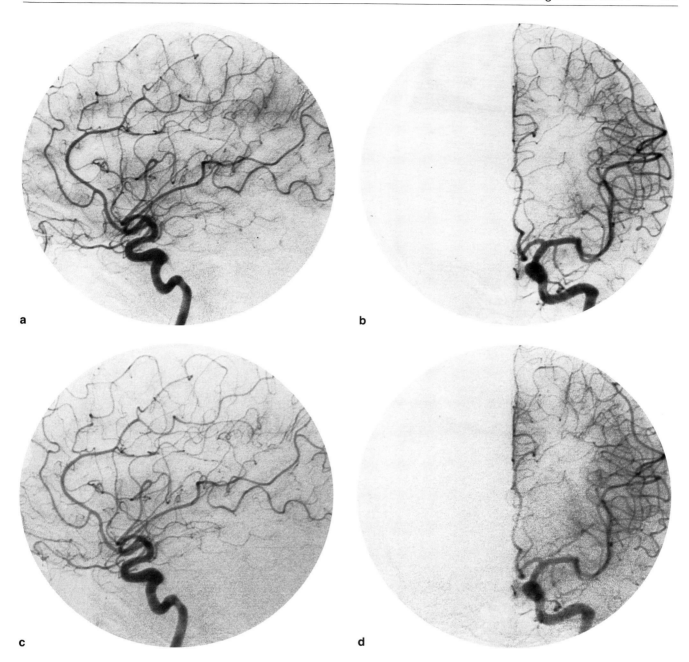

Abb. 3.4 Seitliche und a.-p. Ansichten, bei denen nur die KM-Konzentration geändert wurde. Handinjektion eines nicht verdünnten Kontrastes von 60% (**a,b**) wird verglichen mit einer 2:1 Verdünnung desselben Kontrastmittels in saliner Lösung (20%) (**c,d**)

3. Anwendungsmöglichkeiten der DSA in der Neuroradiologie

Tabelle 3.3 Auswirkungen der DSA auf die Angiographiekosten
Neues System – Ergänzung des Filmverfahrens
800 Untersuchungen/Jahr

	Röntgenfilm-Angiographie	DSA und Röntgenfilm	Differenz (%)	Einsparung ($)
Zeit und Material				
Personal	120 653,00	120 653,00	–	–
Filme/Untersuchung	138,00	82,20	40	55,80
Filme	110 400,00	65 760,00		44 640,00
Kontrastmittel/Untersuchung	3,20	4,00	(25)	
Kontrastmittel	2 560,00	3 200,00		(640,00)
Zeit/Untersuchung	104 Min.	93 Min.	11	
Zeit/Jahr	1 386 Std.	1 240 Std. (7 448,00)		7 448,00
Gesamt	*233 613,00*	*182 165,00*	*22*	*51 448,00*
Kapital-Ausstattung				
Gerät	650 000,00	900 000,00		
Amortisierung/Jahr bei 10 Jahren Laufzeit und einem Soll-Zinssatz von 12%	111 930,00	154 980,00	(38)	
Gesamtaufwand pro Jahr	*345 543,00*	*337 145,00*	*2*	*8 398,00*

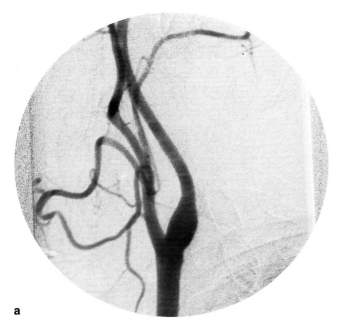
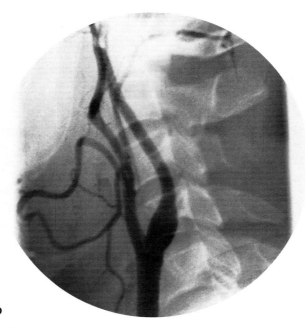

a   b

Abb. 3.5 Beispiele charakteristischer digitaler Nachbearbeitungsmöglichkeiten. Die „Landmark"-Technik erlaubt das Hinzufügen eines Teils der Maske zum subtrahierten Bild zur anatomischen Orientierung (**a,b**). Eine Verschiebung der Bildpunkte (pixelshift) ermöglicht die Beseitigung von Bewegungsartefakten, die von Knochen oder Weichteilen herrühren können (**c,d**). Durch eine Mittelung aus zahlreichen Bildern gelangt man zu einer verbesserten Gefäßdarstellung bei Patienten mit niedriger Herzauswurfleistung. Die Durchschnittsbildung kann auch das Bildrauschen reduzieren (**e,f**). Die Randverstärkung (edge enhancement) bedingt eine Bildfilterung zur verbesserten Gefäßdarstellung (**g,h**)

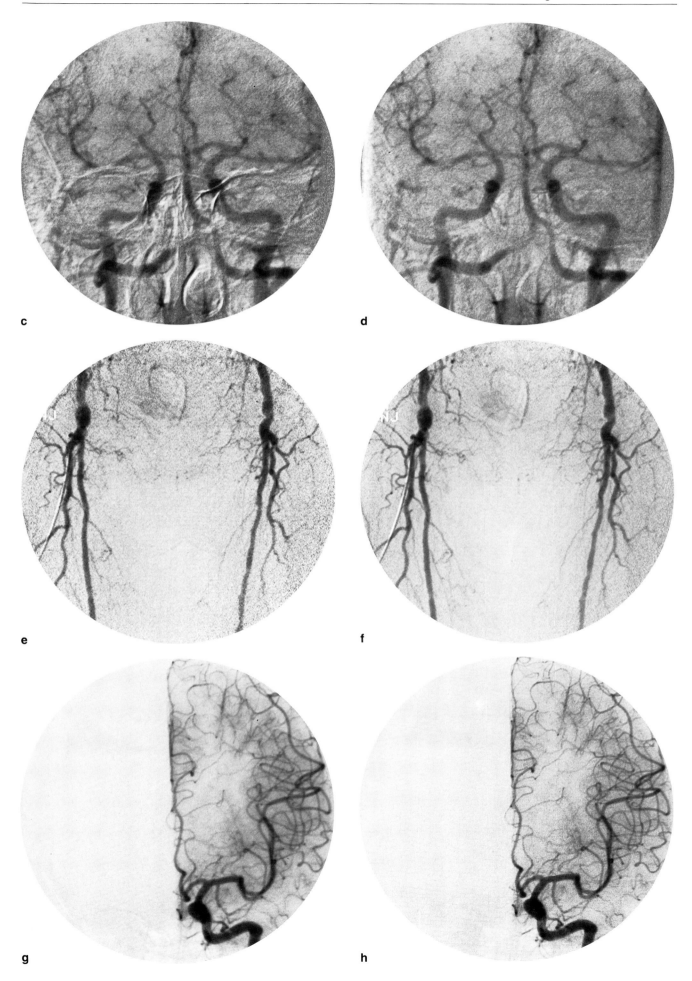

Wirtschaftliche Auswirkungen einer zukünftigen DSA-Technik

Jede der vier beschriebenen Systemkomponenten, welche die örtliche Auflösung begrenzen, muß verbessert werden, wenn das räumliche Auflösungsvermögen der DSA dem Röntgenbild vergleichbar sein soll. Geordnet nach den erforderlichen Investitionskosten sind dies:
1. 1024 × 1024 Bildmatrix,
2. Digitalspeicher (bisher Analogspeicher),
3. Neuentwicklung einer geeigneten Multiformatkamera,
4. Aufnahmeröhre der Fernsehkamera.

Die Reihenfolge beruht auf den Software- und Hardware-Investitionen der Hersteller, die letztlich vom Käufer getragen werden müssen.

Die 1024 × 1024 Matrix ist sehr kostenaufwendig im Vergleich zur begrenzten Verbesserung der Bildqualität. Da ein Bild bei der 1024 × 1024 Matrix im Vergleich zur 512-Matrix die vierfache Anzahl von Bildelementen besitzt, sinkt bei gleicher Rechnerkapazität die Bildaufnahmefrequenz um den Faktor 4 und steigt die Zeit für die Bildverarbeitung ebenfalls um den Faktor 4.

Da die Zeit für die Bildnachverarbeitung durch den Benutzer im Vergleich zur 512-Matrix ebenfalls um den Faktor 4 größer wird, bedeutet dies für den Patienten eine entsprechende Verlängerung der Untersuchungszeit. Die notwendige Steigerung der Bildverarbeitungsgeschwindigkeit verursacht gegenüber dem relativ einfachen Aufbau eines Systems mit einer 512-Matrix einen erheblichen Mehraufwand an Soft- und Hardware.

Die Zwischenspeicherung der Bilddaten in digitaler Form wird nun fast allgemein von Herstellern und Benutzern gefordert. Zusätzliche Investitionen bei dieser Speichertechnik sind für Hard- und Softwareentwicklung notwendig, insbesondere wenn hohe Bildfrequenzen erreicht werden sollen. Die Forderung nach hoher Rechnergeschwindigkeit und flexiblen Anwendungsmöglichkeiten steigert die Kosten erheblich. Die ständige Verbesserung der Relation zwischen Kosten und Leistungsfähigkeit von Computern macht für die Zukunft eine ökonomische Lösung dieser Probleme möglich. Nach bisherigen Schätzungen verdoppelt sich die Speicherkapazität bei gleichem Preis in jeweils zwei Jahren.

Die Verbesserungsmöglichkeiten bei der Multiformatkamera reichen von besseren Monitoren bis zu Entwicklungen, die eine digitale Übertragung der Bildinformation auf Laserdrucker erlauben. Abb. 3.6 zeigt einen Vergleich von 3 verschiedenen Ausführungen. Die örtliche Auflösung nimmt in jedem Fall mit der Formatgröße zu; z. B. wird die MTF bei 1,6 Lp/mm um 15% verbessert, wenn die Bildgröße von 6 *Zoll* (Viererteilung) mit einem 4-*Zoll*-Bild (Zwölferteilung) verglichen wird. Da die Filmkosten leider von der Bild-

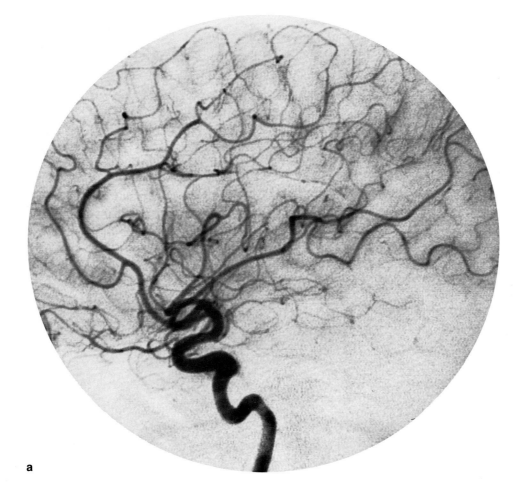

Abb. 3.6 Multiformatverbesserungen reichen von einer besseren Monitorausstattung bis zu Laserdruckern. Dies wird illustriert durch Darstellung derselben Abbildung, einmal durch einen Standard-CRT-Monitor (**a**) einen experimentellen CRT-Monitor (**b**) und einen Laserdrucker (**c**)

a

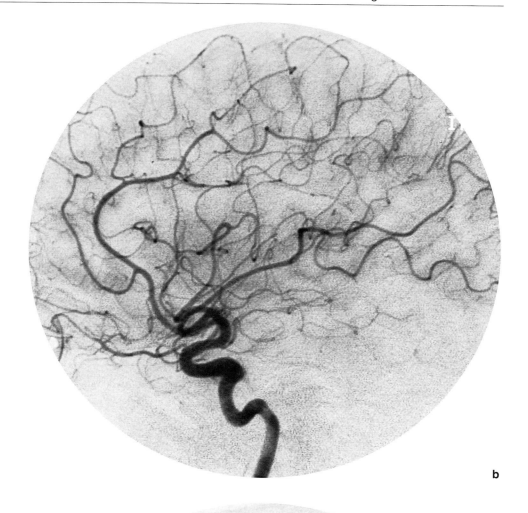

b

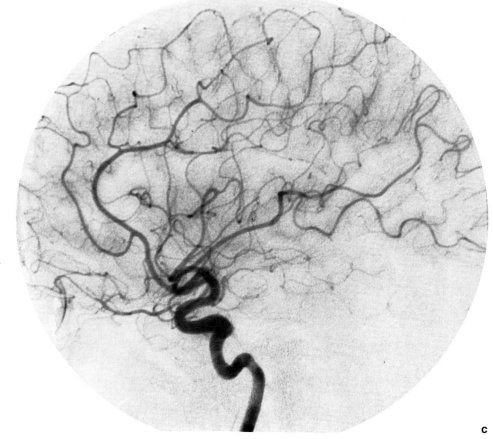

c

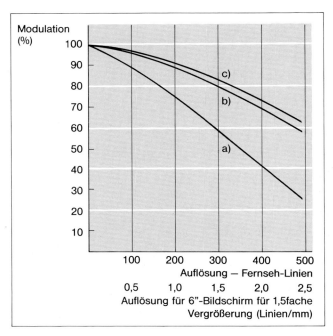

Abb. 3.**7** **a** MTF eines 1-Zoll-Plumbicon-Röhrengerät gemessen an einem zerborstenen Muster. Die Modulation bei 500 Fernsehlinien beträgt 24%. Die korrespondierende Auflösung in Linien/mm ergibt sich für ein 6-Zoll-Bildfeld bei einer geometrischen Vergrößerung von 1,5
b MTF einer modifizierten Kamera und eines 2-Zoll-Plumbicon-Gerätes, gemessen wie bei **a**. Die Modulation bei 500 Fernsehlinien beträgt 57%
c MTF einer modifizierten Kamera und einer hochauflösenden Vidicon-Röhre gemessen wie bei **a**. Die Modulation bei 500 Fernsehlinien beträgt 62%

größe abhängen, ist das kleinste Bild mit der höchsten örtlichen Auflösung die beste Lösung.
Im Vergleich zu den vorher genannten Systemkomponenten erfordert eine Verbesserung der Fernsehkameraröhre den geringsten finanziellen Aufwand. Die Voraussetzung hierfür ist jedoch, daß nur geringe technische Änderungen ohne neue Softwareentwicklung erforderlich sind. Abb. 3.7 zeigt einen Vergleich von drei Aufnahmeröhren. Alle Röhren haben vergleichbare Signal-/Rauschabstände (größer oder gleich 1000 : 1).
Die hochauflösende 1-*inch*-Vidicon-Röhre (Abb. 3.**7c**) hat die gleiche Größe wie die Plumbicon-Röhre (Abb. 3.**7a**) und erfordert nur geringfügige Änderungen. Die Modulation dieser hochauflösenden Vidicon-Röhre und damit die örtliche Auflösung ist im Vergleich zur 1-*inch*-Plumbicon-Röhre jedoch wesentlich besser.

Zusammenfassung

Die vorangegangene Diskussion befaßt sich mit 4 Systemkomponenten, welche die örtliche Auflösung bestimmen. Verbessert man eine oder mehrere Komponenten, kann der künftige Käufer Vorteile bei den Untersuchungsmöglichkeiten und in der Wirtschaftlichkeit wahrnehmen. Klinische Versuche und Messungen nach Komponentenaustausch werden die wirksamsten Verbesserungsmöglichkeiten erkennen lassen. Die Auswirkung weiterer technischer Veränderungen auf die Kosten soll in dieser Arbeit nicht beschrieben werden. Nicht beschrieben wurden auch die Forderungen nach einer Bildmatrix zwischen 512 × 512 und 1024 × 1024. Eine digitale Überwachung der Systemleistung soll nicht näher diskutiert werden. Werden die Angiogramme üblicherweise nach Ausschöpfung der oben erwähnten Möglichkeiten der Bildbearbeitung beurteilt, kann dies ebenfalls einen Einfluß auf die Gesamtwirtschaftlichkeit des DSA-Systems haben.

Absolute Blutflußmessung

Die klinische Medizin benötigt eine einfache, relativ wenig invasive Methode zur regionalen arteriellen Blutflußmessung. Diese Flußmessung wäre außerordentlich nützlich bei der Abschätzung der Verbesserung der Flußraten nach gefäßchirurgischen Eingriffen oder Gefäßdilatation. Von verschiedenen Untersuchern wurden densitometrische Methoden an Filmen oder Videoaufzeichnungen beschrieben (12, 13). In letzter Zeit werden Blutflußmessungen auch mit der DSA durchgeführt (1, 10, 15). Die Methode beruht im wesentlichen darauf, daß die Passagezeit eines Kontrastmittelbolus zwischen zwei Punkten einer Arterie gemessen wird. Bei bekanntem Abstand dieser beiden Punkte, dem durchschnittlichen Gefäßdurchmesser und der Passagezeit des Bolus kann der Blutfluß (ml/min) errechnet werden.
Es ergibt sich jedoch eine außerordentlich große Streubreite der gemessenen Geschwindigkeiten, wenn die Passagezeit des Bolus lediglich durch zwei weit auseinanderliegende Gefäßpunkte bestimmt wird. Diese Art Streubreite scheint mit den Pulsationen des Blutstroms zusammenzuhängen und kann signifikant vermindert werden, wenn die Boluspassagezeit entlang der interessierenden Arterie an zahlreichen benachbarten Gefäßabschnitten gemessen wird.
Dieser Abschnitt beschreibt die noch andauernde Arbeit mit einer experimentellen Software, die zusammen mit der Firma General Electric entwickelt wird. Der Algorithmus, der zur Bestimmung der Gefäßdurchmesser auf DSA-Bildern verwendet wird, wurde nachgeprüft und hat sich als sehr genau erwiesen. DSA-Flußmessungen bei Hunden – unter Anwendung des Durchmesser-Algorithmus und der benachbarten ROI – wurden mit absoluten Messungen verglichen. Erste Flußmessungen wurden auch vor und nach Dilatation von Oberschenkelarterien, nach Bypass-Opera-

tionen am Oberschenkel und bei intravenösen Untersuchungen der A. carotis durchgeführt.

Meßgenauigkeit des Algorithmus zur Gefäßdurchmesserbestimmung

Bei kleinen Gefäßen (Durchmesser 2–8 mm) ist die genaue Messung des Durchmessers schwierig, wenn die Gefäßränder aus dem Bild optisch definiert werden. Die Auflösung wird begrenzt durch die Pixelgröße. Die Ungenauigkeit einer einzelnen Messung an einem Gefäß von 5 mm Durchmesser kann 10–20% betragen.

Obwohl eine automatische Randerkennung durch Bildrauschen und den relativ geringen Gefäßkontrast verfälscht wird, sind die Meßergebnisse in der Regel wesentlich genauer als bei einer optischen Bestimmung der Gefäßränder. Der entsprechende Algorithmus ermöglicht eine Mittelwertbildung über eine Anzahl von Gefäßdurchmessern. Die Anwendung eines Korrekturfaktors führt zu einer Verminderung des systematischen Fehlers. In der Regel ergab sich dabei eine Unterschätzung des Gefäßdurchmessers.

Bei dem Algorithmus zur Durchmesserbestimmung wird ein kreisrunder Querschnitt angenommen. Der Gefäßdurchmesser wird bei dem densitometrischen Gefäßprofil als Abstand zwischen der halben Maximalamplitude bestimmt (FWHM). In Abb. 3.8 zeigt die obere Figur den Gefäßquerschnitt. D ist der Gefäßdurchmesser und T(X) die Länge auf der X-Achse. T(X) ist der Durchmesser, der durch das Absorptionsprofil der Röntgenstrahlen bestimmt wird. Die Darstellung unmittelbar unter dem Gefäß zeigt die DSA-Absorptionswerte (Differenz zwischen den Bildern vor und während der Kontrastmittelpassage) in jedem Punkt des Gefäßquerschnittes. (Zur Vereinfachung wird die Divergenz der Röntgenstrahlung nicht berücksichtigt.) Anschließend wird ein Eichfaktor festgelegt, um die absolute Objektgröße zu bestimmen.

Im Idealfall ist der DSA-Wert an jedem Punkt über dem Gefäß einer Funktion der Gefäßdicke DSA (X) = kT (x), wobei k eine Konstante ist, welche von der Jodkonzentration im Gefäß, dem Massenabsorptionskoeffizienten von Jod entsprechend der benutzten Röntgenenergie und anderen Faktoren des Abbildungssystems abhängt. T (x) ist der Gefäßdurchmesser an der Stelle x. Der maximale DSA-Wert bei x = O entspricht der breitesten Stelle des Gefäßes, d. h. dem Gefäßdurchmesser. Bei bekanntem k-Wert kann der Durchmesser absolut berechnet werden. Da die Konstante k in der Regel jedoch nicht bekannt ist, ist eine direkte Bestimmung des Durchmessers nicht möglich. Es kann jedoch gezeigt werden, daß der Durchmesser $2/\sqrt{3}$ mal dem Abstand zwischen den halben maximalen Amplitudenwerten des Gefäßprofils entspricht (FWHM).

Um die Größe des Gefäßes zu messen, wählt der Untersucher im Bild einen Gefäßabschnitt und bestimmt die Gefäß-Mittellinie in diesem Bereich

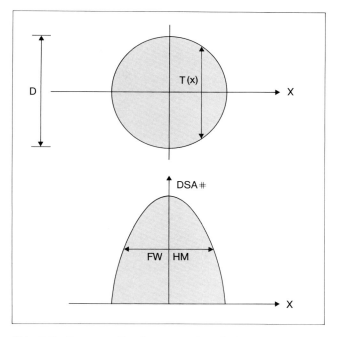

Abb. 3.**8** Der zur Bestimmung des Gefäßdurchmessers benutzte Algorithmus geht von einem kreisförmigen Querschnitt aus. Die von den Röntgenstrahlen ermittelte Dicke eines Körpers mit der Dicke T(x) erzeugt ein DSA-Signal wie es unten aufgezeichnet ist. Die vollständige Weite bei halbem Maximum der Zeit (FWHM) ($2/\sqrt{3}$) ergibt den Gefäßdurchmesser d

(Abb. 3.**9**). Mit dem Computer wird senkrecht zur Mittellinie eine Reihe von aneinanderliegenden Gefäßprofilen gemessen. Die Zahl der Profile ergibt sich aus der Länge des gewählten Abschnittes und der Anzahl der Bildpunkte. Der Untersucher wählt eine Stelle neben dem Gefäß zur Bestimmung des Bildhin-

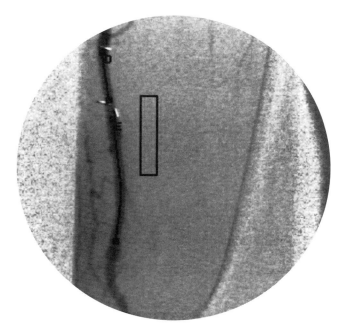

Abb. 3.**9** Durch den Untersucher bestimmte Gefäßmittellinie zur Bestimmung des Gefäßdurchmessers. Zwei getrennte Segmente wurden ausgesucht, um chirurgische Clips zu umgehen

3. Anwendungsmöglichkeiten der DSA in der Neuroradiologie

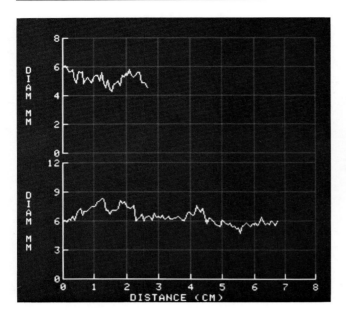

Abb. 3.**10** Ausdruck des Gefäßdurchmessers als eine Funktion des Abstandes von Ausgangspunkt entlang dem Gefäß. Die Segmente korrespondieren mit den Zentrallinien in Abb. 3.**9**

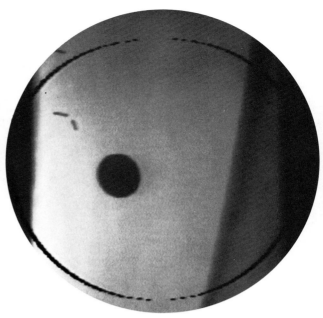

Abb. 3.**11** DSA-Versuchsaufnahme zur geometrischen Eichkurve. Eine Münze bekannten Durchmessers wird dazu benützt. Der größte Durchmesser der Abbildung der Referenzzeichnung ist unabhängig von der Orientierung der Münze

tergrundes, der anschließend von dem gemessenen Gefäßprofil subtrahiert wird. Der Abstand zwischen den Gefäßrändern (FWHM) wird ermittelt und der Durchmesser des Gefäßes mit dem beschriebenen Algorithmus berechnet. Zur Bestimmung eines durchschnittlichen Gefäßdurchmessers in dem gewählten Bereich wird eine entsprechende Mittelwertbildung durchgeführt. Anschließend kann der Durchmesser entlang der Gefäßachse graphisch dargestellt werden (Abb. 3.**10**). Die geometrische Eichung erfolgt durch die Referenzabbildung eines Objektes mit bekanntem Durchmesser (Abb. 3.**11**).
Die Genauigkeit des Verfahrens wurde durch Messungen an Plexiglasstäben mit einem Durchmesser von 2–10 mm bestimmt. In Abb. 3.**12** wurde der durch DSA-Messung bestimmte Durchmesser gegen den tatsächlichen Durchmesser aufgetragen. Durch eine Regressionsgerade konnte die Beziehung zwischen dem gemessenen und dem wirklichen Durchmesser zu D (act) = 1,07 × D (DSA) – 0,137 bestimmt werden. D (act) und D (DSA) sind der tatsächliche und der durch die DSA bestimmte Durchmesser. Die Standardabweichung betrug 0,3% (R = 0,999). Der Test mit den Plexiglasstäben konnte bei veränderten Winkeln und unterschiedlichen Bildverstärker-Eingangsfenstern mit gleich gutem Ergebnis wiederholt werden.

Blutflußmessung

Zur Blutflußmessung in einem Abschnitt ohne Gefäßabgänge ist die Bestimmung der Passagezeit eines Kontrastmittelbolus zwischen zwei Meßpunkten erforderlich (Abb. 3.**13**).

Kurve A zeigt die Änderung der DSA-Werte im Punkt A als Funktion der Zeit während der Passage des Kontrastmittels. In Kurve B wird die Passage im Punkt B zu einem etwas späteren Zeitpunkt dargestellt. Die Zeitdifferenz zwischen den Boluskurven A und B ergibt die Durchflußzeit. Der Blutdurchfluß kann berechnet werden, wenn der Gefäßdurchmesser D und der Abstand zwischen den Punkten A und B bekannt sind.

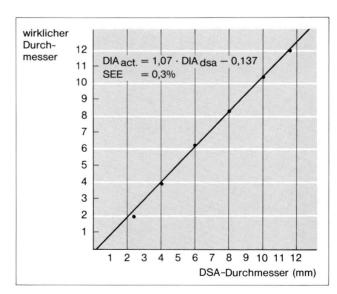

Abb. 3.**12** Bestimmung des Algorithmus zur Messung des Gefäßdurchmessers. Der wirkliche Durchmesser einer Serie von hellen Meßstäben wird gegen den gemessenen Durchmesser aufgetragen

Zur Bestimmung der Passagezeit wurde durch die Boluskurve einen Gamma-Variate-Funktion gelegt. Es hat sich gezeigt, daß diese Funktion gut geeignet ist zur Beschreibung von Konzentrationsverteilungen. Die Gleichung lautete: $DSA(T) = A(T-T_o)^B e^{(T-T_o)/C}$. A, B und C sind Konstante und T_o die Ankunftszeit des Bolus. Aus dieser Gleichung kann eine Reihe von Zeitparametern errechnet werden, z. B. die mittlere Durchgangszeit (mean transit time), die Zeit bis zur halben Maximalamplitude oder bis zum Maximum, die Zeit bis zum ersten Wendepunkt der Kurve. Die Durchgangszeit ist dann die Differenz zwischen zwei gleichen Parametern der Kurven im Punkt A und B. Da die mittlere Durchgangszeit (mean transit time) und die Zeit bis zum Maximum und bis zum halben Maximum sich lediglich durch die Konstanten B und C unterscheiden, ist es unwesentlich, welches Kriterium zur Bestimmung der Durchgangszeit verwendet wird, solange die Form der Boluskurve sich nicht wesentlich zwischen den Meßpunkten ändert.

Die Streubreite der gemessenen Flußwerte ist sehr groß, wenn zwei weit auseinanderliegende Meßpunkte verwendet werden. Schon die Wahl verschiedener Punktpaare im Verlauf des Gefäßes ergab Abweichungen bei der Flußmessung bis zu 50%. Diese Streubreite scheint mit der Pulsation des Blutflusses zusammenzuhängen. Die Streubreite kann signifikant durch eine Methode nach KRÜGER u. Mitarb. (10) verringert werden. Bei einer großen Anzahl benachbarter Gefäßabschnitte wird eine Gamma-Variate-Funktion den Kurven in den entsprechenden Bereichen (region of interest) angepaßt und die jeweilige Zeit bis zum Maximum dargestellt (Abb. 3.14). Die Passagezeit, d. h. die Differenz der Zeit zwischen dem Kontrastmittelmaximum im ersten und in den folgenden Bereichen wird dann in Abhängigkeit von dem Ort dargestellt.

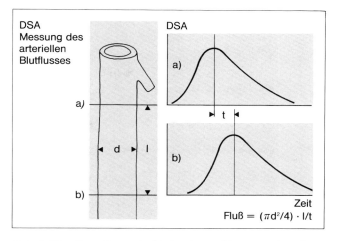

Abb. 3.13 Grundlegende Methode zur Messung des absoluten arteriellen Blutflusses. Die Bolusdurchflußzeit zwischen zwei Punkten wird kombiniert mit der Messung des Gefäßdurchmessers

Der Abstand wird auf der Ordinate und die Durchgangszeit auf der Abszisse aufgetragen. Die Steigung der Kurve zeigt die mittlere Geschwindigkeit des Kontrastbolus; sie kann bestimmt werden durch eine Regressionsanalyse. In Abb. 3.15 wird eine solche Kurve bei einer Untersuchung an Hunden dargestellt. Die Steigung dieser Kurve entspricht der mittleren Geschwindigkeit; sie beträgt 11,6 ± 0,25 cm/s. Der Fluß beträgt 297 ± 7 ml/min.

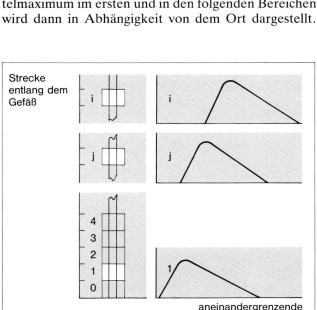

Abb. 3.14 Darstellung der Methode zur Messung des Flusses mit Hilfe aneinander grenzender interessierender Regionen (ROI)

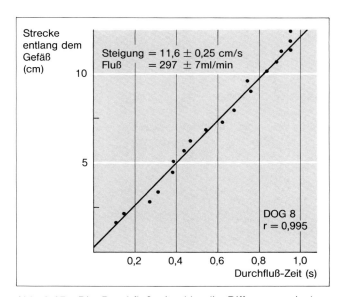

Abb. 3.15 Die Durchflußzeit, d.h. die Differenz zwischen der Ankunftszeit des KM-Gipfels bei der ersten ROI und jeder anderen ROI wird aufgetragen gegen den Abstand auf dem Gefäß ab der ersten ROI. Der Kurvenverlauf ergibt die lineare Geschwindigkeit

Überprüfung der Ergebnisse durch Untersuchungen an einem Hund

Nach einer Narkose mit Phenobarbital und Halothan wurde bei einem Hund (20 kg) die linke A. iliaca punktiert und ein weicher Gummischlauch mit einem Durchmesser von 7 mm eingeführt. Das distale Ende des Schlauches war zunächst abgeklemmt. Während der Messung wurde das Schlauchende geöffnet und das Blut in einem Meßzylinder gesammelt. Unmittelbar neben dem Hund wurde der Schlauch im Bildverstärker-Eingangsfenster über ein Plexiglasphantom (Durchmesser 10 cm) geführt. Bei einem Focus-Bildverstärker-Abstand von 100 cm wurde zur Bestimmung des geometrischen Eichfaktors eine Metallscheibe mit bekanntem Durchmesser neben dem Gummischlauch abgebildet. Danach erfolgte eine intravenöse Injektion von 20 ml Kontrastmittel (76%) mit einem Fluß von 20 ml pro Sekunde in die V. cava. Unmittelbar vor der Injektion wurde die Klemme am distalen Schlauchende entfernt und der Blutstrom in den Meßzylinder geführt. Die Zeitdauer des Blutstroms konnte mit einer Stoppuhr gemessen werden. Der Blutstrom wurde variiert durch eine unterschiedliche Einengung am Ende des Gefäßes. Nach dem Versuch erfolgte eine Reinjektion der Blutmenge. Abb. 3.16 stellt einen Vergleich zwischen dem absoluten und dem durch die DSA gemessenen Blutfluß dar. Mit Ausnahme der hohen Blutflußwerte zeigt sich eine gute Übereinstimmung.

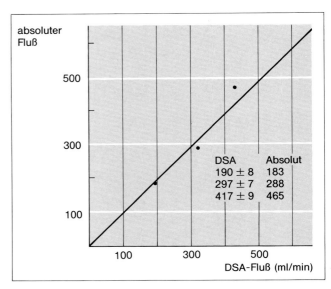

Abb. 3.16 Vergleich des absoluten Blutflusses und des mit der DSA gemessenen Blutflusses beim Hund

Klinische Anwendungen

Der Einsatz der beschriebenen Methode zur absoluten Blutflußmessung wurde an einer Reihe klinischer Fragestellungen überprüft. Beispiele sind Blutflußmessungen der Oberschenkelarterie vor und nach Dilatation, der Fluß in Bypass-Gefäßen und der Fluß in der A. carotis. Die Flußmessung in einem femoralen Bypass nach i. v. Kontrastmittelgabe kommt den Idealbedingungen am nächsten. In diesem Bereich sind keine Gefäßabgänge, die Bewegung des Gefäßes ist äußerst gering und die Subtraktion der Hintergrundstrukturen einfach. Die Blutflußmessung in der A. carotis ist schwieriger. Die Gefäßsegmente zur Messung sind kurz, es gibt Pulsationen und Überschneidungen; der Bildhintergrund wird bedingt durch Patientenbewegungen unübersichtlich.

Abb. 3.17 zeigt die Anwendung der Methode bei der A. femoralis. Die Bildaufnahmefrequenz betrug 10 *fps* (frames per second). Sie muß hoch genug sein für die Messung der Bolusdynamik. Abb. 3.18 zeigt die angepaßte Gamma-Variate-Funktion in dem entsprechenden Gebiet (ROI). Die Kurve für die ROI und den Hintergrund werden zusammen abgebildet. Eine Darstellung der Passagezeit des Kurvenmaximums nach Subtraktion des Bildhintergrundes und des dazugehörigen Abstandes der Meßpunktwerte erfolgt in Abb. 3.19. Die Bestimmung der Bolusgeschwindigkeit zwischen zwei beliebigen Einzelpunkten ist dabei unge-

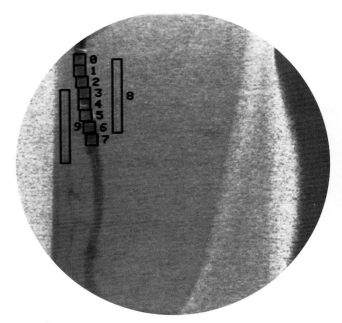

Abb. 3.17 Aneinandergrenzende ROI entlang einer Femoralarterie. Die ROI 8 und 9 sind zur besseren Beurteilung des Hintergrundes gemittelt

nauer als eine Berechnung durch zahlreiche Punkte auf dem Gefäß.

Die Anwendung der Methode bei einer intravenösen Karotisuntersuchung mit einer Aufnahmefrequenz von 7,5 Bildern pro Sekunde zeigt Abb. 3.20. Die Subtraktion des Hintergrundes ist in diesem Fall viel schwieriger. Die Messungen ergaben, daß die Streubreite der Geschwindigkeiten ohne Subtraktion der Hintergrundstruktur deutlich geringer wird. Obwohl es möglich ist, eine Weg-/Zeitgerade durch die Meßpunkte zu legen, haben die Werte der Flußmessung eine größere Streubreite als bei der A. femoralis. Es bedarf noch erheblicher Anstrengungen, bis eine absolute Flußmessung im Bereich der A. carotis möglich wird.

Absolute Blutflußmessung 41

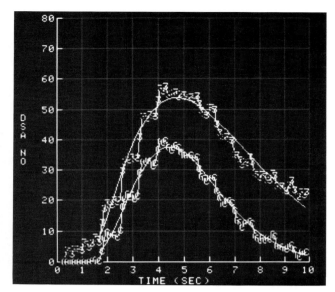

Abb. 3.**18** Zeitliche Abläufe einer ROI mit der sich daraus ergebenden Gammavariablen. Die obere Kurve ist nicht untergrundsubtrahiert. Es besteht eine Differenz von etwa 0,4 s in der Spitzenboluszeit mit und ohne Hintergrundsubtraktion

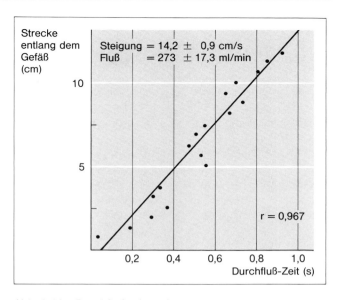

Abb. 3.**19** Durchflußzeit aufgetragen gegen die Strecke entlang dem Gefäß, um mit der kleinsten passenden Fläche die Geschwindigkeit zu bestimmen

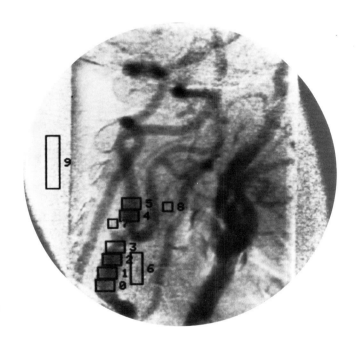

Abb. 3.**20** Methode der aneinandergrenzenden ROI angewandt auf eine i.v. Karotisuntersuchung. Die Hintergrundsubtraktion ist komplexer. Weitere Untersuchungen sind notwendig, bevor die Anwendung auf die Karotis genau so gut interpretierbar wird wie der Fluß in der Femoralarterie

Messung der Gefäß-Compliance

Die Messung der Gefäß-Compliance kann eine nützliche Methode für Screening-Untersuchungen oder als Risikoindikator bei der Arteriosklerose sein. Mit einer entsprechenden Bildfrequenz ist bei der intravenösen DSA die pulsatile Strömung in den arteriellen Gefäßen deutlich zu erkennen. Die intravenöse DSA-Aufnahme in Abb. 3.**21** erfolgte mit einer Bildfrequenz von 7,5 Bildern pro Sekunde. Der zeitliche Ablauf der Kontrastmittelpassage für zwei Bereiche (ROI) in der A. carotis communis wird in Abb. 3.**22** dargestellt. Die pulsatile Blutströmung zeigt sich deutlich an der Überlagerung der Boluskurve.

Die Druckschwankungen bei den Pulsationen bewirken entsprechend dem Herzzyklus eine Zu- und Abnahme des Gefäßdurchmessers. In der vorliegenden Arbeit wird die Pulsbewegung durch eine Fourier-Analyse von der Grundbewegung des Gefäßes separiert. Mit der DSA kann die Änderung des Gefäßdurchmessers entsprechend den Veränderungen des Blutdrucks bestimmt werden.

Das Frequenzspektrum im Bereich 1 in Abb. 3.**21** wird durch die Abb. 3.**23** dargestellt. Die Frequenz des zweiten Maximums (1,26 Hz) wurde bei einer Herzfrequenz von 76 Schlägen pro Minute gemessen. Das Bolusgrundmuster wird durch die niederfrequenten Anteile dargestellt. Abbildung 3.**24** zeigt die Rohdaten und eine Anpassung durch die Anteile des Fourier-Spektrums unter einer Frequenz von 0,18 Schlägen pro Minute. Die entsprechende Kurve im Bereich 1 wird durch Abb. 3.**25** dargestellt. Die Änderung der Boluskurve im Bereich 1 wird dabei nach Filterung der Frequenzkomponenten unter 0,18 Schlägen pro Minute dargestellt. Das Frequenzspektrum zeigt, daß die zum Bolusgrundmuster hinzugefügten Strukturen mit dem Herzzyklus korrelieren. Die maximale Amplitudendifferenz der DSA-Werte ist abhängig von der Änderung des Gefäßdurchmessers zwischen Systole und Diastole. Zur Beurteilung der Compliance muß diese Änderung des Gefäßdurchmessers durch die Bolusdichte und eine Blutdruckmessung von Systole und Diastole normiert werden.

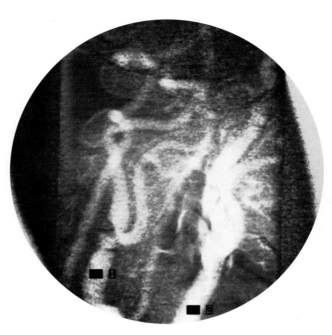

Abb. 3.**21** Intravenöse Karotisuntersuchung gewonnen bei 7,5 Bildern/s. Für 2 ROI im Bereich der Carotis communis wurden die KM-Durchgangszeiten gewonnen

Messung der Gefäß-Compliance 43

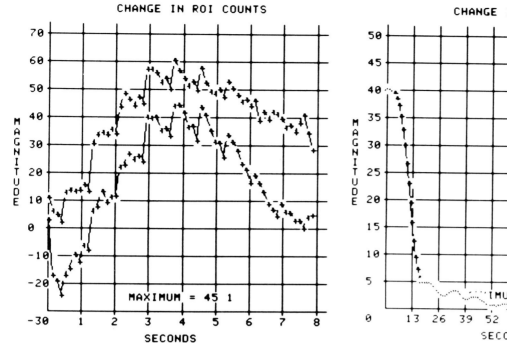

Abb. 3.**22** Die Kontrastmitteldurchgangszeiten s. Abb. 3.**21** zeigen eindeutig Veränderungen der Kontrastdichte aufgrund der Gefäßpulsation

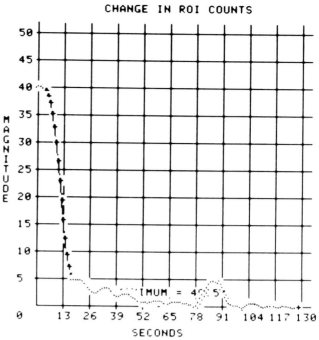

Abb. 3.**23** Fourier-Transformation der Bolusdurchgangszeit. Der zweite Peak bei „86" korrespondiert mit einer Frequenz von 76 Schlägen/Minute

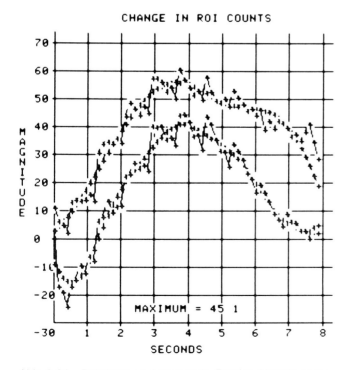

Abb. 3.**24** Rohdaten und passende Fourier-Abläufe korrespondieren zu Frequenzen von weniger als 0,18 Schlägen/Minute

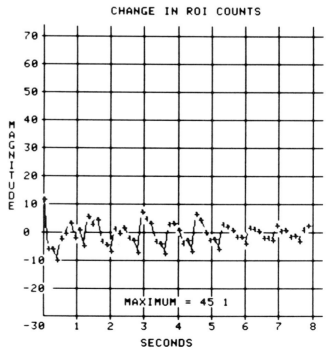

Abb. 3.**25** Verbleibende Kontraständerungen nach Filterung der Bolusgrundlinie. Es zeigt sich klar, daß die auf die Bolusgrundlinie aufgesetzte Kurve dem Herzzyklus entspricht

Funktionelle Farbdarstellung

Bei einer konventionellen DSA-Untersuchung werden eine Reihe von Röntgenbildern nach Kontrastmittelinjektion aufgenommen. Wird die Darstellung vor Kontrastmittelinjektion von diesen Bildern subtrahiert, resultiert eine Bildfolge, die den Durchfluß eines Kontrastmittelbolus durch den entsprechenden Gefäßabschnitt dokumentiert. Der Wert eines jeden Bildpunktes ist proportional der Röntgenabsorption durch das Kontrastmittel zum Aufnahmezeitpunkt. Auf dem Monitor entsteht durch die Übertragung dieser Absorptionswerte in eine Grauwertskala eine Bilddarstellung.

Durch eine Auswertung der lokalen zeitlichen Dichteveränderungen kann die Boluspassage quantifiziert und anschließend als Zeit-/Dichte-Kurve dargestellt werden. Verschiedene Parameter können diese Kurve charakterisieren: Erscheinzeit, maximale Kontrastmittelkonzentration, die Zeit bis zur größten Kontrastmittelkonzentration und die mittlere Passagezeit (mean transit time). Entsprechend der Untersuchung muß der geeignete Parameter bestimmt werden.

Als nächster Schritt kann die Analyse für jeden Bildpunkt der interessierenden Region durchgeführt werden. Dadurch entsteht eine funktionelle Darstellung, deren Bildelemente den Parametern der Bolusdynamik entsprechen. Der Wert einer solchen funktionellen Darstellung besteht in der dynamischen Information. Aus einer Anzahl von Bildern wird die räumliche Darstellung der Bolusdynamik in einem Bild zusammengefaßt.

Die beschriebenen Darstellungen sind einfach, jedoch mit einem hohen Rechenaufwand verbunden. Die Original-DSA-Subtraktionsbilder werden zunächst räumlich gefiltert, um das Quantenrauschen zu vermindern. Anschließend wird die Kurve der Kontrastmittelkonzentration für jeden einzelnen Bildpunkt berechnet. Diese Kurven werden durch eine Standard-Gamma-Variate-Funktion angepaßt, welche ein weites Spektrum von Kurvenformen charakterisieren kann. Diese Kurvenanpassung erfolgt aus zwei Gründen: Durch die Kurvenanpassung wird eine zeitliche Kurvenglättung erreicht, welche zur Verminderung des Quantenrauschens notwendig ist. Weiterhin können die genannten Parameter mit einer zeitlichen Auflösung, die etwas größer ist als die Aufnahmefrequenz, unmittelbar aus der angepaßten Kurve bestimmt werden.

Obwohl die funktionellen Abbildungen wie Standard-Röntgenbilder mit einer Grauwertskala dargestellt werden können, sind Farbdarstellungen in einigen Fällen sehr nützlich. Bei der Farbdarstellung können durch Farbe und Intensität zwei Variable dargestellt werden. Aus diesem Grund werden zwei funktionelle Parameter in einem Farbbild kombiniert. Als gute Darstellungsmöglichkeit hat sich eine Abbildung gezeigt, bei der die Farbe durch zeitliche Parameter (Zeit bis zum Maximum oder mittlere Passagezeit), die Intensität durch die Konzentration des Kontrastmittels festgelegt wird. Dadurch kann der Untersucher den Zeitpunkt der Passage und die Menge des Kontrastmittels an einem Ort beurteilen.

Folgende Funktionsbilder wurden aus den Daten einer DSA-Untersuchung bei einem 34jährigen Mann mit einer Anfallanamnese und einer im CT dargestellten AVM berechnet. Eine selektive arterielle Handinjektion von Conray 60 in einer Verdünnung von 2 : 1 wurde mit einer Bildfolge von 7,5 Bildern pro Sekunde aufgenommen. Abb. 3.26 und 3.27 sind Beispiele einer Darstellung der größten Kontrastmittelkonzentration. Das Kontrastmittelmaximum, das von jedem Pixel erreicht wird, ist mit roten (hohen) bis violetten (niedrigen) Farbwerten dargestellt. Abb. 3.28 und 3.29 stellen die Erscheinzeit des Kontrastmittelmaximums von rot (früh) bis violett (spät) dar. Die Abb. 3.30 und 3.31 zeigen eine Darstellungsart, bei der die Zeit bis zum größten Kontrast und die jeweilige Kontrastmittelkonzentration zusammen dargestellt wurden. Rot zeigt eine frühe Kontrastmittel-Erscheinzeit an, violett eine späte, während die Farbintensität mit den Kontrastmittel-Konzentrationsmaxima ansteigt. Die klinische Brauchbarkeit dieser Untersuchungsmethode wird sowohl an kardiologischen als auch an neurologischen Fragestellungen erforscht.

Abb. 3.26 Darstellung des Kontrastgipfels: a.-p. Sicht mit Kontrastmittelinjektion auf der kranken Seite. Rot bedeutet hohen und violett niedrigen Kontrast, (arteriovenöses Angiom)

Abb. 3.27 Darstellung des Kontrastgipfels: a.-p. Ansicht mit Kontrastmittelinjektion auf der gesunden Seite

Abb. 3.28 Darstellung der Zeit gegen den Kontrastgipfel: a.-p. Sicht mit Kontrastmittelinjektion auf der kranken Seite. Rot bedeutet früh, violett spät

Abb. 3.29 Darstellung der Zeit gegen den Kontrastgipfel („Erscheinzeit"): a.-p. Ansicht mit Kontrastmittelinjekion auf der gesunden Seite

Abb. 3.30 Kombination der Darstellung des Kontrastgipfels und der Zeit-Kontrast-Funktion: KM-Injektion auf der kranken Seite. Rot bedeutet frühes, violett spätes Erscheinen des KM-Gipfels. Die Farbintensität steigt mit der Höhe des KM-Gipfels

Abb. 3.31 Kombination der Darstellung des Kontrastgipfels und der Zeit-Kontrast-Funktion: a.-p. Projektion bei Injektion auf der gesunden Seite

Funktionelle Farbdarstellung 45

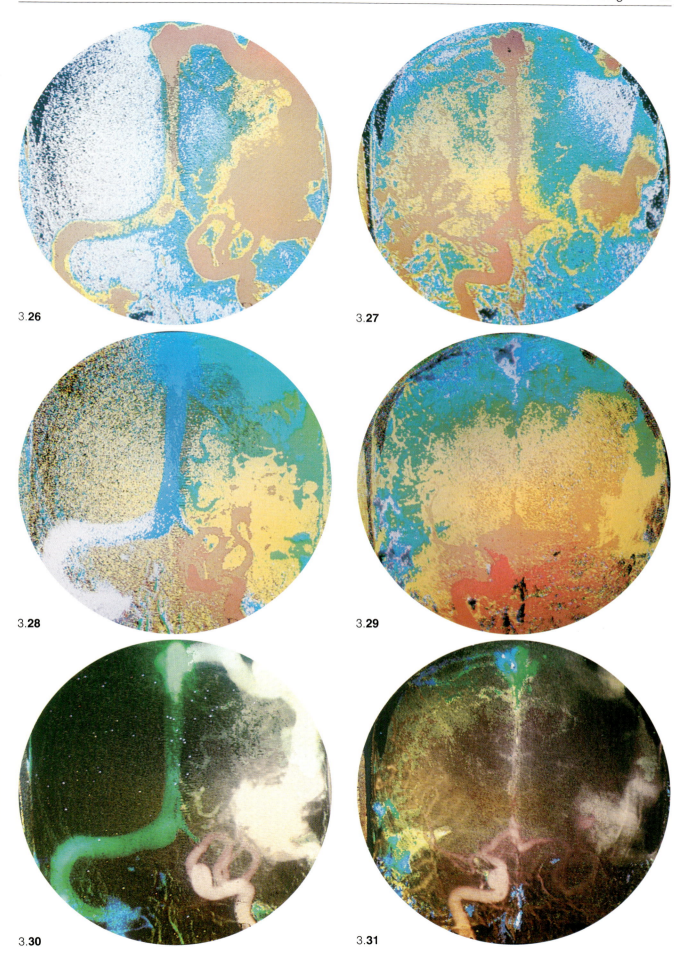

3.26

3.27

3.28

3.29

3.30

3.31

Literatur

1. Bateman, W., R. Kruger: Blood flow measurements using digital angiography and parametric imaging. Med. Phys. 2 (1984), 153–157
2. Brandt-Zawadzki, M., R. Gould, D. Norman, Th. Newton, B. Lane: Digital subtraction cerebral angiography by intra-arterial injection; comparison with conventional angiography. AJNR 3 (1982), 593–599
3. Burbank, F. H.: Determinants of contrast enhancement for intravenous DSA. Invest. Radiol. 18 (1983), 306–316
4. Ergun, D. L., T. A. Giordano: System architecture for optimal image quality and future growth. AAPM Annual Summer School 286, July 1984
5. Gomes, A.: DSA utilizing a 1024 line system. Vortrag: Tenth Annual Diagnostic Angiography and Interventional Radiology. März 1985
6. Gould, R. G., D. Norman, M. Brant-Zawadzki: Quantitative criteria for the evaluation of digital fluoroscopic subtraction systems. Vortrag: 21st Annual Meeting of the American Society of Neuroradiology, San Francisco, 4.–9. 6. 1983
7. Hicks, M. E., G. J. Becker, R. Holden: Better catheters, contrast contribute to DSA's growth. Diagn. Imaging (1984)
8. Jahnke, R. W.: DSA in the private hospital. Abstracts of Digital Radiography Conference 68, Washington, DC. Mai 1984
9. Kelley, W. M.: Intra-arterial DSA and recent experience with new camera technology. Abstracts of Digital Radiology Conference 20, Washington, DC. Mai 1984
10. Krueger, R., W. Bateman, P. Y. Liu, J. Nelson: Blood flow determination using recursive processing; a digital radiographic method. Radiology 149 (1983) 293–298
11. Nelson, T. R., E. R. Ritenour, P. R. Rossi: Evaluation of In-the-Field DR system performance. RSNA Works in Progress. Session 869, 1984
12. Rutishauser, W., H. Simon, J. P. Stucky, N. Schad, C. Noseda, J. Wellauer: Evaluation of roentgen cine densitometry for flow measurements in models and the inact circulation. Circulation 36 (1967), 951–963
13. Silverman, N. R., M. Intaglietta, W. R. Tompkins: A Videodensitometer for blood flow measurements. Brit. J. Radiol. 46 (1973) 594–598
14. Strother, C. M., J. F. Sackett, A. B. Crummy, F. G. Lilleas, W. J. Zwiebel, W. D. Turnipseed, M. Javid, C. A. Mistretta, R. A. Kruger, D. L. Ergun, C. G. Shaw: Clinical applications of computerized fluoroscopy. Radiology 136 (1980), 781–783
15. Swanson, D., P. Meyerowitz, B. Hasegawa, M. Van Lysel, K. Watson, D. Frantz, S. Banaszak, E. Hausman-Stokes, W. Peppler, J. Dobbins: Videodensitometric quantitation of mean blood flow. J. Surg. Res. 34 (1983) 524–532
16. Thompson, H. K., C. F. Starmer, R. E. Whalen, H. D. McIntosh: Indication transit time considered as a Gamma Variate. Circl. Res. 14 (1964) 502–515
17. Wood, G. W., R. R. Lukin, T. A. Tomsick, A. A. Chambers: Modified venous catheter technique for digital angiography. Radiology 147 (1983) 272

4. Kontrastmittel in der DSA

U. Speck u. R. Keysser

Die heute gebräuchliche Subtraktionsangiographie – ob mit Hilfe des Filmes oder digital – erfaßt eine radiologisch nachweisbare Veränderung zwischen zwei Zeitpunkten. Diese Veränderung besteht in dem Anfluten und Auswaschen eines KM-Bolus in dem betrachteten Gefäßgebiet. Die KM-Anwendung ist also wie schon in der Angiographie ein unerläßlicher Bestandteil der Subtraktionsangiographie. Hinzu kommt, daß innerhalb möglichst kurzer Zeit eine ausreichende Änderung der KM-Konzentration im Gefäßgebiet erreicht werden muß, damit möglichst wenig bewegungsbedingte Veränderungen (Artefakte) das Subtraktionsbild stören.
Die Subtraktionstechnik bietet gegenüber dem nichtsubtrahierten Bild den Vorteil einer deutlich erhöhten Kontrastauflösung. Dadurch kann
a) die Injektion des Kontrastmittels für die Angiographie weniger selektiv erfolgen, z. B. für die Darstellung ausreichend großlumiger Arterien sogar intravenös, oder
b) die KM-Dosis bzw. -Konzentration drastisch reduziert werden.

Andererseits ist die Wahl des Kontrastmittels und der geeigneten Injektionstechnik ein wesentlicher Faktor für eine erfolgreiche Untersuchung mit Hilfe der DSA. Die Anforderungen an die Qualität des Kontrastmittels und die Injektionstechnik sind bei der intravenösen bzw. intraarteriellen DSA so unterschiedlich, daß die Themen getrennt behandelt werden sollen.

Intravenöse DSA

Anforderungen an das Kontrastmittel und die Injektionstechnik

Voraussetzung für eine Darstellung der Arterien in der i. v. DSA ist eine ausreichende Maximalkonzentration des Kontrastmittels für eine oder wenige Sekunden in den betreffenden arteriellen Gefäßregionen. Als ausreichend ist eine Jodkonzentration von ca. 10 mg/ml Blut anzusehen; zur Darstellung kleinlumiger Gefäße sind entsprechend höhere Jodkonzentrationen notwendig. Um so hohe Jodkonzentrationen in den Arterien zu erzielen, muß das Kontrastmittel ausreichend hoch dosiert und sehr rasch injiziert werden.
Da außerdem meist wiederholte Injektionen zur Darstellung unterschiedlicher Gefäßregionen oder zur Darstellung eines Gefäßgebietes aus unterschiedlicher Perspektive notwendig sind, ist die Anforderung an die Verträglichkeit des Kontrastmittels hoch.
Im Vordergrund steht dabei die Herz-Kreislauf-Verträglichkeit, da das Kontrastmittel zunächst nur wenig verdünnt mit dem Herzen in Berührung kommt und eine auch nur noch so kurzzeitige Verminderung der Herzleistung die Qualität des Bolus auf der arteriellen Seite beeinträchtigt. Unter bestimmten Umständen kann auch die Wirkung auf die Lunge klinische Bedeutung erlangen. Im idealen Fall sollte der Patient die Injektion des Kontrastmittels nicht spüren, um Schreckreaktionen zu vermeiden, die zu einer verminderten Qualität des Subtraktionsbildes führen. Schließlich ist bei wiederholter Injektion des Kontrastmittels die insgesamt verträgliche Dosis zu beachten. Als kritisch in dieser Hinsicht sind die osmotische Belastung, die mögliche Entstehung eines Lungenödems und die Nierenverträglichkeit der Kontrastmittel anzusehen.

Physiologie der KM-Passage durch Herz und Lunge

Die i. v. DSA ist stärker als die konventionelle Angiographie auf die Leistungen des Organismus angewiesen. Das intravenös injizierte Kontrastmittel muß rasch und in möglichst wenig verdünnter Form vom Herzen aufgenommen, durch die Lunge transportiert und den darzustellenden Gefäßen zugeführt werden. Das Herz eines kreislaufgesunden Erwachsenen transportiert ca. 80 ml Blut/s. Wird ein Kontrastmittel mit einer Jodkonzentration von 370 mg/ml mit einer Geschwindigkeit von 20 ml/s injiziert, so ergibt sich eine Konzentration von maximal 90 mg Iod/ml in dem Kontrastmittel-Blut-Gemisch. In der Lunge tritt eine weitere Verdünnung ein. Dabei spielt sicher das Blutvolumen der Lunge (ca. 100 ml) eine Rolle und der Zeitraum, den der Blutstrom benötigt, um einerseits den kürzesten und andererseits den längsten Weg vom rechten zum linken Herzen zurückzulegen. Dagegen ist die Diffusion des Kontrastmittels vom Intravasalraum in den extravasalen, interstitiellen Raum verhältnismäßig unbedeutend. [125]Jod-Albumin, das aus den Kapillaren nur sehr langsam in den interstitiellen Raum übertritt, erreichte in einer tierexperimentellen Untersuchung eine nur um 20% höhere relative Konzentration als ein konventionelles ionisches Kontrastmittel mit viel geringerer Molekülgröße (25). Die Verdünnung des Kontrastmittels während der Lungenpassage auf dem Weg vom rechten zum linken Herzen kann auf ⅓ geschätzt werden, unter ungünstigen Bedingungen aber auch stärker sein (Abb. 4.1). Von wesentlichem Einfluß ist die Herzleistung des Patienten, die allein durch das Alter bedingt abnehmen kann (Abb. 4.2). Im Einzelfall läßt sich jedoch kaum vorhersagen, bei welchen Patienten aufgrund eines verminderten Herzminutenvolumens bzw. einer verminderten Auswurffraktion keine erfolgreiche intravenöse DSA mehr durchgeführt werden kann.

Wahl einer geeigneten Kontrastsubstanz für die i. v. DSA

Grundsätzlich sind alle in der Angiographie, Urographie oder Computertomographie eingesetzten, nierengängigen Röntgenkontrastmittel (Tab. 4.1) für die intravenöse DSA geeignet, solange die Jodkonzentration ausreichend (mindestens 280 mg/ml) ist. Die Substanzen unterscheiden sich in ihrer Pharmakokinetik nur unwesentlich, so daß hinsichtlich dieses Parameters alle genannten (Tab. 4.2) Kontrastmittel für die i.v. DSA benutzt werden können.

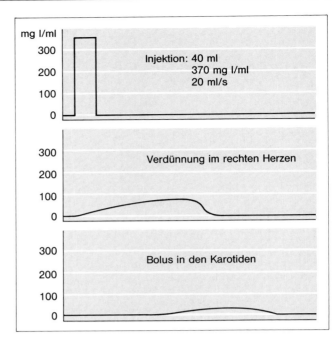

Abb. 4.1 Schematische Darstellung der Verdünnung eines KM-Bolus nach intravenöser Injektion auf dem Weg durch das Herz und die Lunge in die großen Arterien

Tabelle 4.1 Kontrastmittel für die intravenöse DSA

Handelsname	chemische Kurzbezeichnung	Jodkonzentration mg/ml	ionisch/ nichtionisch	Osmolalität mosm/kg Wasser	geeignet weniger geeignet
Angiografin (= Urovist)	Meglumin Amidotrizoat	306	ionisch	1530	geeignet
Conray 60	Meglumin Iothalamat	282	ionisch	1500	geeignet
Conray 70	Natrium-Meglumin Iothalamat	410	ionisch		ungeeignet[1]
Conray 80	Natrium Iothalamat	480	ionisch		ungeeignet[1]
Conray EV	Natrium-Meglumin Iothalamat	328	ionisch		ungeeignet[1]
Hexabrix	Natrium-Meglumin Ioxaglat	320	ionisch	580	ungeeignet[2]
Omnipaque-300/-350	Iohexol	300/350	nichtionisch	685/823	geeignet
Rayvist-300	Meglumin Ioglicinat	300	ionisch	1790	geeignet
Rayvist-350	Natrium-Meglumin Ioglicinat	350	ionisch	2240	geeignet
Rayvist-370	Natrium-Meglumin Ioglicinat	370	ionisch	2460	weniger geeignet[1]
Solutrast-300/-370	Iopamidol	300/370	nichtionisch	644/832	geeignet
Telebrix-300	Meglumin Ioxithalamat	300	ionisch	1860	geeignet
Telebrix-350	Natrium-Meglumin Ioxithalamat	350	ionisch	2160	geeignet
Telebrix-380	Natrium-Meglumin Ioxithalamat	380	ionisch	2390	weniger geeignet[1]
Ultravist-300/-370	Iopromid	300/370	nichtionisch	607/774	geeignet
Urografin-60	Natrium-Meglumin Amidotrizoat	292	ionisch	1500	geeignet
Urografin-76	Natrium-Meglumin Amidotrizoat	370	ionisch	2100	geeignet
Urovison	Natrium oder Natrium-Meglumin Amidotrizoat	325	ionisch	1650	ungeeignet

[1] wegen der gegenüber dem Blut höheren Konzentration an Natriumionen
[2] erhöhte Zahl von Nebenwirkungen

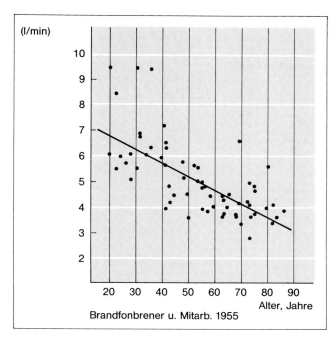

Abb. 4.2 Herzminutenvolumen bei 67 Männern ohne Herz-Kreislauf-Erkrankung

Tabelle 4.2 Kontrast in der intravenösen DSA: Wahl der kontrastgebenden Substanzen

- Auswahl der kontrastgebenden Substanz nicht von entscheidender Bedeutung für die Darstellungsqualität (5, 25)
- nichtionische Kontrastmittel erzielen geringfügig höhere Konzentrationen im arteriellen Blut (8)
- kein Unterschied im Hinblick auf Bewegungsartefakte (23)
- nichtionische Kontrastmittel bewirken
  bessere Kontraste,
  etwas weniger Bewegungsartefakte (20, 6)

Tabelle 4.3 Verträglichkeit der Kontrastmittel in der intravenösen DSA: Argumente zur Verwendung nichtionischer Kontrastmittel

- möglichst geringe Invasivität auch von seiten des Kontrastmittels (Allgemeinreaktionen, Herz-Kreislauf-Beeinflussung, Hitze)
- geringere Beeinträchtigung der Herzfunktion (Kontraktilität, Druckabfall im linken Ventrikel und der Aorta) (12)
- weniger subjektive Nebenwirkungen (23)
- weniger objektive Zeichen (Bewegung, Schlucken, Husten) für KM-Wirkungen (6)

Kontrastmittel mit einem höheren Natriumgehalt als das Blut (Urovison, Conray 70, 80 und EV und Telebrix 380) sollten trotz ihrer relativ niedrigen Viskosität möglichst nicht verwendet werden, da die Herz-Kreislauf-Verträglichkeit der Natriumsalze eindeutig schlechter ist als diejenige der Megluminsalze. Von den ionischen Kontrastmitteln sind im Hinblick auf Konzentration und Verträglichkeit Angiografin, Rayvist 300, 350, Urografin 76 und Telebrix 300 bevorzugt geeignet.

Die nichtionischen Kontrastmittel (300–370 mg Jod/ml) sind generell für die intravenöse DSA ausgezeichnet geeignet (Tab. 4.3). Es gibt Hinweise darauf, daß nichtionische Kontrastmittel kurz nach der Injektion wenig höhere Konzentrationen im Blut erreichen als die konventionellen ionischen Kontrastmittel. Die Verträglichkeit nichtionischer Kontrastmittel ist besser (26). Sie äußert sich in besserer Herz-Kreislauf-Verträglichkeit, weniger allergieartigen Reaktionen, geringerem Einfluß auf die Lungenfunktion und den Lungenkreislauf (22). Diese Vorteile machen einerseits die Untersuchungsmethode sicherer und verbessern andererseits die Qualität der Darstellung (geringere Beeinflussung der Herzfunktion, etwas weniger Hitzegefühl, geringeres Auftreten von Schreckreaktionen und Bewegungsartefakten). Zweifellos lösen nichtionische Kontrastmittel nicht alle Probleme der i.v. DSA. Sie helfen aber doch, besonders in Grenzfällen, mit der vergleichsweise wenig invasiven Methode der i.v. DSA brauchbare diagnostische Ergebnisse zu erlangen.

Osmolalität des Kontrastmittels

Die heute für die DSA verfügbaren Kontrastmittel unterscheiden sich sehr deutlich in ihrer Osmolalität. Während die konventionellen ionischen Kontrastmittel (Angiografin, Rayvist, Urografin, Telebrix) etwa den 5–7fachen osmotischen Druck des Blutes aufweisen, beträgt die Osmolalität der nichtionischen Kontrastmittel nur noch das 2–3fache der Osmolalität des Blutes. Experimentell wurden sogar Kontrastmittel geprüft, die bei einer Konzentration von ca. 300 mg Jod/ml blutisoton sind.

Verschiedene tierexperimentelle Untersuchungen zeigen, daß niederosmolare Kontrastmittel nach intravenöser Injektion etwas höhere Konzentrationen in den Arterien erreichen als stark hypertone Kontrastmittel (Tab. 4.4). Der hohe osmotische Druck der konventionellen Kontrastmittel verursacht einen verstärkten Einstrom von Wasser in die Gefäße. Allerdings ist dieser Vorgang auf die einzige relevante Kapillarpas-

Tabelle 4.4 Kontrast in der intravenösen DSA: Einfluß der Osmolalität

- Hinweise auf etwas stärkere Verdünnung stark hypertoner Kontrastmittel aus Tierexperimenten
- hypertone Kontrastmittel vergrößern das zentrale Blutvolumen und damit die Verdünnung (3)
- stark hypertone Kontrastmittel erreichen etwas geringere Maximalkonzentration (25)

sage – die Lunge – beschränkt und daher quantitativ weniger bedeutend. Unter ungünstigen Bedingungen kann außerdem die Lungenstrombahn selbst durch stark hypertone Lösungen für kurze Zeit beeinträchtigt werden.

Insgesamt werden durch die Verwendung niederosmolarer, selbst blutisotoner Kontrastmittel keine deutlich höheren Jodkonzentrationen in den Arterien erreicht als mit den konventionellen Kontrastmitteln. Das wird auch durch die Ergebnisse klinischer Untersuchungen belegt (Tab. 4.2).

Nichtionische Kontrastmittel weisen dagegen wesentliche Vorteile im Hinblick auf die Verträglichkeit auf, die größtenteils auf die verminderte Osmolalität zurückzuführen sind: geringerer Einfluß auf die Herz-Kreislauf-Funktion, insbesondere geringerer Blutdruckabfall, Vasodilatation und Hypervolämie, geringere Beeinflussung der Lungenstrombahn und eine Verminderung des Hitzegefühls bei der Injektion. Das Hitzegefühl als solches läßt sich jedoch nicht gänzlich vermeiden. Die trotz niedriger Osmolalität gegenüber den konventionellen und erst recht gegenüber den nichtionischen Kontrastmitteln erhöhte Nebenwirkungshäufigkeit mit dem ebenfalls niederosmolaren Natrium-Meglumin Ioxaglat wird auf chemotoxische Eigenschaften zurückgeführt.

Konzentration

Die intravenöse DSA arbeitet an der Grenze des technisch Möglichen. Besonders als die Geräte noch weniger leistungsfähig waren als heute, wurde nach Wegen gesucht, höhere Jodkonzentrationen in den Arterien und damit aussagefähigere Bilder zu erzielen. Das Hauptproblem bei der Kontrastmittelanwendung in der i.v. DSA ist die Verdünnung des Bolus auf dem Weg in das Zielgebiet. Es war naheliegend, zunächst möglichst hoch konzentrierte Kontrastmittel für die Injektion zu wählen. Inzwischen wurde der Zusammenhang zwischen der Konzentration des intravenös injizierten Kontrastmittels und der Konzentration im arteriellen Blut bzw. der Kontrastgebung im Subtraktionsbild systematisch untersucht (Tab. 4.5). Es ergab sich, daß die KM-Konzentration bei konstanter Joddosis von nur geringem Einfluß ist, solange bestimmte Grenzwerte der Konzentration nicht unterschritten werden. Beispielsweise macht es keinen bedeutenden Unterschied, ob 40 ml Kontrastmittel mit 300 mg Jod/ml oder 33 ml Kontrastmittel mit 370 mg Jod/ml als Bolus injiziert werden.

LANGER u. Mitarb. (16) zeigten für das nichtionische Kontrastmittel Iopromid, daß zu hohe Konzentrationen des Kontrastmittels nicht von Vorteil sein müssen. So erwiesen sich erstaunlicherweise die Kontraste auf der arteriellen Seite nach Injektion einer Iopromidlösung mit 400 mg Jod/ml als schwächer im Vergleich zu der geringer konzentrierten Lösung mit 370 mg Jod/ml. Dieses Ergebnis ist vermutlich auf die höhere Viskosität des Iopromid-400 zurückzuführen.

Hierzu widersprüchliche Angaben finden sich in der Literatur dann, wenn bei gleichem Volumen unterschiedliche KM-Konzentrationen verglichen wurden. In diesem Fall steigt die Joddosis/Bolus in gleichem Maße wie die Konzentration. Der Anstieg der Joddosis/Bolus bewirkt, daß das höher konzentrierte Kontrastmittel Vorteile in der Kontrastqualität bringt.

KM-Dosis

Während die Wahl der Art des Kontrastmittels, seine Osmolalität, Viskosität und Konzentration in den klinischen Indikationsbereichen der intravenösen DSA nur wenig Einfluß auf die Kontrastdichte in den arteriellen Gefäßen nehmen, ist die KM-Dosis der entscheidende Faktor, über den sich die KM-Konzentration im Zielgebiet und damit die Kontrastdichte steuern läßt. Eine Reihe von Autoren berichtet, daß die Maximalkonzentration im arteriellen Blut innerhalb der untersuchten Grenzen proportional zur intravenös injizierten Joddosis ansteigt (Tab. 4.6). Dabei gibt es zwei Möglichkeiten die Joddosis zu erhöhen: Entweder man wählt ein höheres Volumen des gleichen Kontrastmittels oder ein höher konzentriertes Kontrastmittel bei gleichem Volumen.

Die Tatsache, daß die Dosis des injizierten Kontrastmittels wichtiger ist als die Konzentration und die Injektionsgeschwindigkeit, ist nicht ohne weiteres verständlich. Vermutlich spielt ein gewisses „Puffervolumen" in der Lunge eine größere Rolle als die Verdünnung durch das Herzzeitvolumen.

Dem Vorteil der besseren Kontrastdichte bei Erhöhung der Joddosis je Einzelinjektion steht die zumindest tendentiell dosisabhängige schlechtere Herz-Kreislauf-Verträglichkeit der Kontrastmittel und die Begrenzung auf weniger Wiederholungsinjektionen gegenüber.

Tabelle 4.5 Kontrast in der intravenösen DSA: Einfluß der Konzentration des injizierten Kontrastmittels

- Konzentration (mg Jod/ml) ohne bedeutenden Einfluß (23)
- niedrigere Konzentration und höheres Volumen bewirken stärkeren Kontrast als höhere Konzentration und niedriges Volumen (tierexperimentell) (3)
- hohe Viskosität des Kontrastmittels bewirkt geringere Konzentration im arteriellen Blut (25)
- breites Optimum zwischen 300 und 370 mg Jod/ml (16)

Tabelle 4.6 Kontrast in der intravenösen DSA: Einfluß der KM-Dosis

Dosis (g Jod/Bolus) entscheidend

ausreichend: 12–15 g Jod = 40–50 ml bei 300 mg Jod/ml
35–40 ml bei 370 mg Jod/ml

nicht befriedigend: 8 g Jod (23)

Maximalkonzentration im arteriellen Blut proportional der KM-Dosis (3, 7, 9, 18)

Ort und Geschwindigkeit der Injektion

Im Zuge der Entwicklung der intravenösen DSA wurden Techniken für eine möglichst wirksame und wenig belastende Injektion gesucht und experimentell sowie klinisch erprobt. Aus einer Reihe von teilweise sehr trennscharfen Versuchen ist abzuleiten, daß eine zentrale Injektion zumindestens etwas bessere Kontraste gewährleistet als die mehr periphere Injektion (Tab. 4.7). Die Unterschiede sind allerdings gering. Für die zentrale Injektion wird meist ein 5-7-French-pigtail-Katheter gewählt. Die nachfolgende Injektion einer physiologischen Lösung ist nicht notwendig. Auch bei peripherer Injektion (bevorzugt in die V. basilica, leicht erhöhte Lagerung des für die Injektion vorgesehenen Armes) sind in den meisten Fällen gut ausreichende Kontraste zu erzielen. Wegen der notwendigen hohen Injektionsgeschwindigkeit werden auch für die periphere Injektion kurze Katheter oder wenigstens flexible Kanülen verwandt. Eine Nachinjektion von ca. 20 ml physiologischer Lösung (NaCl oder Glucose) verbessert die Qualität des KM-Bolus und damit die Bildqualität kaum (7), kann aber helfen eine Reizung des Venenendothels bei der Injektion hypertoner Kontrastmittel zu vermindern. Für die periphere Injektion werden Kontrastmittel mit ca. 300 mg Jod/ml im allgemeinen bevorzugt.

Die Injektionsgeschwindigkeit des Kontrastmittels (Tab. 4.8) muß zur Erzielung einer ausreichenden Maximalkonzentration und eines raschen Anstiegs der KM-Konzentration in den Arterien relativ hoch sein. Bei zentraler Injektion sollten 12 ml/s sicher nicht unterschritten werden, 15–20 ml/s sind am gebräuchlichsten. Der Wert höherer Injektionsgeschwindigkeiten ist fragwürdig, die Ergebnisse entsprechender Studien sind widersprüchlich (9, 21). Bei peripherer Injektion haben sich 8–10 ml/s als optimal erwiesen. Höhere Injektionsgeschwindigkeiten führen nicht zu einer Verbesserung der Kontrastqualität.

Gesamtdosis im Laufe einer Untersuchung und Nierenverträglichkeit

Ein Problem der intravenösen DSA liegt in der insgesamt verabreichten, häufig recht hohen KM-Dosis. Die Darstellung unterschiedlicher Gefäßgebiete, Überlagerungen von Gefäßen, Bewegungsartefakte und aus anderen Gründen technisch nicht befriedigende Untersuchungen machen die wiederholte Injektion von Kontrastmitteln notwendig. Eine Erhöhung der Gesamtdosis bedeutet für den Organismus in erster Linie eine stärkere osmotische Belastung und die damit verbundenen Auswirkungen auf das Herz-Kreislauf-System. In dieser Hinsicht bieten nichtionische Kontrastmittel eindeutige Vorteile. Weiterhin wird die Nierenverträglichkeit bei sehr hoher Dosierung als kritisch angesehen. Risikofaktoren in dieser Hinsicht sind insbesondere eine ohnehin eingeschränkte Nierenfunktion, seit langem bestehender Diabetes mellitus, hohes Alter und insbesondere Dehydratation der Patienten sowie die wiederholte Anwendung wasserlöslicher Kontrastmittel in hoher Dosis binnen weniger Tage. Es gilt bei dem bisherigen Kenntnisstand nicht als sicher, daß nichtionische Kontrastmittel bei intravenöser Injektion im Hinblick auf die Nierenverträglichkeit gegenüber den ionischen Kontrastmitteln Vorteile bieten (Tab. 4.9). Eine kürzlich durchgeführte Vergleichsuntersuchung in der DSA (15) zeigte, daß das nichtionische Kontrastmittel Ultravist auch unter recht ungünstigen Bedingungen (Patienten mit erhöhten Serumkreatininwerten oder hoher KM-Dosierung) ohne erkennbare Auswirkungen auf die Nierenfunktion bleibt (Abb. 4.3).

Eine Gesamtdosis von bis zu 200 ml Kontrastmittel (= 60–80 g Jod) wird bei Patienten mit normaler Nierenfunktion als hinreichend sicher angesehen. Eine höhere Dosis ist in begründeten Ausnahmefällen möglich (14).

Bei Patienten mit eingeschränkter Nierenfunktion sollte die KM-Dosis stärker begrenzt werden, wie aus Abb. 4.3 ersichtlich. Gegebenenfalls können umfangreichere Untersuchungen besser mit der arteriellen DSA durchgeführt werden.

Bei hochdosierter KM-Gabe ist in jedem Falle vor und bis mindestens 6 Stunden nach der Untersuchung eine reichliche Versorgung der Patienten mit Flüssigkeit sicherzustellen.

Tabelle 4.7 Kontrast in der intravenösen DSA: Injektionsort

rechter Vorhof ≫ superior/inferior V. cava ≫ V. basilica (9)

rechter Vorhof > superior V. cava (tierexperimentell) (21)

A. pulmonalis ≫ V. subclavica ≫ V. cephalica (tierexperimentell) (19)

Tabelle 4.8 Kontrast in der intravenösen DSA: Injektionsgeschwindigkeit

– keine Verbesserung des Kontrastes durch Steigerung der Injektionsgeschwindigkeit über einen Schwellenwert hinaus (4, 7, 9, 18)

– hohe Injektionsgeschwindigkeit (30–35 ml/s) und zentrale Injektion (rechter Vorhof) verbessern den Kontrast (tierexperimentell) (21)

Tabelle 4.9 Nierenverträglichkeit von Kontrastmitteln in der Ausscheidungsphase

– kein Unterschied nichtionisches/ionisches Kontrastmittel im Hinblick auf zahlreiche Nierenfunktionsparameter, Patienten mit eingeschränkter Nierenfunktion, 500 mg Jod/kg (24)

– kein Unterschied nichtionisches/ionisches Kontrastmittel, Plasmakreatinin (37 g Jod/Patient); Diabetiker, Patienten mit erhöhtem Kreatininwert (1)

– weniger Enzymurie nichtionisches/ionisches Kontrastmittel (1 ml/kg ~ 300 mg Jod/kg) (10)

– Enzymurie vermindert unter ionischen Kontrastmitteln (1 ml/kg ~ 370 mg Jod/kg) (13)

4. Kontrastmittel in der DSA

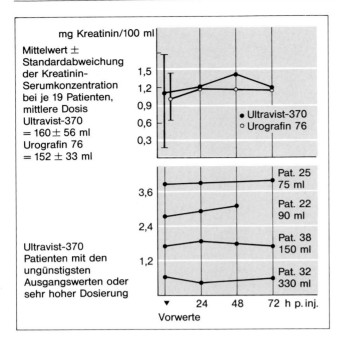

Abb. 4.3 Nierenverträglichkeit von Ultravist-370 und Urografin-76 in einer Doppelblindstudie in der intravenösen DSA

Tabelle 4.10 Verdünnte Kontrastmittel für die arterielle DSA

- Megluminsalze konventioneller Kontrastmittel sind ab 150 mg Jod/ml und weniger praktisch schmerzfrei
- nichtionische Kontrastmittel sind bei 150 mg Jod/ml konventionelle Kontrastmittel sind bei 70 mg Jod/ml blutisoton
  Verdünnung bis zu dieser Grenze mit Aqua dest.
  weitere Verdünnung mit isotonen Lösungen (NaCl oder Glucose)

Arterielle DSA

Die arterielle DSA ist, was die Anwendung der Kontrastmittel betrifft, wenig problematisch. Die hohe Empfindlichkeit der Technik erlaubt es, weniger Kontrastmittel weniger selektiv zu injizieren als die konventionelle Technik. Im allgemeinen werden daher verdünnte Kontrastmittel bevorzugt.

Eine sehr systematische Untersuchung zur Wahl der geeigneten KM-Konzentration wurde von WENDE u. Mitarb. 1983 publiziert. 20 ml Kontrastmittel wurden in den Aortenbogen mit einer Geschwindigkeit von 10 ml/s injiziert. Die supraaortalen Gefäße konnten bereits bei Verwendung eines Kontrastmittels mit 50 mg Jod/ml, die intrakraniellen Gefäße ab 122 mg Jod/ml einwandfrei dargestellt werden. Eine Konzentration von 150 mg Jod/ml sollte in jedem Falle ausreichend sein. Obwohl auch konventionelle ionische Kontrastmittel bei Konzentrationen unterhalb 150 mg Jod/ml praktisch schmerzfrei vertragen werden, bietet doch die Anwendung nichtionischer Kontrastmittel auch in der arteriellen DSA Vorteile. Allergieartige Reaktionen sind kaum von der KM-Konzentration abhängig. Sie treten nach Verwendung nichtionischer Kontrastmittel noch seltener auf als nach ionischen Kontrastmitteln. Darüber hinaus sind nichtionische Kontrastmittel bei 150 mg Jod/ml blutisoton. Beim Verdünnen der handelsüblichen konzentrierteren Kontrastmittel ist zu beachten, daß keine KM-Lösungen entstehen (Tab. 4.10), die unterhalb der Blutisotonie liegen.

Literatur

1. Bettmann, M. A.: Jopamidol angiographic experience. Iopamiro Symposium, Sydney 1984, Abstracts 33–34
2. Brandfonbrener, M., M. Landowne, N. W. Shock: Changes in cardiac output with age. Circulation 12 (1955) 557–566
3. Burbank, F. H.: Determinants of contrast enhancement for intravenous digital subtraction angiography. Invest. Radiol. 18 (1983) 308–316
4. Burbank, F. H., W. R. Brody, B. R. Bradley: Effect of volume and rate of contrast medium injection on intravenous digital subtraction angiographic contrast medium curves. J. Amer. Coll. Cardiol. 4 (1984) 308–315
5. Burbank, F. H., W. R. Brody, A. Hall, G. Keyes: A quantitative in vivo comparison of six contrast agents by digital subtraction angiography. Invest. Radiol. 17 (1982) 610–616
6. Cacayorin, E. D., A. D. Bernstein, C. T. Fruehan, Seungho H. Lee, S. A. Kieffer: Intravenous digital subtraction angiography with iohexol. AJNR 4 (1983) 329–332
7. Claussen, C. D., G. Linke, R. Felix, B. Lochner, H.-J. Weinmann, O. H. Wegener: Bolusgeometrie und -dynamik nach intravenöser Kontrastmittelinjektion. Fortschr. Röntgenstr. 137 (1982) 212–216
8. Dean, P. B., L. Kivisaari, M. Kormano: Contrast enhancement pharmacokinetics of six ionic and nonionic contrast media. Invest. Radiol. 18 (1983) 368–374
9. Eskridge, J. M., G. J. Becker, F. E. Rabe, R. W. Holden, E. C. Klatte: Digital vascular imaging: practical aspects. Radiology 148 (1983) 703–705
10. Gale, M. E., A. H. Robbins, R. J. Hamburger, W. C. Widrich: Renal toxicity of contrast agents: Iopamidol, Iothalamate, and Diatrizoate. Amer. J. Roentgenol. 142 (1984) 333–335
11. Hartmann, H. G., G. A. Jutzler, R. Bambauer, H. E. Keller, D. Maruhn: Enzymbestimmungen im Harn zur Beurteilung der Nierenverträglichkeit des wasserlöslichen Röntgen-Kontrastmittels Iopamidol. Radiologe 24 (1984) 442–445
12. Higgins, C. B., K. H. Gerber, R. F. Mattrey, R. A. Slutsky: Evaluation of the hemodynamic effects of intravenous administration of ionic and nonionic contrast materials. Radiology 142 (1982) 681–686
13. Khoury, G. A., J. C. Hopper, Z. Varghese, K. Farrington, R. Dick, J. D. Irving, P. Sweny, N. Fernando, J. F. Moorhead: Nephrotoxicity of ionic and non-ionic contrast material in digital vascular imaging and selective renal arteriography. Brit. J. Radiol. 56 (1983) 631–635
14. Lackner, K., Th. Harder, M. Herter: Anatomische Auflösung der intraarteriellen digitalen Subtraktionsangiographie der Niere bei Verwendung unterschiedlicher Kontrastmittelkonzentrationen. Fortschr. Röntgenstr. 140 (1984) 695–698
15. Langer, M.: Anwendungsmöglichkeiten der Digitalen Subtraktionsangiographie. Habil., Berlin 1984
16. Langer, M., R. Felix, R. Keysser, U. Speck, D. Banzer: Beeinflussung der Abbildungsqualität der i.v. DSA durch die Jodkonzentration des Kontrastmittels. Digit. Bilddiagn. 5 (1985) 154–159
17. Manhire, A. R., P. Dawson, R. Dennet: Contrast agent-induced emesis. Clin. Radiol. 35 (1984) 369–370

18. Reiser, U. J.: Study of bolus geometry after intravenous contrast medium injection: dynamic and quantitative measurements (chronogram) using an X-ray CT device. J. Comput. assist. Tomogr. 8 (1984) 251–262
19. Rubin, D. L., F. H. Burbank, B. R. Bradley, W. R. Brody: An experimental evaluation of central vs. peripheral injection for intravenous digital subtraction angiography (IV-DSA). Invest. Radiol. 19 (1984) 30–35
20. Sackett, J. F., B. Bergsjordet, J. F. Seeger, S. A. Kieffer: Digital subtraction angiography. Comparison of meglumine-Na diatrizoate with iohexol. Acta radiol. (Stockh.), Suppl. 366 (1983) 81–84
21. Saddekni, S., T. A. Sos, K. W. Sniderman, M. Srur, L. J. Bodner, J. B. Kneeland, P. T. Cahill: Optimal injection technique for intravenous digital subtraction angiography. Radiology 150 (1984) 655–659
22. Schräder, R., H. G. Wolpers, H. Korb, A. Hoeft, H. Klepzig, G. Kober, G. Hellige: Zentralvenöse Injektion großer Kontrastmittelmengen – Vorteile eines niederosmolaren Kontrastmittels bei experimentell erzeugter pulmonaler Hypertonie. Z. Kardiol. 73 (1984) 434–441
23. Seyferth, W., G. Dilbat, E. Zeitler: Efficacy and safety of digital subtraction angiography with special reference to contrast agents. Cardiovasc. intervent. Radiol. 6 (1983) 265–270
24. Smith, H. J., K. J. Berg, K. Sveen: Report from a double blind parallel study of iohexol 350 mg I/ml and Isopaque 350 mg I/ml in urography in patients with reduced renal function. Project Report Nyegaard 1984
25. Weinmann, H.-J., W. Mützel: Experimental studies on the early distribution of contrast media. Felix, R., W. Frommhold, J. Lissner, T. F. Meaney, H. P. Niendorf, E. Zeitler: Contrast Media in Digital Radiography. Excerpta Medica, Amsterdam 1983 (93–103)
26. Wende, S., K. Kretzschmar, Y. Ono: Demonstration of intracranial vessels and supra-aortic arteries using digital subtraction angiography after intra-arterial injection of contrast medium. In Felix, R., W. Frommhold, J. Lissner, T. F. Meaney, H. P. Niendorf, E. Zeitler: Contrast Media in Digital Radiography. Excerpta Medica, Amsterdam 1983 (179–186)

Spezieller Teil

5. Klinischer Einsatz der DSA in der Neuroradiologie

M. Nadjmi u. M. Ratzka

Indikationen, Technik und Komplikationen der intravenösen und intraarteriellen DSA

Einleitung

Die DSA wurde anfangs mit gemischten Gefühlen aufgenommen. Während sich die einen begeisterten, mit einfachen intravenösen KM-Injektionen – womöglich ambulant – alle angiographischen Probleme bald lösen zu können, blieben andere ungläubig oder ablehnend (42, 68, 163). Sie fürchteten eine Abwertung ihrer hochentwickelten Angiographietechniken oder einen Qualitätsverlust der Bildaussagen selbst. Zurückhaltend betrachtet wurde der Zwang zu höheren Investitionen in eine vielleicht schnell alternde neue Elektroniktechnik. Allerdings versprach das neue Gebiet auch Vorteile für Patienten und Anwender – sogar eine Kostensenkung. Die Ausbaufähigkeit der Methode in vielen Richtungen schien nach kurzer Anlaufzeit gewährleistet zu sein.

Es konnte nicht ausbleiben, daß nach der Adaptation der Arteriographietechniken auf die DSA auch die Rückfrage nach Sinn und Nutzen der intravenösen DSA wieder im Raum stand. Heute sieht sich der Untersucher gezwungen, ganz in diesem Sinne Ergebnisse und Risiko der verschiedenen Anwendungen gegeneinander abzuwägen. In der Wahl der jeweils geeigneten Technik soll er in jedem einzelnen Fall versuchen, zum besten Ergebnis zu kommen oder mit dem geringstmöglichen Risiko ein ausreichendes Resultat zu erzielen, welches die adäquate Weiterbetreuung des Patienten, einschließlich einer Indikationsstellung zur operativen Behandlung, erlaubt. Fragen nach Risiko und Aussagekraft angiographischer Methoden sind jedoch nicht allgemeingültig zu beantworten. Es soll hier versucht werden, detailliert darzustellen, wie der Einsatz der intravenösen und intraarteriellen DSA im Bereich der Neuroradiologie zu gestalten ist. Indikationen, Kontraindikationen, der Untersuchungsablauf und die Ergebnisse sollen so beschrieben werden, daß eine Standortbestimmung der Methode auch gegenüber der konventionellen Arteriographie und der Arteriographie in DSA-Technik möglich ist.

Indikationen der i.v. DSA

Ganz allgemein werden die Indikationen zur i.v. DSA in der Literatur nicht einheitlich gesehen, insbesondere nicht für den Bereich der Neuroradiologie. Weitgehend unumstritten ist der Einsatz bei der Diagnostik der Halsgefäße (13, 22, 24, 37, 83, 85, 86, 138, 144, 145, 174, 175). Die hier besprochene Indikationsliste ist subjektiv. Sie entspricht der Zielvorstellung für die i.v. DSA (Tab. 5.1). Dabei sind die Hauptpunkte 1–3 allgemein anerkannt. Sie können vielleicht dahingehend ergänzt werden, daß noch die Hauptstämme der A. cerebri anterior, media und posterior dargestellt werden sollen – vorausgesetzt, daß man eine hämodynamisch wirksame nachgeschaltete Stenose bei bekannter Prädilektionsstenose im Kommunisgabelbereich ausschließen muß, oder bei nachgewiesenen Ste-

Tabelle 5.1 Indikationen zur intravenösen DSA

1. *manifeste zerebrovaskuläre Insuffizienz*
   bei positivem Doppler-Sonographie-Befund
   Suche nach zusätzlichen, nicht dopplersonographisch faßbaren, hämodynamisch wirksamen Stenosen
   Verlaufskontrollen und postoperative Kontrollen

2. *arterielle Verschlußkrankheit ohne zerebrovaskuläre Insuffizienz*
   bei Zweifeln an einem (qualifizierten) Doppler-Sonographie-Befund, insbesondere bei Verdacht auf Stenosen oder pathologische Kollateralen
   Darstellung des Aortenbogens und der supraaortalen Gefäßabgänge vor einem gefäßchirurgischen Eingriff in einer anderen Region

3. *bei pathologischen Doppler-Sonographie-Befunden ohne manifeste zerebrovaskuläre Insuffizienz*

4. *als Vorbereitung, zur Abkürzung oder Ergänzung* riskanter selektiver Arteriographien bei unterschiedlichen Indikationen (s. a. intraarterielle DSA)

5. *als Ersatz zerebraler Angiographien bei globalen Fragestellungen*
   im Kindesalter – Spasmus bei Subarachnoidalblutung – postoperative Kontrollen (Aneurysma – AV-Angiom – AV-Kurzschluß – Tumor-Sinus-Beziehung [Meningeom]) – Sinusthrombose – Lage der Gefäßhauptstämme bei basalen Raumforderungen

6. zur Diagnosestellung vor gerinnungshemmender Therapie (Thrombolyse) bei akutem Karotisverschluß, Vertebralis- oder Basilarisverschluß oder Sinusthrombose

nosen in diesen Gefäßabschnitten sich von einem Eingriff (extra-intrakranieller arterieller Bypass: EIAB) eine Verbesserung der Situation verspricht. – Punkt 2: Die Untersuchungen asymptomatischer Patienten (insbesondere bei negativem Doppler-Befund) (sowie etwa die Nierenarteriendiagnostik bei Hochdruckkrankheit) sind in gewissem Sinne Screening-Methoden. Hierbei gilt in besonderem Maße der Ruf nach hoher Sensitivität wie auch nach hoher Spezifität bei geringstem Untersuchungsrisiko. Diese Forderungen werden für die Diagnostik der Hals- und Nierenarterien am ehesten erfüllt (13, 57, 174). Die Punkte 4–6 der Tab. 5.1 sind umstritten. Sie setzen eine fortgeschrittene DSA-Technik oder auf jeden Fall optimale Untersuchungsbedingungen voraus, da anderenfalls die Fragestellungen nicht beantwortet werden können. Eine Sonderstellung nehmen die postoperativen Kontrollen nach Eingriffen am Gefäßsystem ein, insbesondere Frühkontrollen, bei denen auf ein untraumatisches Vorgehen besonderen Wert gelegt werden muß, so daß sich die i.v. DSA als Methode der Wahl anbietet (25, 93, 141, 146). Dabei gelingt die ausreichende Darstellung in der Regel nach Gefäßdesobliteration einschließlich der Darstellung der Komplikationen des operativen Vorgehens, wogegen kleinere Bypass-Kreisläufe wie der extra-intrakranielle Bypass von der A. temporalis superficialis auf einen Ast der A. cerebri media (EIAB) nur mit Mühe dargestellt werden können bzw. mit eingeschränkter Aussage, etwa: Durchgängigkeit ja oder nein (18, 92, 94). Wird die DSA an Schwerkranken oder nach Operationen ausgeführt, ist oft die Narkoseuntersuchung erforderlich. Andererseits kann in diesen Fällen zur Vermeidung zusätzlicher Risiken auch etwa die periphere Injektionstechnik angewendet werden (Thrombosen – Thromboseneigung). Bei sehr kleinen Kindern ist oft das Auffinden einer Vene schwierig, die die Injektion größerer KM-Flußraten (KM-Mengen) erlaubt. So kann eine Arteriographie technisch einfacher sein. – Punkt 6 der Tab. 5.1 bezieht sich auf die systemische Thrombolyse; soll die Thrombolyse lokal im Bereich der A. carotis interna oder der A. vertebralis/A. basilaris durchgeführt werden, können die Punkte 4 und 6 sich überschneiden. Diese Indikation wird dadurch relativiert, daß zur Therapie selbst die Arteriographie erforderlich ist (s. unten). – Eine gute intrakranielle Sinusdarstellung gelingt auch meist bei mäßigem Kontrast im arteriellen Schenkel der i.v. DSA-Serie. In den Literaturangaben sind je nach Arbeitsschwerpunkt der DSA-Arbeitsgruppen 14% (94) bis zu 85% (42) der Patienten wegen stenosierender Gefäßprozesse im Bereich der Halsgefäße stationär oder ambulant zu diagnostizieren. Andere Arbeitsgruppen haben einen hohen Prozentsatz an Nierengefäßdiagnostik, etwa 63% (167) eines Kollektivs im Kindesalter. Untersuchungen an Kindern setzen andere Schwerpunkte – in Stanford konnten selbst unreife Neugeborene erfolgreich untersucht werden (13). Indikationen waren dabei insbesondere die Suche nach Fehlbildungen des pulmonalen Kreislaufs oder pulmonale Sequestration, sonst Herzvitien, Gefäßfehlbildungen einschließlich der a.v. Fehlbildungen, gelegentlich Tumoren oder postoperative Kontrollen nach Korrektur von Herzvitien (12, 13, 15, 89, 167). Das relativ kleine Blutvolumen und die Kreislaufzeit sowie die geringe Gesamtdicke des Knochens und der Weichteile verbessern die Ergebnisse verglichen mit Erwachsenen (167).

Der Einsatz in der Traumatologie zum Nachweis von Gefäßverschlüssen oder a.v. Fisteln ergibt in der Neuroradiologie nur vorläufige Ergebnisse, da zur korrekten präoperativen Diagnostik oder zur interventionell-angiographischen Therapie auf die Arteriographie nicht verzichtet werden kann. Die Darstellung der intrakraniellen Verhältnisse mit der DSA ist (abgesehen von Patienten mit Sinusthrombose [108]) ein Notbehelf und wird dann durchgeführt, wenn sekundäre Hindernisse – etwa ein schlechter Allgemeinzustand – eine Arteriographie nicht geraten erscheinen lassen. In ähnlicher Weise hat die Darstellung von a.v. Fehlbildungen sogar im spinalen Bereich (6, 23) mehr vorbereitende Funktionen.

Instrumentarium zur intravenösen DSA

Es unterscheidet sich je nach Vorgehen (Tab. 5.2). Es können zwei Verfahren angewandt werden: das der intravenösen Injektion eines mit Glucose oder physiologischer Kochsalzlösung überschichteten KM-Bolus in eine größere Armvene in der Peripherie oder die Injektion eines KM-Bolus in einen (herznah vorgeschobenen) zentralen Venenkatheter. Beide Verfah-

Tabelle 5.2 Instrumentarium für die i.v. DSA

Hautdesinfektionsspray

1–2 ml Meaverinlösung 1% ohne Zusätze

Dauertropf: 500 ml physiologische NaCl-Lösung, evtl. mit bis zu 5000 IE Heparinlösung

10 ml Kontrastmittel in Handspritze für KM-Probeinjektion (zur Lokalisation der Katheterspitze)

3-Wege-Hahn – druckfest

Tupfer, Verbandmaterial, sterile Tücher

periphere Injektion	zentrale Injektion
Stahlkanüle bzw. Trokar mindestens 18 G (in der Vene vorschiebbar) oder bis 16 G kurzer Teflonkatheter	Hämostilett oder Einmalskalpell, Führungsdraht 0,035″, gerade oder kleines J (3 mm), 100–125 cm Länge
KM-Überschichtung im automatischen Injektor (s. Text)	dünnwandiger Katheter 4 F oder 5 F mit 6–12 Seitenlöchern, Länge 65 cm, Spitze gerade oder in Pigtail-Konfiguration
Injektion mit senkrecht nach unten gerichteter Ausflußbahn	Injektor: reines KM – Ausflußbahn wie üblich schwach nach kaudalwärts gerichtet
evtl. Anschluß des Injektors über zusätzlichen 3-Wege-Hahn an ein KM-Reservoir	

ren führen zu guten Ergebnissen. Es sind in der Regel jedoch alternative Verfahren, welche nicht komplementär eingesetzt werden können. Das heißt: Kann eine Vene nicht mit Seldinger-Technik katheterisiert werden, so wird in vielen Fällen das Ergebnis bei der peripheren Injektion ein schwach kontrastiertes Angiogramm sein. Die periphere Injektion spart Kosten und Aufwand der Seldinger-Technik, dafür gestaltet sich die Zubereitung des überschichteten KM-Bolus etwas umständlicher. Die Flußrate bei der peripheren Injektion ist in der Regel geringer (12–15 ml/s gegenüber 17–20 ml/s bei der zentralen Injektion). Das Risiko der Venenverletzung bei der peripheren Bolusinjektion (Venenruptur) steht den geringen Risiken der Plazierung eines zentralen Venenkatheters gegenüber. Die Methodik mit zentraler KM-Injektion gilt als leichter standardisierbar. Bei der Darstellung der Halsgefäße werden bei zentraler Injektion seltener Überlagerungsartefakte durch persistierende Venenfüllung verursacht. In dem hier präsentierten Krankengut wurde die periphere Injektion selten durchgeführt, im allgemeinen die zentrale Injektion bevorzugt. Nach einer kurzen Anfangsphase, in welcher Katheter in Pigtail-Konfiguration von 7 French Kaliber verwendet wurden, wurde der Katheterdurchmesser laufend reduziert; derzeit werden Venenkatheter von 65 cm Länge mit 6–12 Seitenlöchern, gerader Spitze oder Pigtail-Konfiguration von 4 oder 5 French Kaliber verwendet. Die kleinkalibrigen Katheter sind dünnwandig und erlauben Flußraten von 20 ml/s bei einem Drucklimit von etwa 500 psi. Sie lassen sich besonders leicht in den Venen vorschieben. Als Führungsdrähte wurden unbeschichtete und teflonbeschichtete Einheiten von 125 cm Länge und 0,035" Durchmesser mit geradem Ende oder J-Spitze (3 mm) benutzt. Die geraden Führungsdrähte wurden bei Punktion der V. basilica, der V. mediana cubiti und der tiefen V. brachialis vorgeschoben, die J-förmig konfigurierten Drähte nach Punktion der V. cephalica. Die dünnwandigen Katheter lassen sich bei engen Venenverhältnissen gelegentlich leichter mit innenliegenden, aber nicht überstehenden Führungsdrähten vorschieben (s. unten). Punktionskanülen waren dünnwandige (Einmal-)Stahlkanülen mit Kalibern von 18 und 19 G. Zur peripheren Injektion wurden ebenfalls 18-G-Stahlkanülen oder 16-G-Teflonkanülen mit Flußraten von 12 ml/s verwendet. Der KM-Bolus bei der peripheren Injektion wurde wie folgt zubereitet: In die Injektionsspritze mit einem Gesamtfassungsvermögen von 130 ml wurden 100 ml physiologische NaCl-Lösung aufgezogen und die Ausflußbahn senkrecht nach unten gerichtet. Dann wurden 30 ml KM-Lösung vorsichtig unterschichtet. Zusammen mit dem Inhalt des Druckverbinders ergibt dies einen KM-Bolus von 32–35 ml. Injiziert wurden 50–55 ml. Dann wurde je nach Bedarf erneut Kontrastmittel unterschichtet. Somit reicht das Reservoir der physiologischen NaCl-Lösung für bis zu 5 Injektionen. – Als Kontrastmittel wurden im wesentlichen nichtionische Lösungen mit 350 bzw. 380 mg J/ml verwendet (s. unten).

Patientenvorbereitung

Der Patient wird wie zu einer konventionellen Angiographie vorbereitet. Er bleibt 6 Stunden vor dem Untersuchungstermin nüchtern, damit gegebenenfalls erforderliche kardiopulmonale Wiederbelebungsmaßnahmen nicht behindert werden. Eine routinemäßige Prämedikation wird nicht vorgenommen, auch keine Sedierung. Sedierende Maßnahmen werden bei Kindern empfohlen (167), im Alter unter 5 Jahren Narkose (13, 89). Bei nervösen, psychomotorisch unruhigen Patienten ohne organisches Psychosyndrom wird allenfalls eine Anxiolyse angestrebt. Eine Sedierung im eigentlichen Sinne schränkt ja oftmals die Kooperationsfähigkeit noch zusätzlich ein, wodurch positive Sedationseffekte überwogen werden können. Eine medikamentöse Prophylaxe kommt in Betracht, wenn anamnestische Angaben über unspezifische KM-Reaktionen (keine echte KM-Allergie) gemacht werden. Es können dann sowohl Corticosteroide – wenn nicht kontraindiziert – als auch Antihistaminika vor den KM-Injektionen verabreicht werden. Zumindest bei Risikopatienten dieser Art sollte ein EKG-Monitor angeschlossen werden (13, 167). Bei Patienten mit schweren Stenokardien ist auf eine ausreichende Medikation zur Kupierung von Angina-pectoris-Anfällen zu achten. Patienten mit relativer Niereninsuffizienz und Diabetes mellitus müssen gut hydriert werden (36, 152). Unmittelbar vor der Untersuchung wird ein Aufklärungsgespräch geführt, bei dem auf die besonderen Anforderungen an den Patienten, was seine Mitarbeit betrifft, eingegangen wird. Dabei kann man sich von der psychischen Verfassung und Belastbarkeit des Patienten überzeugen. – Es ist auf eine bequeme Lagerung zu achten. Von Einrichtungen zur Fixierung des Kopfes wurde abgesehen, obwohl ihre Wirksamkeit in vielen Fällen nicht zu bezweifeln ist (143). Vor der Untersuchung und während des Untersuchungsablaufes ist ein ständiger Gesprächskontakt zur weiteren Motivation und Beruhigung des Patienten angebracht. Untersuchungsgeräte mit Bewegungsmöglichkeiten im Raum bieten ohne notwendige Umlagerung der Patienten zu unterschiedlichen Einstellungen eher die Gewähr für gleichmäßige Ergebnisse. Solche C-L-U-Kombinationen sind fixen Röhren-Bildwandler-Installationen daher vorzuziehen (13). Kommt eine ausreichende Mitarbeit nicht zustande, muß die Untersuchung verschoben bzw. abgebrochen werden. Bei Risikopatienten, bei denen auf die Untersuchung auf keinen Fall verzichtet werden kann, ist eine Narkose in Betracht zu ziehen – es ist dann aber auch der Modus der Untersuchung gegebenenfalls neu zu überdenken (intraarterielle DSA – konventionelle Angiographie?). Eine schematische Darstellung der Patientenvorbereitung zeigt die Tab. 5.3.

5. Klinischer Einsatz der DSA in der Neuroradiologie

Tabelle 5.3 Patientenvorbereitung

Nüchternheit – 6 Stunden

Blasenentleerung unmittelbar vor Untersuchung

Prämedikation:
anxiolytische Medikamente
ausreichende Medikation gegen Stenokardien
Antihistaminika, Corticoide

ausführliches Aufklärungsgespräch

Vertrauensbildung für die Zusammenarbeit während der Untersuchung

bequeme Lagerung

Einübung der Atemtechnik

Kontrolle des Hydratationszustandes, Monitoring

Vorbereitung der Punktionsstelle
(ggf. Sedierung oder Narkose)

Venöser Zugang

Zur Punktion wird der Arm gestreckt und supiniert weich unterpolstert gelagert, zur Stauung wird eine Blutdruckmanschette plaziert. Nach Desinfektion der Hautoberfläche werden Oberkörper, Schultern und Oberarm sowie der Unterarm mit sterilen Tüchern abgedeckt.

An der Punktionsstelle werden Haut und Subcutis mit 1 ml 1%iger Meaverinlösung (ohne Adrenalinzusatz) anästhesiert. Mit einem Hämostilett oder kleinem Skalpell wird in Richtung der Hautfelderung eine Stichinzision angebracht, die sich in der Länge nach dem Katheterdurchmesser richtet. Punktiert wird mit einer 18- oder 19-G-Stahlkanüle. Bei schwierigen Venenverhältnissen (Verzweigung in unmittelbarer Nähe, oberflächliche Schlängelung) kann ein Vorschieben der Kanüle mit stumpfem Mandrin nützlich sein. Das Einbringen des Katheters erfolgt nach klassischer Seldinger-Technik.

Beim venösen Zugang im Bereich der Ellenbeuge gibt es 4 Möglichkeiten (Abb. 5.1). Am einfachsten kann die V. basilica oder V. mediana cubiti, welche nach unterschiedlich langer Verlaufsstrecke in die V. basilica einmündet, punktiert werden. In beiden Venen ist das Vorführen des Katheters zur V. subclavia und V. cava superior sehr leicht möglich. Der 3. Zugang über die V. cephalica kann an der Einmündung des Gefäßes in die V. subclavia Schwierigkeiten bereiten, da der Zufluß oft rechtwinklig und eng ist (Abb. 5.2). Meist gelingt es bei Lage der Katheterspitze unmittelbar an der Einmündung, die V. subclavia mit der kleinen J-Krümmung des Führungsdrahtes zu sondieren. In den langen geraden Gefäßstrecken ist gelegentlich das Vorführen eines geraden Führungsdrahtes einfacher, besonders bei kleinem Gefäßlumen.

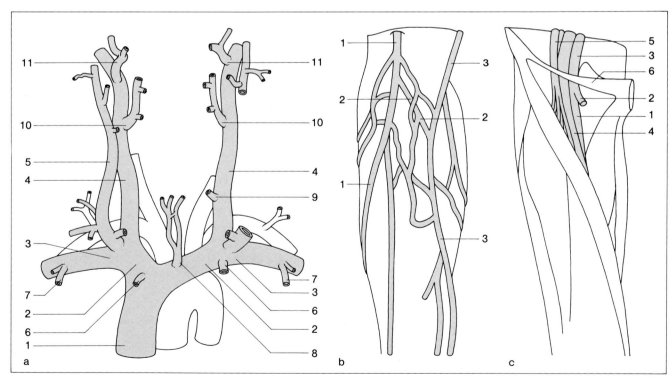

Abb. 5.1
a schematische Darstellung der Venen in der Einflußbahn der V. cava superior:

1 V. cava superior,
2 V. brachiocephalica (dextra/sinistra),
3 V. subclavia (dextra/sinistra),
4 V. jugularis interna,
5 V. jugularis externa,
6 V. thoracica interna,
7 V. cephalica,
8 V. thyroidea inferior,
9 V. thyroidea media,
10 V. thyroidea superior,
11 V. facialis

b schematische Darstellung der oberflächlichen Venen in der Armbeuge (linker Arm, Beugeseite):

1 V. basilica,
2 V. mediana cubiti,
3 V. cephalica

c schematische Darstellung des Gefäßbündels in der rechten Leistenbeuge:

1 V. femoralis,
2 V. saphena magna,
3 V. iliaca externa,
4 A. femoralis,
5 N. femoralis,
6 Lig. inguinale

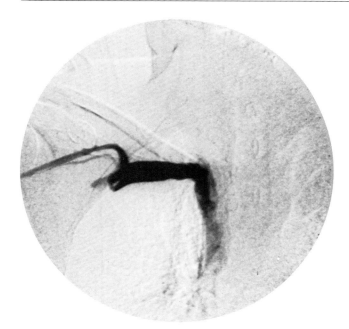
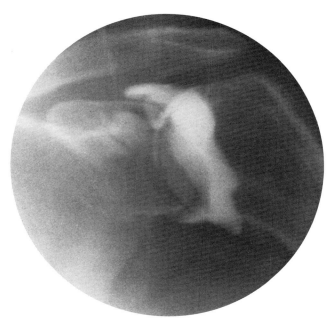

Abb. 5.**2** Venenkatheter nicht zentral plaziert: Punktion der V. cephalica und Vorgehen in Seldinger-Technik. Nahezu rechtwinklige Einmündungsstelle der V. cephalica in die V. subclavia kann dabei nicht überwunden werden. Injektion von der erreichten Stelle aus wie dargestellt (Probeinjektion). Die Bildqualität der i.v. DSA ist gut

Abb. 5.**3** Atypische persistierende Venenfüllung (kein Extravasat) nach Injektion in einen nur bis zur V. axillaris vorgeschobenen Venenkatheter. Es bestanden keine Beschwerden oder objektive klinische Folgen

Die 4. Möglichkeit besteht in der Punktion der tiefen V. brachialis, wenn ein Zugang durch die Hautvenen des Vorderarmes, z. B. nach Verödung durch Infusionstherapie, nicht mehr möglich ist. Nach der etwas schwierigeren Punktion, ähnlich wie bei der Punktion der V. femoralis, kann der Katheter immer leicht vorgeführt werden. Kann in der Ellenbeuge keine Vene punktiert werden, gelingt in nahezu allen Fällen die Punktion der V. femoralis. Wie die meisten Autoren bevorzugten wir den venösen Zugang in der Ellenbeuge, obwohl der Zugang durch die V. femoralis einfach und sicher ist. Angaben über die Notwendigkeit, die V. femoralis zu punktieren, sind in der Literatur unterschiedlich. Sie reichen von 3% (42) bis zu 10% der Patienten (13) oder sogar bis zu 33% (146). Letztere Arbeitsgruppe bevorzugt wegen häufiger Spasmen der Armvenen den Zugang über die V. femoralis (145,146). Bei dieser Methode ist jedoch bei Patienten mit längerer Bettlägerigkeit, Bewegungsstörungen, starker Adipositas und varikösem Symptomenkomplex besondere Vorsicht angezeigt – wegen der (wohl extrem) seltenen, aber gefürchteten Möglichkeit der Mobilisierung latenter tiefer Bein- oder Beckenvenenthrombosen (164).

Treten beim Katheterisieren der Venen Hindernisse auf (Abb. 5.**3**, s. auch Abb. 5.**2**), kann man sich durch eine kurze KM-Probeinjektion von der Ursache überzeugen. Spasmen können u. U. nach Abwarten und Injektion isotonischer Flüssigkeit gelöst werden. Schwierigkeiten mit der Punktion oder Sondierung der Venen wurden beschrieben als versehentliche Punktion der Arterie (V. femoralis/A. femoralis) in 4% der Fälle, Spasmen, Venenrupturen (bei Injektion) – s. auch Komplikationen. Gelegentliche Venae sectio wurde ebenfalls versucht (Angaben in 146). – Eine schwierige Venenkatheterisierung kann bis zu 50% der Untersuchungszeit beanspruchen (13).

Bei einer segmentalen Stenose oder guten Kollateralen in Höhe der Achsel oder der Klavikula kann die KM-Injektion auch von hier erfolgen, wenn das Gefäß die erforderliche Flußmenge in einer Testinjektion aufnimmt und das Kontrastmittel zügig nach zentral abfließt. Die Perfusion mit blutisotoner Lösung nach den KM-Injektionen zur Vorbeugung einer Thrombophlebitis ist dann von besonderer Bedeutung (13, 164). Die endgültige Katheterlage sollte ebenfalls durch eine abschließende Testinjektion dargestellt werden, die optimale Lage der Katheterspitze (Pigtail-Katheter oder gerader Katheter mit Seitenlöchern) ist in der V. cava superior unmittelbar vor dem Vorhof (Abb. 5.**4**). Vorhofinjektionen sollen wegen höherer Komplikationen und unangenehmer subjektiver Sensationen vermieden werden, obwohl der Kontrast noch gesteigert werden könnte (136) – angeblich entsteht der beste Kontrast bei Injektionen des Bolus in die A. pulmonalis (13, 109). – Bei der peripheren Injektion soll ebenfalls die V. basilica oder V. mediana cubiti bevorzugt werden, da über die V. cephalica häufiger Kontrastmittel in die V. jugularis interna und in kollaterale Venen im Schulterbereich gelangt und verzögert nach zentral abfließt. Die Verschiebung des KM-Bolus nach zentral durch eine nachfolgende Injektion isotonischer Lösung hat sich bewährt (Literatur s. unten). Auch bei Kindern wird die oberflächli-

5. Klinischer Einsatz der DSA in der Neuroradiologie

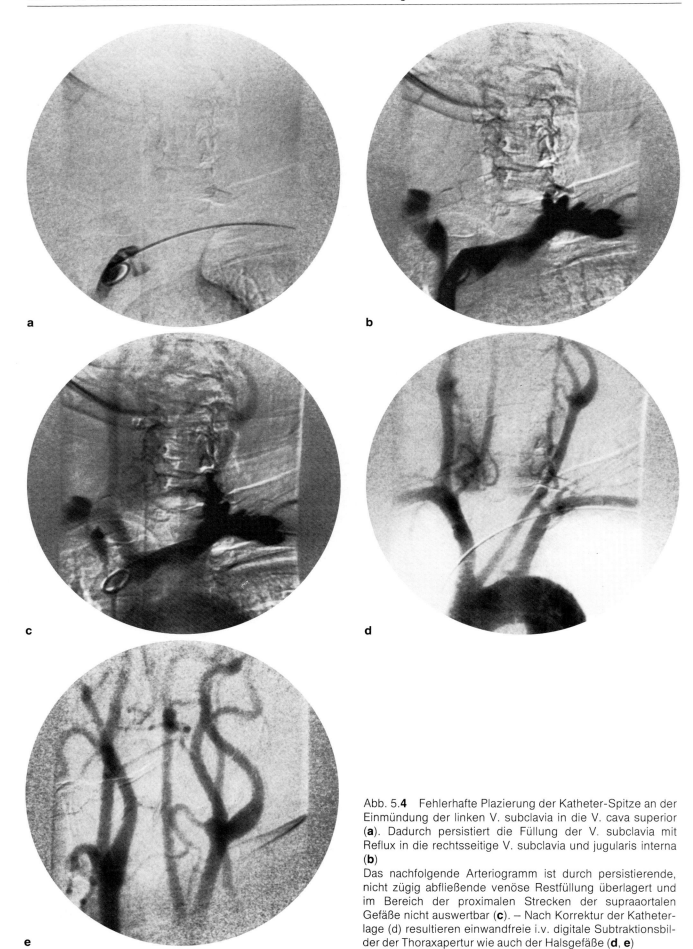

Abb. 5.**4** Fehlerhafte Plazierung der Katheter-Spitze an der Einmündung der linken V. subclavia in die V. cava superior (**a**). Dadurch persistiert die Füllung der V. subclavia mit Reflux in die rechtsseitige V. subclavia und jugularis interna (**b**)
Das nachfolgende Arteriogramm ist durch persistierende, nicht zügig abfließende venöse Restfüllung überlagert und im Bereich der proximalen Strecken der supraaortalen Gefäße nicht auswertbar (**c**). – Nach Korrektur der Katheterlage (d) resultieren einwandfreie i.v. digitale Subtraktionsbilder der Thoraxapertur wie auch der Halsgefäße (**d**, **e**)

che Armbeugenvene bevorzugt (167) mit Injektion durch kurze Teflonkatheter von 20–16 G. Stahlnadeln, die sich nicht durch Vorschieben plazieren lassen, haben sich weniger gut bewährt (154, 167), selten war ein zentraler Venenkatheter notwendig; die zentrale Injektion ist jedoch bei Kindern noch weniger ausschlaggebend als bei Erwachsenen (13). Die Punktion der V. femoralis ist auch im Kindesalter gangbar, dann allerdings mit zentralem Venenkatheter. – Der Streit, ob die zentrale gegenüber der peripheren Injektion Vorteile bietet, wird im Schrifttum teilweise energisch ausgetragen, teilweise wird nur pragmatisch darauf hingewiesen, daß das eine oder andere Verfahren angewandt wurde (4, 13, 19, 22, 24, 27, 30, 79, 86, 94, 95, 134, 152).

Ablauf der Untersuchung

Projektionen

Der Untersuchungsablauf beginnt mit einem Konzept über die notwendigen Einstellungen. Bei den Fragestellungen (s. Tab. 5.1), bei denen die intrakraniellen Gefäße dargestellt werden, sind die Einstellungen von vornherein begrenzt – wenngleich es sich auch hier lohnt, Einstellungsdetails, insbesondere die Projektionswinkel, vorab festzulegen, um die Anzahl der Kontrastmittelserien zu begrenzen.
Die Einstellungen des Aortenbogens, der supraaortalen Abgänge und der Halsgefäße sind ebenfalls weitgehend standardisiert. Im wesentlichen betreffen sie die Fragestellungen nach extrakraniellen stenosierenden (arteriosklerotischen) Gefäßprozessen. Die Grundeinstellung des Aortenbogens selbst ist entweder eine orthograde (0 Grad) a.-p.(p.-a.) Projektion (Abb. 5.5) oder eine LAO-Einstellung mit einer Neigung des

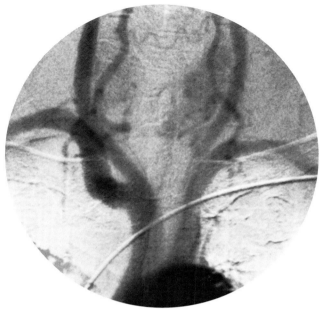

Abb. 5.5 Aortenbogen orthograd: Orthograde p.-a. Darstellung des Aortenbogens, etwas elongierte Gefäßstrecken, die Abgänge der A. carotis communis rechts und beider Vertebralarterien sind frei dargestellt, dagegen ist der Abgang der A. carotis communis der linken Seite in dieser Projektion nicht beurteilbar

Strahlengangs um (15–)20 Grad. Andere Autoren empfehlen die 30-Grad- oder 45-Grad-LAO-Projektion als Aortenbogenstandard (41). Durch die leichte Schrägprojektion wird der Abgang der A. carotis communis links vom Aortenbogen meist überlagerungsfrei dargestellt, wogegen die streng orthograde Projektion die Abgänge der Vertebralarterien und ihre zervikalen Verlaufsstrecken überlagerungsfrei darzustellen vermag (Abb. 5.6). Als ergänzende Projektion kommt,

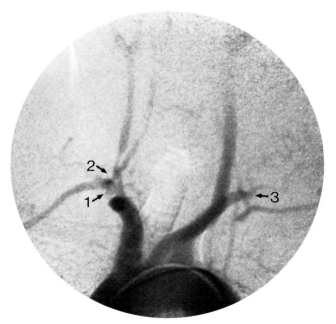
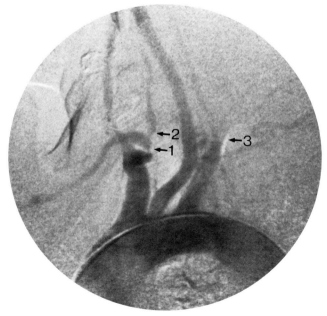

Abb. 5.6 Aortenbogeneinstellung 20 Grad/45 Grad LAO: Unterschiedlich gute Freiprojektion der hochgradigen Subklaviastenose rechts (1), des Abganges der rechtsseitigen Vertebralarterie (2) und des Verschlusses der linksseitigen A. subclavia distal des Vertebralisabganges (3)

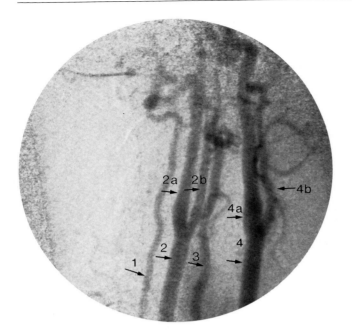
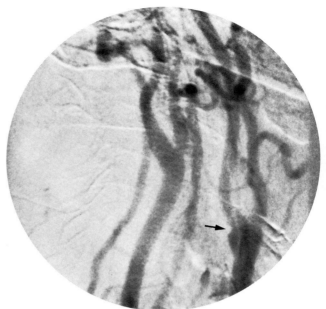

Abb. 5.7 Standard-Projektion Halsgefäße. Die i.v. DSA zeigt die ideale überlagerungsfreie Projektion der Halsgefäße (60 Grad RAO) ohne pathologische Veränderungen.

1 A. vertebralis rechts,
2 A. carotis communis rechts,
2a A. carotis interna rechts,
2b A. carotis externa rechts,
3 A. vertebralis links,
4 A. carotis communis links,
4a A. carotis interna links,
4b A. carotis externa links.

Die Reihenfolge bleibt immer erhalten, abgesehen von dem Sonderfall der überdrehten Projektion (s. auch Abb. 5.9, 5.10, 5.21) – bei der LAO spiegelbildlich bei Aufzählung von links

Abb. 5.8 Standardprojektion der Halsgefäße. 62jähriger Patient, Zustand nach rechtshirnigem Insult vor 3 Monaten mit Fazialisparese links und Aphasie – daneben Hypertonie, arterielle Verschlußkrankheit an den Beinen (Grad II a).
Die zervikalen Gefäße sind in der angestrebten Weise ohne nennenswerte Überlagerungen dargestellt: hier die 60 Grad RAO-Einstellung, welche an der mediodorsalen Wand der gegenseitigen (linken) A. carotis interna eine kleinere plaqueförmige Wandunregelmäßigkeit zeigt (Pfeil)

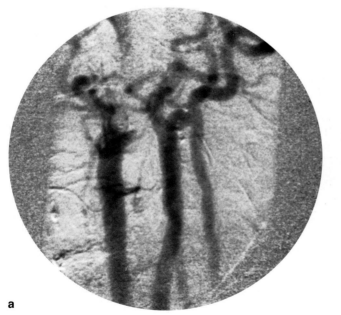
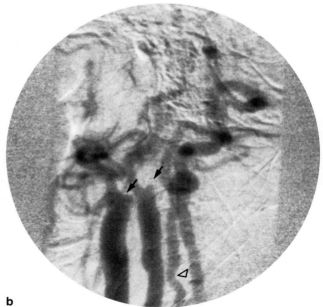

a   **b**

Abb. 5.9 Halseinstellung mit verstärkter Drehung (70 Grad LAO). 70jähriger Patient, der vor 2 Monaten mehrfach transitorische ischämische Attacken erlitt.
a Die Standardprojektion (60 Grad LAO) zeigt eine fast vollständige Überlagerung der A. carotis communis der linken Seite mit der rechten Vertebralarterie. Die Gefäße sind sehr eng gruppiert, der Überlagerungseffekt kann nur durch eine Verstärkung des Rotationseffektes (70 Grad LAO-Bild) kompensiert werden (**b**), allerdings verändert sich dabei die Anordnung der Gefäße; die beiden Vertebralarterien und beide Karotiden liegen getrennt nebeneinander. Diagnose: Carotis-interna-Verschluß beidseits in Abgangshöhe (Pfeile), plaqueförmige Vertebralisstenose rechts (Dreieck)

insbesondere auch bei Verdacht auf plaqueförmige Veränderungen im Aortenbogen selbst und bei bestimmten Abgangskonstellationen, eine stark gedrehte LAO-(30–45–60-Grad-)Projektion auch mit kraniokaudaler Neigung (75), seltener eine RAO-Projektion in Frage, letztere eigentlich nur bei stark elongierten, geschlängelten Gefäßen zur Trennung der Abgänge der A. anonyma rechts.

Konnte mit dem großen Bildwandlerfeld in der Grundeinstellung der oberen Thoraxapertur der Bereich des Aortenbogens bis zum Kieferwinkel ausreichend dargestellt werden, folgen die Schrägprojektionen zur Darstellung der Halsgefäße im Bereich ihrer zervikalen Strecken. Auch hier handelt es sich um LAO- und RAO-Projektionen, die in der Regel einen Neigungswinkel von 60 Grad zur Mediosagittanebene aufweisen (Abb. 5.7, 5.8); dieser Winkel muß unter besonderen anatomischen Konstellationen manchmal vergrößert werden (bis 70 Grad) (Abb. 5.9, 5.10). Bei stark elongierten, geschlängelten Gefäßen bekommt man

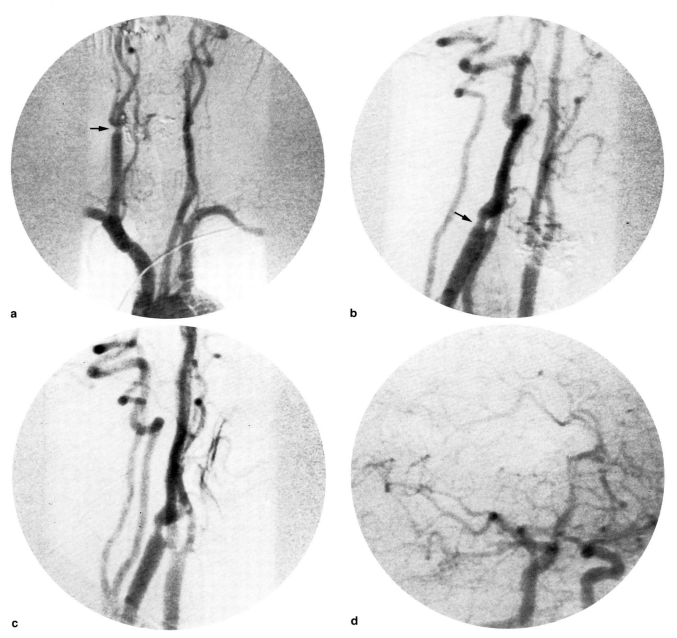

Abb. 5.**10** Überlagerung der Halsgefäße, Sonderprojektion. 58jähriger Patient mit häufigen Schwindelattacken seit etwa 1 Jahr, gelegentlichen Sensibilitätsstörungen im rechten Arm sowie Nackenkopfschmerzen, die nach rostralwärts ausstrahlen. Dopplersonographisch Carotis-interna-Stenose rechts.
a Die i.v. DSA zeigt eine klare Darstellung der Abgänge im Aortenbereich sowie der Vertebralabgänge in der 20-Grad-LAO-Projektion, auch die 50%ige Carotis-communis/interna-Stenose rechts (Pfeil) wird gut dargestellt. **b** Die Standardschrägprojektion der Halsgefäße (RAO 60 Grad) zeigt einen Überlagerungseffekt der rechten A. carotis communis und interna mit der rechten Vertebralarterie. **c** Die verstärkte Drehung (RAO 70 Grad) zeigt nun wieder die typische getrennte Projektion der Karotiden und Vertebralarterien, wobei sich jetzt allerdings beide Karotiden störend überlagern. **d** Ausschluß von nachgeschalteten Tandemstenosen durch die „Siphonprojektion"

66   5. Klinischer Einsatz der DSA in der Neuroradiologie

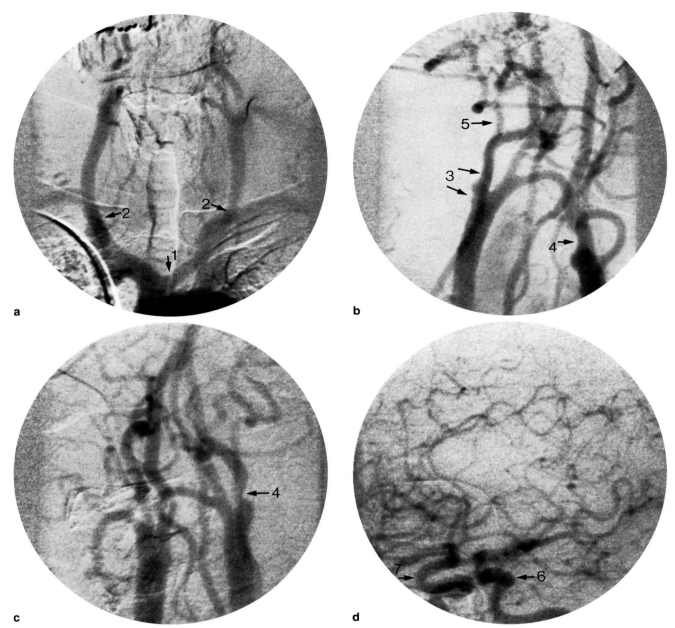

Abb. 5.11   Gefäßkonstellation bei großer Struma.
a Varianter Abgang der A. carotis communis links von der A. anonyma (1) und stark lateralwärts konvexbogiger Verlauf der A. carotis communis beidseits (2) wegen ausgeprägter episternaler Struma.
b Halseinstellung (RAO 60 Grad) mit flachem Plaque am Übergang der A. carotis communis zur A. carotis interna, im Kommunisanfangsabschnitt etwas dickerer Plaque (3), ausgeprägte Stenosierung der A. carotis interna links im Abgangsbereich (4, Bild **c** – LAO).
Durch den weit ausladenden Verlauf der Gefäße sind in der Standardprojektion beide Anfangsstrecken der A. carotis interna mit der hochzervikalen Strecke der A. vertebralis (5) überprojiziert. Durch das stark unterschiedliche Kaliber der Gefäße ist jedoch eine relativ gute Differenzierung möglich.
d Die intrakranielle Darstellung des Siphons (LAO 45 Grad) zum Ausschluß nachgeschalteter Stenosen im Kavernosussegment sowie im supraklinoidalen Abschnitt (6, 7)

überlagerungsfreie Bilder manchmal erst bei Projektionswinkeln von 45 Grad (72) (Abb. 5.**11**). Prinzipiell soll der Winkel möglichst groß gewählt werden, um eine echte zweite Projektionsebene zu bekommen, zumal bekannt ist, daß kleinere plaqueförmige Stenosen häufig nur im tangentialen Strahlengang erkennbar werden. Wegen des häufigen Sitzes dieser kleineren Plaques gerade an der Hinterwand der A. carotis interna sind eigentlich beide Schrägprojektionen strenggenommen erforderlich, auch wenn auf der zuerst durchgeführten bereits beide Karotiden ohne Bewegungsartefakte (Kehlkopf und Pharynx) deutlich zu erkennen sind. Abgesehen von der Projektion in zweiter Ebene soll die Darstellung der Karotiden auch eine Öffnung der Kommunisgabelung bewirken. Gleichzeitig muß die A. carotis communis vom Kehl-

Indikationen, Technik, Komplikationen 67

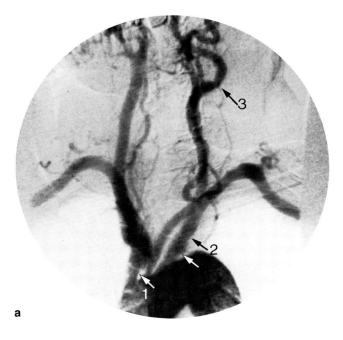
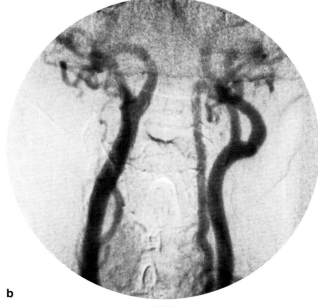
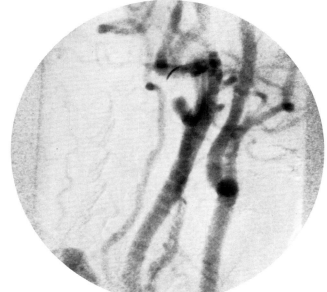

Abb. 5.**12** Zusatzprojektion Halsgefäße orthograd. Die Schrägprojektionen (Abb. 5.**12c**), die durch die Elongation starke Überlagerungseffekte zeigen, müssen durch die Standard-p.-a.-Projektion der Halsgefäße ergänzt werden (Abb. 5.**12b**).
Im Bereich des Aortenbogens (Abb. 5.**12a**) eine Abgangsstenose der A. anonyma mit poststenotischen Erweiterungen (1), im Abgangsbereich der A. subclavia links flachere plaqueförmige Wandunregelmäßigkeiten (2). Die Gefäße sind insgesamt sehr stark elongiert, auch die zervikalen Strecken beider Karotiden, die jedoch nicht die dopplersonographisch vermuteten hochgradigen Stenosen, sondern allenfalls eine Knickstenose links geringeren Ausmaßes erkennen lassen (3)

kopf durch Projektion getrennt werden, da die meisten Patienten unwillkürlich schlucken, wenn das Kontrastmittel die Zungen-Schlund-Region erreicht (1). Hierzu wird eine Kopfdrehung zur gleichen Seite um etwa 10% bei kranialwärts angehobenem Kinn und eine zusätzliche Neigung des Strahlengangs um 12 Grad zur Körperlängsachse in kaudokranialer Richtung durchgeführt. Bei dieser Projektion, meist der entscheidenden zur Darstellung von stenosierenden Gefäßprozessen an den Prädilektionsstellen der Karotiden, ist das größtmögliche Auflösungsvermögen erwünscht, um auch kleinere Veränderungen deutlich zu machen. Bei nicht ganz artefaktfrei oder überlagerungsfrei dargestellten Karotisbifurkationen wird die zusätzliche a.-p. Projektion dringend erforderlich (13, 72) (Abb. 5.**12**). Die bessere räumliche Auflösung wird meist mit den kleineren Bildwandlerfeldern erzielt. Dies ist insofern bei den beschriebenen Einstellungen nicht störend, da häufig eine optimale Darstellung der zervikalen Abschnitte zusammen mit den kraniozervikalen Übergangsstrecken mit einer Projektion wegen zu großer Gewebsdichteunterschiede ohnehin nicht möglich ist. Die kraniozervikalen Übergangsstrecken können dann wieder in 2 Sonderprojektionen dargestellt werden, die jedoch eigentlich den schon für die intrakraniellen Gefäßstrecken beschriebenen Einstellungen nach Waters sowie den Schrägeinstellungen entsprechen (s. unten). Zur Darstellung des Karotissiphons ist ebenfalls eine LAO- oder RAO-Einstellung mit Neigungswinkeln von 45–60 Grad zu wählen (Abb. 5.**13**; s. auch Abb. 5.**11d**, 5.**10d**); auch hier ist ein kleines Bildfeld empfehlenswert, wenn nicht zu hohe Expositionszeiten anfallen. Bei dieser Projektionsart werden die Siphons ebenfalls in unterschiedlicher Projektionsrichtung erfaßt, so daß u. U. die Gegenprojektion notwendig sein kann. Sollen noch die intrakraniellen

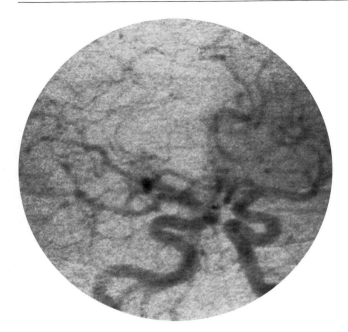 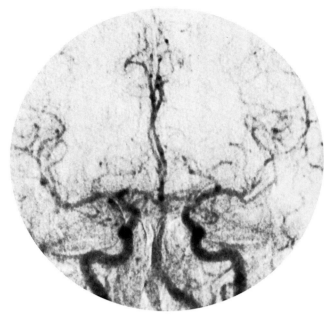

Abb. 5.**13** Darstellung der kraniozervikalen Übergangsstrecken. A. craotis interna beidseits mit Kanalabschnitt, Siphon, Internagabelung sowie den Media- und Anteriorhauptstämmen in der „Siphonprojektion", hier als 45 Grad RAO. Stark unterschiedliche Projektionsrichtung und Darstellung der Karotissiphons und der Internagabelung sowie der Mediaanfangsstrecke beider Seiten. Unauffällige anatomische Verhältnisse bis zur Mediabifurkation

Abb. 5.**14** Darstellung der intrakraniellen Gefäße mit i.v. DSA. – Der hier erreichte Kontrast und die relativ gute Detailauflösung können nicht immer erwartet werden. Äußere Faktoren, wie etwa Kalottendicke oder minimale Bewegungsunschärfe, verhindern die optimale Detaildarstellung. Es handelt sich um eine p.-a. Standardprojektion mit kraniokaudaler Neigung des Strahlenganges etwa 15 Grad zur Augen-Ohr-Linie. Die A. basilaris und A. carotis interna in ihren intrakraniellen Segmenten sind optimal dargestellt, ebenso der Media- und Anteriorbereich. Die präkommunikale Anteriorstrecke (A_1) ist von der zisternalen Posteriorstrecke praktisch nicht zu differenzieren

Gefäße zusätzlich dargestellt werden, kommen Einstellungen wie unten beschrieben in Betracht.
Intrakranielle Fragestellungen machen meist eine a.-p. (p.-a.) Projektion erforderlich, die auch bei der intravenösen DSA eine weitgehend überlagerungsfreie Gefäßdarstellung erlaubt, bedingt durch die intrakraniellen Symmetrieverhältnisse (Abb. 5.**14**). Von der klassischen Angiographie sind dabei einige Modifikationen der Einstellung, insbesondere verschiedene kraniokaudale oder kaudokraniale Einstellungswinkel bekannt.
Die Standardeinstellung entspricht einer um 12–15 Grad kraniokaudal zur Augen-Ohr-Linie gekippten Durchstrahlungsrichtung. Sie zeigt in der Regel die Gabelung der A. carotis interna unmittelbar oberhalb des Orbitadaches auf die frontale Kalotte projiziert. Dabei wird die A. cerebri media im Keilbeinabschnitt nicht mehr durch die Frontobasis überlagert und die A. cerebri anterior am wenigsten verkürzt dargestellt. Überlagerungen ergeben sich im Bereich des basalen Gefäßkranzes, der nahezu orthograd gesehen wird, und im Bereich der vertebrobasilären Gefäße. Dabei projiziert sich der Kopf der A. basilaris in die Nähe der A. communicans anterior und die Aa. cerebri posteriores projizieren sich zwischen den Anterior- und Mediakreislauf. Die kraniokaudale Kippung um etwa 30–35 Grad (Towne) zeigt einen Aufblick auf den basalen Gefäßkranz, die Verlaufsstrecken der A. cerebri posterior und der A. cerebelli superior werden gut getrennt. Die Internagabelung erscheint am unteren Bildrand weit von der Frontobasis entfernt, der Kopf der A. basilaris liegt deutlich über der A. communicans anterior, jedoch von der A. pericallosa überlagert. Die kaudokraniale Kippung um 25–30 Grad (Waters) (Abb. 5.**15**) zeigt einen partiellen Aufblick auf den basalen Gefäßkranz (nahezu axiale Projektion), den Basilariskopf gut von der A. communicans anterior getrennt, sowie die intrakraniellen und kraniozervikalen Übergangssegmente der Vertebralarterien jeweils mit der A. cerebelli inferior posterior. Die kraniokaudale Kippung bis 5 Grad zur Augen-Ohr-Linie hebt die Orbita hervor und isoliert die Gefäße der hinteren Schädelgrube (nur durch die Orbita überlagert) bei nahezu orthograder Projektion der A. cerebri posterior. Sollen die Mittellinienstrukturen des basalen Gefäßkranzes oder der vordere und hintere Sinusabschnitt getrennt zu sehen sein (Fragestellung Sinusthrombose), ist eine Projektion schräg zur Mediosagittanebene um etwa 5–15 Grad anwendbar.
Die seitliche Projektion der intrakraniellen Gefäße kann nicht in üblicher Weise senkrecht zur mediosagit-

Indikationen, Technik, Komplikationen 69

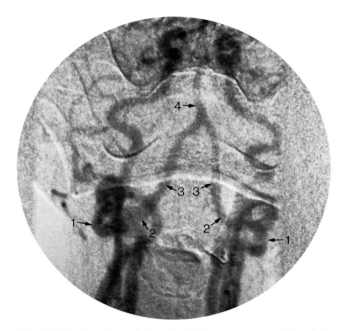 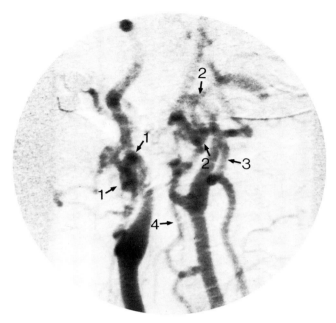

Abb. 5.**15** Kraniozervikale Gefäßstrecken p.-a. Die Aufnahme zeigt die kraniozervikalen Übergangsstrecken der Vertebralarterien sowie die distalen Strecken der A. carotis interna in der kaudokranialen Projektion nach Waters. Das Atlasschleifensegment ist vom Bereich der A. carotis communis mit ihrer Gabelung und den proximalen Externaverzweigungen überlagert (1), das kraniozervikale Übergangssegment, etwa ab dem Bereich des Foramen occipitale magnum, ist überlagerungsfrei und übersichtlich dargestellt (2), ebenso das intrakranielle Segment (3) und die A. basilaris in ihren beiden proximalen Dritteln (4)

Abb. 5.**16** Projektionsvariante bei Gefäßelongation. Die Angiographie zeigt in der LAO-Halseinstellung eine erhebliche Elongation beider Karotiden mit Coiling-Phänomenen, die Schlingenscheitel sind jeweils markiert. Der Befund ist sowohl rechts (1) wie auch links (2) eindeutig diagnostizierbar. Die linksseitige Vertebralarterie hat ein mittleres Kaliber (3), sie ist gut und frei projiziert. Die rechtsseitige Vertebralarterie ist hypoplastisch (4) mit einer zusätzlichen ausgedehnten Schleife im unteren Zervikalbereich, der Atlasschleifenbereich projiziert sich auf die elongierte Strecke der A. carotis interna und externa links

tanen Ebene erfolgen, da die symmetrischen Gefäßabschnitte sich überlagern und bei gutem Kontrast positive Saturationsartefakte auftreten. Winkelprojektionen von 45–75 Grad zur Mediosagittanebene helfen diese Überlagerungen zu vermeiden. Die erzielten Projektionen sind allerdings gewöhnungsbedürftig und stellen die korrespondierenden Gefäßabschnitte in unterschiedlicher Projektionsrichtung dar. Dabei ist bei notwendigem Seitenvergleich gelegentlich die Gegenprojektion mit gleicher Neigung in die andere Richtung erforderlich.

Die Fülle der beschriebenen Projektionen macht klar, daß bei der Diagnostik der supraaortalen Abgänge einschließlich der Halsgefäße und intrakraniellen Gefäßhauptstämme eine Beschränkung auf das diagnostisch unbedingt erforderliche Maß entscheidend ist, um die Gesamtkontrastmittelmenge in vertretbaren Grenzen zu halten.

Auswertung

Da es sich um eine Sofort-Zeit-Angiographie handelt, d. h. die Bilder sofort nach der Angiographie verfügbar sind, kann sofort ausgewertet werden. Die Untersuchung kann dann bei Erreichen des diagnostischen Zieles sofort beendet werden. Dies setzt beim Untersucher sowohl eine perfekte Vorinformation über den Patienten als auch viel Erfahrung im Auswerten von Angiogrammen voraus. Dies ist um so wichtiger, weil die sehr komplizierten „globalen" Füllungsbilder der i.v. DSA wegen anatomischer Detailüberlagerungen schwerer zu deuten sind (Abb. 5.16) und manche vertraute angiographische Phänomene (etwa Kollateralkreisläufe bei Gefäßverschlüssen) (Abb. 5.17) sich nicht so ohne weiteres entschlüsseln lassen. Die Übergänge zwischen den angiographischen Phasen sind durch den geringeren Kontrast und den prolongierten KM-Bolus verwischt. Einige frühere Arbeiten (7, 16, 145, 147) befassen sich mit der Standardisierung der Untersuchungsergebnisse. Dabei wird zwischen guter – diagnostisch ausreichender – und diagnostisch unzureichender Bildqualität unterschieden (Abb. 5.**18**). Auch dieses Kriterium muß in die Auswertung des Untersuchungsganges einbezogen werden, da die Gründe für nicht zufriedenstellende Ergebnisse festgestellt und eliminiert werden müssen.

70   5. Klinischer Einsatz der DSA in der Neuroradiologie

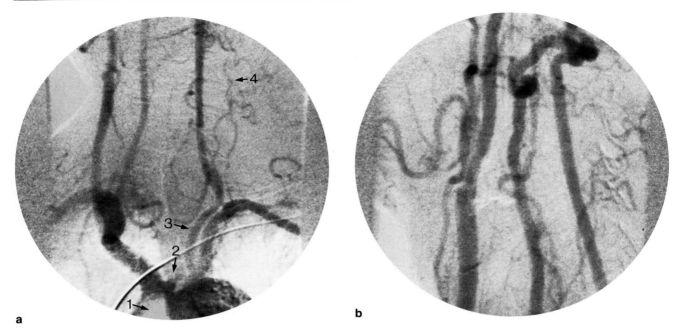

Abb. 5.**17** Verschluß der A. carotis communis links. 60jähriger Patient, koronare Herzkrankheit (3-Gefäß-Erkrankung –arterielle Verschlußkrankheit IIa). Asymptomatische Karotisstenosen mit Stenosegeräusch über beiden Karotiden rechts stärker als links ausgeprägt.
a Die i.v. DSA zeigt einen Subtraktionsartefakt im Bereich der Aorta ascendens durch notwendiges Remasking (1) – einen Verschluß der A. carotis communis links in der Nähe des Abganges (2), einen atypischen Abgang der A. vertebralis links vom Aortenbogen (3) sowie im zervikalen Bereich Kollateralkreisläufe von aszendierenden Halsgefäßen zur A. carotis externa (4). **b** Das zervikale LAO-Bild (60 Grad) zeigt die fehlende linksseitige A. carotis communis und interna sowie eine flache, längerstreckige, plaqueförmige Lumeneinengung im Abgangsbereich der A. carotis interna rechts

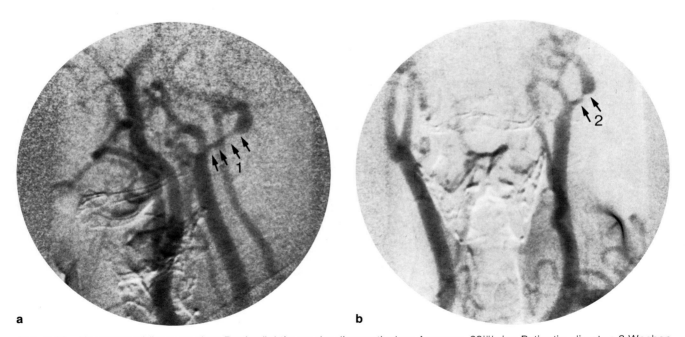

Abb. 5.**18** Kreuzungsphänomen ohne Beeinträchtigung der diagnostischen Aussage. 69jährige Patientin, die etwa 3 Wochen vor der Untersuchung eine flüchtige Sprachstörung und Fazialisparese rechts erlitt, die sich innerhalb von 3 Tagen unter Therapie vollständig zurückbildete. Starke Stenosegeräusche über der rechten A. carotis interna, dopplersonographisch hochgradige Internastenose links.
a Langstreckige hochgradige (filiforme) Stenose der A. carotis links im Abgangsbereich mit Elongation der A. carotis links im Abgangsbereich mit Elongation des Gefäßes und poststenotischer Erweiterung (1). – **b** Der ungewöhnliche Befund wurde durch die Standard-a.-p.-Projektion der Halsgefäße ergänzt, wo er entsprechend dem räumlichen Verlauf des Gefäßes etwas verkürzt dargestellt erscheint (2)

Neben der Erfassung der anatomischen Bildinhalte und dem Aufsuchen und der Beseitigung von Fehlerquellen schließt die Auswertung auch den Umgang mit den Hilfsmitteln zur Bildmanipulation am Speicher ein. Fehlerquellen zeigt Tab. 5.4. Ihre Ausschaltung erfolgt teilweise bei der Untersuchungsvorbereitung oder der Vorbereitung des Patienten (Lagerung, Filterung bei starken Gewebsdichteunterschieden (Abb. 5.19), Abstellen von Bewegungsartefakten durch Schlucken und Atmen). Artefakte durch KM-Reste in überlagernden Venen (Abb. 5.20) können nur korrigiert werden, wenn bei zentraler Injektion die Lage der Katheterspitze noch verändert werden kann (s. auch Abb. 5.4). Bei peripherer Injektion in eine Kubitalvene führt auch die Überlagerung des Bolus mit isotoner Elektrolyt- oder Glucoselösung nicht immer zum Ziel. Verminderte Herzauswurfleistung kann den Erfolg der Untersuchung vollständig verhindern; dagegen gibt es kein probates, schnell wirksames Mittel, so daß die Angiographieindikation zu überdenken ist (Aufschub, Arteriographie). Starken Pulsationen der darzustellenden Gefäße kann mit höherer Bildfrequenz begegnet werden. Ein elegantes, aber nicht immer verfügbares Lösungsmodell dafür ist die biorhythmische Steuerung der Expositionen (frames) etwa durch die R-Zacke des EKG (13), so daß jedes Bild in der gleichen Systolenphase exponiert wird. Die Bildfrequenz ist jedoch dann stark limitiert (1–2 Bilder/s).

Tabelle 5.4 Fehlerquellen

Bewegungsartefakte (Schlucken, Atmen)

Subtraktionsartefakte durch persistierende Venenfüllung

verlängerte Passage im kleinen Kreislauf

anatomische Gefäßvarianten mit ungünstigen Überlagerungseffekten

starke Gefäßpulsationen

Gefäßverkalkungen

ungünstiges Kontrast-Dichte-Verhältnis (Knochenüberlagerung, Filterungssaturationsartefakte)

Treten Überlagerungen durch anatomische Varianten (Abb. 5.21, s. auch Abb. 5.16) auf, die das diagnostische Ergebnis schmälern, muß mit den Mitteln der Einstellungswinkel versucht werden, Abhilfe zu schaffen (s. oben). Dabei besteht aber über die optimalen Projektionen nicht immer vollständige Einmütigkeit (z. B. Standardaortenbogen mindestens 45 Grad, LAO bei 152).

Erstes Hilfsmittel der Grundauswertung ist das System von Fensterbreite und Fensterhöhe analog zur Computertomographie. Wie dort ist bei der Angiographie die größtmögliche Fensterbreite, die eine Bilddarstellung mit ausreichendem Kontrast ermöglicht, vorzuziehen:

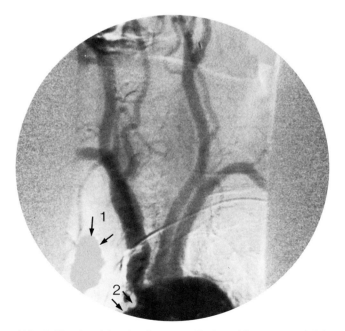

Abb. 5.**19** Artefakt durch mangelhaften Massenausgleich und venöse Überlagerung. Das Angiogramm zeigt im Bereich des linken unteren Bildausschnittes einen gemischten Artefakt, teilweise bedingt durch mangelhafte Filterung der lufthaltigen Lunge (1), teilweise durch Remasking mit einem den venösen Einstrom in die V. cava inferior zeigenden Bild. Dadurch wird auch die Bildaussage beeinträchtigt (2)

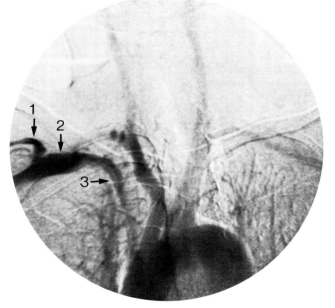

Abb. 5.**20** Überlagerungsartefakt durch persistierende Venenfüllung in der i.v. DSA. Der Venenkatheter kann in der V. cephalica (1) nur bis zur Einmündung in die V. subclavia (2) vorgeführt werden – V. brachiocephalica (3). In der arteriellen Phase bleibt ein Teil der Venenfüllung in der Einstrombahn der V. cava superior stehen

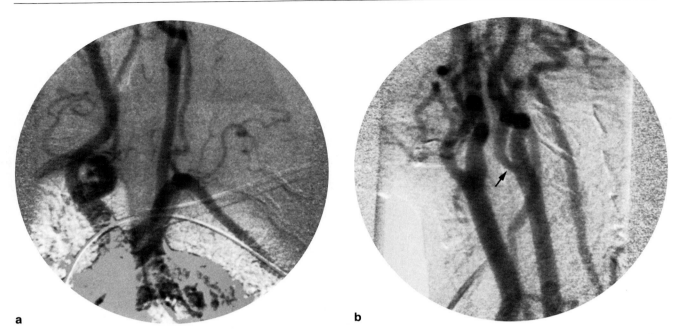

Abb. 5.**21** Remasking Artefakt: **a** Im Aortenbogenbereich Subtraktionsartefakt durch erforderliches Remasking mit einer partiell gefüllten Phase. **b** Die Projektion der Halsgefäße (LAO 60 Grad) bei relativer Steilstellung zeigt eine Verschiebung der Gefäßanordnung in Richtung überdrehte Projektion mit nebeneinanderliegenden Karotiden und Vertebralarterien. Dabei ist die rechte Vertebralarterie noch teilweise mit der linken A. carotis communis und interna überlagert. Die Karotiden sind beidseits ohne nennenswerten Artefakt dargestellt, es findet sich neben einer Elongation der A. carotis interna nahezu spiegelbildlich beidseits eine Verschmächtigung des initialen Segments der A. carotis externa links (Pfeil)

Sie bietet das bessere Signal-Rausch-Verhältnis und damit eine glattere Konturdarstellung. Auch hier muß bedacht werden, daß bei zu weitem Fenster schwächer kontrastierte kleinere Strukturen unterdrückt werden.
– Die Rechnerprogramme zur nachträglichen Artefaktunterdrückung sind je nach System unterschiedlich. Das einfachste Mittel ist die Auswahl einer anderen (Zeit-)Maske bei Bewegungen zu Beginn des Angiogrammes. Weitere Möglichkeiten bei diskreten Bewegungsunschärfen liegen in der Integration mehrerer Masken (unscharfe Maske – „blurring mask") evtl. zusammen mit der Summation mehrerer Füllungsbilder kombiniert – oder das Pixelshift-Prinzip, bei dem die Maske gegenüber dem Füllungsbild „kreuztischartig" bewegt werden kann (3, 35, 39, 49, 84, 132, 151). Bei leichten rhythmischen Bewegungen des Patienten (Atembewegungen und dergleichen, nicht bei Gefäßpulsationen) und genügender Anzahl von Masken und Füllungsbildern kann versucht werden, jeder Angiographiephase die passende Maske (oder Maskenkombination) zuzuordnen. Fernziel scheint hier (theoretisch) der Einsatz der Doppelenergietechnik zu sein (13, 41, 104) (s. oben: Doppelenergie und Hybridtechnik).

Bildqualität

Ein Bildverstärkerfeld mit 9" (23 cm) Durchmesser und eine Bildmatrix von 512 × 512 ergeben eine Bildelement(Pixel)größe von 0,44 mm. Wie bei der Computertomographie entspricht aber in der Praxis das räumliche Auflösungsvermögen nur dann der Pixel-Größe, wenn ausreichender Kontrast erreicht werden kann (s. oben, 27), im übrigen nur der kleinsten auflösbaren anatomischen Struktur. Dies ist auch die Ursache dafür, daß bei der arteriellen DSA kleinere Gefäßstrukturen zu erkennen sind als im i.v. DSA-Bild (abgesehen von anderen Faktoren, wie der schlechteren Phasentrennung des i.v. Angiogrammes [s. oben]). Die Strahlendosis hingegen bestimmt den Kontrast weniger entscheidend (Anstieg nicht linear mit der Dosis, sondern proportional zu ihrer Quadratwurzel) (13). Daraus resultieren die Bemühungen um einen besonders kohärenten und konzentrierten KM-Bolus (s. oben) durch zentrale wie modifizierte periphere Injektionstechniken. Durch Verkleinerung des Bildverstärkerfeldes auf 6" (15 cm) oder 4" (10 cm) Durchmesser kann in vorgegebenen Grenzen die Bildschärfe etwas erhöht werden (13), wenn auch ohne Auswirkung auf die Kontrastauflösung. Gleichzeitig ist damit meist auch eine Strahlendosiserhöhung kombiniert – dabei kann die ansteigende Expositionszeit ein limitierender Faktor sein.

Auch der Modifikation des KM-Bolus als der Hauptdeterminanten sind sehr enge Grenzen gesetzt. Die Aufnahme, Verteilung und Verträglichkeit großer hochkonzentrierter KM-Boli unterliegt sehr komplexen physiologischen Parametern. KM-Gesamtmengen müssen vorbedacht werden.

Daneben gibt es für die Bildqualität entscheidende technische Vorgaben an die Qualität von Bildwandler, Röntgenröhre und Generator, die hier nicht näher erörtert werden sollen. – Die gelegentlich erwünschte Verkleinerung der Pixel-Größe (Matrix 1024 × 1024) dürfte eher der DSA-Arteriographie als der i.v. Anwendung zugute kommen (13, 74).

Strahlendosen

Die Hoffnung auf eine Strahlendosisreduktion durch die digitale Verstärkertechnik ist bei der i.v. DSA nicht stichhaltig. Dosismessungen wurden durchgeführt; es wurden unterschiedliche Ergebnisse veröffentlicht (Tab. 5.5). Die Standarduntersuchung der Karotiden soll die einer konventionellen Angiographie unterschreiten (127). Im Gegensatz zur i.a. DSA-Technik wird wegen des niedrigen zu erwartenden Kontrastes eine hohe Dosisleistung angewählt – dies kombiniert mit erhöhten Bildfrequenzen und mehrfachen Serien läßt Strahlendosen in der Größenordnung konventioneller Angiogramme erwarten. Andererseits stellen die aufgeführten Indikationen bei strenger Handhabung keine erhöhten Ansprüche in Richtung Dosiseinsparung. Ausnahme sind die erwähnten Indikationen im Kindesalter, die aber eine entsprechende Einstellung erlauben (geringe Ausgangsdosis, wenig Serien, limitierte Bildfrequenz analog zur konventionellen Angiographie).

Tabelle 5.5 Messungen der Strahlendosen

Strahlendosis (Eingangsdosis des Bildverstärkers)	Literaturangabe
1,2–2 mR pro Bild (bei Kindern)	167
1 mR pro Bild (Mindestleistung)	13
Serienbildfolge 0,33 mR pro Bild / kontinuierlich 0,5 mR pro Bild (Firmenangabe)	85
30 µR/s (?)	4
bis 1 mR pro Bild (Tierversuche)	126
30–300 µR pro Bild	35
1,3 R pro Szene (25 s Dauer) (Hautdosis)	145
0,5 mR pro Bild	34
0,5–1,5 R/s Subtraktionsszenendauer	76
Flächendosisprodukt 330–18 880 mR × cm^2	129

Kontrastmittel

KM-Fragen sollen nur soweit erörtert werden, wie es die geschlossene Darstellung dieses Kapitels erfordert – im übrigen s. Kapitel 4 von U. SPECK u. R. KEYSSER. Zur i.v. DSA wurden nach Literaturangaben alle klassischen auch zur Angiographie verwendeten Kontrastmittel, sowohl Natriumsalze, -ester, gemischte Formen und moderne, undissoziierte jodhaltige Kontrastmittel verwendet. Die Qualität der Ergebnisse wird davon nur insoweit berührt, als subjektiv besser verträgliche Substanzen weniger Bewegungsartefakte provozieren (8, 13). In letzter Zeit haben sich die Anwendungsformen höherer Konzentrationen mit 300–400 mg Jod/ml Kontrastmittel durchgesetzt. Der KM-Bolus soll einen hohen Gipfel und eine kurze Dauer haben, darüber hinaus hängt der Kontrast in der intravenösen DSA bzw. die intraarterielle Jodkonzentration von den folgenden Gesetzmäßigkeiten ab (16):

1. Die maximale arterielle Jodkonzentration ist proportional der Jodgesamtmenge.
2. Es besteht eine geringe Abhängigkeit von der Injektionsrate – bei zu hoher Rate sinkt die arterielle Jodkonzentration wieder ab.
3. Die arterielle Jodkonzentration steigt linear mit dem Herzauswurfvolumen.
4. Die KM-Zusammensetzung spielt eine untergeordnete Rolle (57).

Überlegungen, die Viskosität und damit die Kohäsion des KM-Bolus durch Abkühlung zu verbessern, sind rein theoretischer Natur (86), da körperwarmes Kontrastmittel wegen der geringeren Viskosität subjektiv besser verträglich ist. Die objektive Verträglichkeit entscheidet über das Untersuchungsrisiko (s. unter „Komplikationen"). Wenn auch mit kleinen Einzelmengen (etwa 20 ml) schon brauchbare Ergebnisse erzielt worden sind (42, 136), dürften doch Dosen von 30–40 ml im Interesse einer optimalen Untersuchungsaussage anzustreben sein. Als oberstes Limit wird eine Gesamtmenge von 200 ml genannt, wenn keine besonderen Risikofaktoren vorkommen – bzw. 4 ml pro kg/KG, dabei wurden meist 3 ml pro kg/KG nicht überschritten, Kontrastmittel mit 400 mg Jod/ml (13). Im Kindesalter wird eine Dosis von 0,6 ml pro kg/KG empfohlen, der Bolus soll nicht über 35 ml betragen (167) – bei beiden Angaben handelte es sich um Diatrizoate-meglumine – Renografin 76. Die Diskussion um die Anwendung ionisierter oder nichtionisierter Kontrastmittel hat alle Facetten vom Kostenfaktor bis zur Organverträglichkeit, insbesondere beim chronisch kranken Patienten oder Gefäßkranken. Dabei wird seit ihrer Einführung die bessere Verträglichkeit der nicht dissoziierten Kontrastmittel aufgrund ihrer pharmakologischen Eigenschaften postuliert. Von Bedeutung ist dieser Effekt bei eingeschränkter Nierenfunktion, Plasmozytom, Diabetes mellitus usw. Auch der enddiastolische Druck soll nach präatrialer KM-Injektion wenig ausgeprägt ansteigen. Gleichsinnig ist die geringere Anhebung des Gefäßwiderstandes in der Arteria pulmonalis zu verstehen; diese soll bei den nichtionischen Kontrastmitteln weniger ausgeprägt sein. Die geringere Rate von KM-Überempfindlichkeitsreaktionen der modernen undissoziierten Kontrastmittel ist dokumentiert (Literatur bei SPECK u. KEYSSER, s. Kapitel 4). Sonderindikationen zum Einsatz niedriger KM-Konzentrationen sind natürlich entsprechend dem arteriographischen Einsatzbereich, wobei Verdünnungen von 120–240 mg Jod/ml verwendet werden (Abb. 5.22), bei der intravenösen Anwendung etwa im Bereich der Pulmonalisangiographie (12–15 ml Iopamidol: 200 mg Jod/ml) (129) oder bei phlebographischen Fragestellungen.

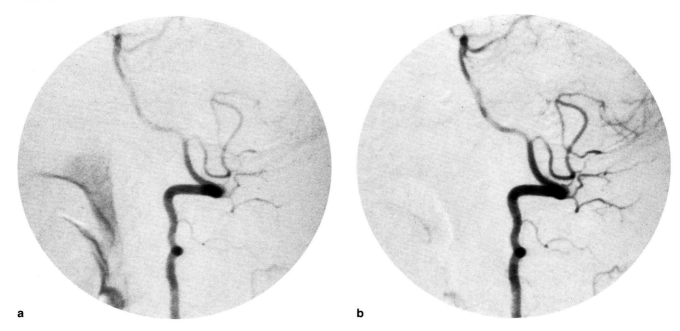

Abb. 5.22 Vergleich der KM-Dichte bei intraarterieller DSA. **a** KM-Injektion von 4 ml mit 120 mg J/ml undissoziiertem Kontrastmittel, **b** gleiche Menge mit 240 mg J/ml. Die größeren Gefäßstrecken sind gleich gut abgrenzbar. Kleinere Gefäßverzweigungen unter der 1-mm-Grenze sind mit stärker verdünntem KM ungenauer oder nicht mehr zu erkennen

Kontraindikationen der i.v. DSA

Auch hier kann einfacherweise eine Liste vorangestellt werden (Tab. 5.6). In Tab. 5.6 sind die Punkte 1, 3, 4 und 7 absolute Gegenanzeigen. Bei den übrigen handelt es sich um relative Gegenanzeigen, d. h. es sind u. U. Möglichkeiten oder Auswege vorhanden. Diese können ein besonders vorsichtiges Vorgehen bei der Seldinger-Technik im Falle verletzlicher Venen, das Ausweichen auf periphere Injektionen bei Gerinnungsstörungen oder etwa eine sich an die KM-Applikation direkt anschließend vereinbarte Dialyse bei Niereninsuffizienz sein. Die Gefahr der Mobilisierung präexistenter Venenthrombosen bei schwerkranken oder über lange Zeit bettlägerigen Patienten sollte immer bedacht werden und durch fortlaufende Probeinjektionen mit Kontrastmittel bei der Plazierung des Katheters ausgeschlossen werden. Der Zugang von der V. femoralis aus soll bei diesem Patientengut und bei variköskem Symptomenkomplex besonders kritisch geprüft werden. Bei Herzvitien mit größeren Shunt-Volumina und dekompensierter kardiovaskulärer Insuffizienz kommen kontrastreiche i.v. DSA-Angiogramme für gefäßchirurgische Fragestellungen bzw. die Neuroradiologie nicht zustande. Eine eben kompensierte kardiovaskuläre Insuffizienz oder Niereninsuffizienz kann durch die injizierten KM-Mengen zur Dekompensation gebracht werden (2, 36, 50, 87, 148).

Komplikationen der i.v. DSA

In der Literatur nehmen die Angaben über Komplikationen wegen ihrer vergleichsweise geringen Bedeutung keine vordergründige Stellung ein (128). Abgesehen von wenigen Randkonstellationen, etwa der Venenruptur mit Paravasat, der kumulativen KM-Wirkung auf die Nieren und der Neurotoxizität, werden die Komplikationen von der KM-Überempfindlichkeit bestimmt – die Rate liegt im Bereich der übrigen venösen Anwendungen, wobei als Modellfall die i.v. Pyelographie angesehen wird (2, 87, 148). Dabei ist ab einer KM-Menge von etwa 50 ml ein Unterschied zwischen einfacher und mehrfacher Anwendung nicht mehr vorhanden. In einer größeren Studie über die Komplikationen der i.v. DSA an 2488 Patienten mit zervikokranialer Diagnostik (128) fanden sich lokale Extravasate am Arm in 11 Fällen (5,2%), im Mediastinum bei Anwendung zentraler Katheter nur in 2 Fällen (0,13%). Ein akutes Lungenödem trat in 4 Fällen auf, Blutdruckabfälle traten 43mal auf, daneben wurden 2 Thrombophlebitiden beobachtet sowie

Tabelle 5.6 Kontraindikationen

1. erwiesene KM-Allergie
2. schwere Niereninsuffizienz
3. dekompensierte kardiovaskuläre Insuffizienz
4. Vitien mit großen Shunt-Volumina
5. Entzündungen im Bereich der venösen Zugänge
6. hochgradig geschlängelte (Varikosis) oder verletzliche Venen
7. unkooperative Patienten
8. hochgradige Gerinnungsstörungen (in beiden Richtungen)

ein zerebraler Grand-Mal-Anfall und ein Fall von Nierenversagen mit letalem Ausgang. Insbesondere die schweren Komplikationen wie Lungenödem und Nierenversagen sind auch anderweitig dokumentiert (50, 111, 150). Wegen dieser ernsthaften Störungen werden vorbeugende Maßnahmen empfohlen, etwa eine Patientenüberwachung mit EKG und Blutdruckkontrollen sowie die Bereitstellung lebensrettender Maßnahmen (13). Die Thrombophlebitis als seltene Folge von Phlebographien bei Anwendung hochkonzentrierter Kontrastmittel ist ebenfalls bekannt (158). – Die Extravasate im Bereich des Mediastinums haben meist benigne Verläufe (133). Die Neurotoxizität wird durch entsprechende Disposition, insbesondere bei Anfallsleiden, bestimmt und tritt sonst nur sporadisch auf (70, 128). – Verfechter der peripheren Injektionstechnik bestreiten die Häufigkeit der Komplikationen an den Armvenen bei adäquater Technik, vor allem wenn eine Injektionsflußrate von 12–13 ml/s nicht überschritten wird (101). Es werden dann Komplikationen in der Größenordnung von 3–4‰ zu erwarten sein (85, 95). Eine Arbeitsgruppe (146) beschreibt eine Rate von KM-Komplikationen in der Größenordnung von 2,9%, daneben als typische Komplikation der i.v. DSA bei Gefäßkranken die Auslösung von Stenokardien, wobei letztlich die Wertigkeit verschiedener Faktoren und ihre Auslösung, etwa das häufige Atemanhalten über längere Zeit, oder ein direkter KM-Effekt am Herzmuskel doch offen bleiben muß. Als singuläre Beobachtung wird ein zerebrovaskulärer Insult infolge einer KM-Überreaktion (146) beschrieben. Im eigenen Kollektiv wurde bei nahezu ausschließlicher Anwendung nichtdissoziierter Kontrastmittel das Auftreten ausgeprägter KM-Überempfindlichkeit mit Hautquaddeln, laryngobronchialen Reaktionen und Blutdruckabfällen so gut wie nie beobachtet. Allerdings wurde im Aufklärungsgespräch oder im Vorfeld besonderer Wert auf eventuelle frühere KM-Unverträglichkeit gelegt und die Möglichkeit einer Antihistaminprophylaxe häufig genutzt.

Methoden der intraarteriellen DSA

Die intraarterielle DSA ist im Schrifttum auf allen Gebieten der Neuroradiologie – wenn auch nur vereinzelt – beschrieben (10, 11, 23, 34, 44, 53, 60, 74, 89, 96, 107, 117, 118, 119, 122, 123, 145, 157, 160, 161, 169, 173, 178). Die intraarterielle DSA wird von der arteriographischen Technik her wie die konventionelle Angiographie durchgeführt.
Die intraarterielle DSA kann alle Fragestellungen in der Neuroradiologie beantworten, wobei auch das Auflösungsvermögen in aller Regel ausreicht. Die DSA-Arteriogramme könnten allenfalls durch eine feinere Bildmatrix (1024 × 1024) gewinnen – s. oben, die bei der i.v. DSA keinen diagnostischen Zugewinn erwarten läßt (13, 74). Einschränkungen ergeben sich gelegentlich durch den begrenzten Bildausschnitt, der zu einer zusätzlichen Serie mit geänderter Einstellung zwingen kann. Dies wird jedoch meist durch die Vorteile des Verfahrens an anderer Stelle wieder wettgemacht.

Transfemorale Katheterangiographie

Das kleinkalibrige Kathetermaterial mit 5-F-Durchmesser hat auch in zunehmendem Maße Eingang in die konventionelle Arteriographietechnik gefunden (125). Man hat sich lediglich auf die geringere Drehstabilität der nicht metallnetzarmierten Katheter einzustellen. Im übrigen sind Modifikationen nicht notwendig. Von einer Arbeitsgruppe wird die künftige Verwendung von 3-F-Kathetermaterial diskutiert (122). Die selektive Angiographie profitiert vom Sofortbild während der Injektion und der dadurch erheblich verkürzten Untersuchungszeit, da eine längere Verweildauer der Katheter in den Gefäßen dadurch vermieden werden kann (98), ein wesentlicher Punkt für komplikationsfreies Arbeiten. Auch längere superselektive Sequenzen oder Panangiographien etwa bei Aneurysmasuche können in konventionell nicht erreichbaren Zeiten bewerkstelligt werden.

Retrograde Brachialisangiographie

Die retrograde Injektion aus der Armbeuge ist durchführbar und führt zu guten Ergebnissen. Allerdings wird die notwendige größere KM-Menge, die ja zum Auffüllen der distalen Gefäßstrecken gebraucht wird, dem Prinzip der intraarteriellen DSA nicht gerecht, zumal nicht simultan in beiden Ebenen angiographiert werden kann. Eine Verkleinerung des KM-Bolus durch nachinjizierte Elektrolytlösung ist möglich; so kann u. U. von den üblichen 35 ml Gesamtinjektionsmenge auf bis zu 15 ml Kontrastmittel reduziert werden. Diese Technik erfordert jedoch eingehende Erfahrungen mit der Methode der Brachialisangiographie, da bei inadäquater Flußrate die supraaortalen Gefäße nur unzureichend gefüllt werden (s. Beispiel, Abb. 5.**82**, 5.**84**).

Seldinger-Technik via A. brachialis

Sie ist im kardiologischen Bereich verbreiteter als in der Neuroradiologie, ebenso zur deszendierenden Aortographie bei Schwierigkeiten im Bereich der Iliakagabelung (171).
Bedenken werden vorwiegend wegen der stärkeren Spasmusneigung der A. brachialis bei Katheterisierung gegenüber der A. femoralis geäußert. Jedoch ist die A. brachialis (und die A. axillaris) bei ungangbarer Iliakagabel schon immer ein alternativer Zugang auch für die Darstellung der supraaortalen Gefäße gewesen (168). Insbesondere können die Abgänge der Vertebralarterien semiselektiv sehr einfach, schonend und schnell dargestellt werden (Abb. 5.**23**). Dasselbe gilt für die gemeinsame Darstellung der A. carotis communis und der A. vertebralis rechts. Lediglich bei selektiverem Vorgehen über diese Indikationen hinaus (Karotis links, Aortenbogenangiographie) wird die Untersuchungsdauer von wenigen Minuten überschritten. – Die semiselektive Vertebralisdarstellung kann

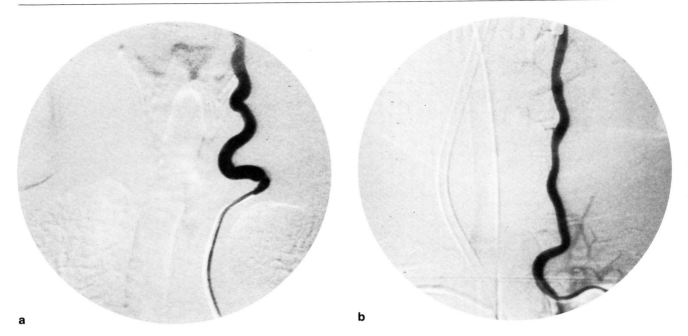

a b

Abb. 5.**23** Eine selektive Angiographie der A. vertebralis ist oft wegen anatomischer Variationen an der Abgangsstelle von der A. subclavia – vor allem Schlingenbildungen – erschwert. Durch Wechsel des Katherweges (femoral oder brachial) erreicht man eine selektive Katheterisierung, wie es aus der Abbildung der linken A. vertebralis bei 2 verschiedenen Patienten ersichtlich ist. In beiden Fällen war eine lokale Thrombolyse vorgesehen, so daß superselektive Katheteruntersuchung erforderlich war. **a** Transfemorale selektive Vertebralisangiographie, **b** selektive Darstellung der A. vertebralis links über die A. brachialis links

mit einem geraden Katheter vom 4-F-Kaliber mit Seitenlöchern durchgeführt werden oder auch mit einem „universal"-konfigurierten Katheter mit Endloch. Die KM-Menge beträgt im Durchschnitt 4 ml (200–240 mg Jod/ml). Gelegentlich, häufiger auf der rechten Seite, geht auch der gerade Katheter spontan selektiv in die A. vertebralis.

Das Vorschieben über die A. subclavia hinaus in die Aorta ascendens zur Arkographie gelingt in der Regel leichter von der linken Seite. Ein komplikationsarmes Vorgehen ist nur bei schonender Punktion der A. brachialis in der Ellenbeuge (nicht Freilegung!) in ausgiebiger Lokalanästhesie, evtl. ohne Verletzung der Gefäßhinterwand, zu erwarten. Punktion und Einführen des Seldinger-Gerätes sind ebenso einfach wie an der A. femoralis. Eine Schleuse sollte wegen des größeren Durchmessers nicht verwendet werden, um die Gefäßverletzung möglichst klein zu halten. Ebenso sind Katheterwechsel unbedingt zu vermeiden. Bei Patienten mit ausgeprägter Arteriosklerose empfiehlt sich eine besonders vorsichtige Sondierung, gegebenenfalls unter Durchleuchtungssicht und probatorischen KM-Gaben, um nicht durch eine höhergradige Stenose der A. axillaris oder der A. subclavia zu passieren, was die Komplikationsrate erhöhen muß. Patienten mit bekannter hochgradiger Spasmusneigung (Morbus Raynaud oder dergleichen) sind u. U. auszuschließen. Nach Beendigung der Untersuchung ist einige Minuten manuell zu komprimieren, der Arm soll mehrere Stunden gestreckt gehalten werden, gegebenenfalls kann Kälte appliziert werden. Ein Druckverband darf nicht angelegt werden.

Direktpunktion der A. carotis communis

Bedingt durch die kleinen Injektionsmengen kann eine sehr dünne Punktionskanüle gewählt werden (maximal bis zu 20 G). Damit lassen sich in geübter Hand auch die Risiken dieser Methode auf ein Minimum reduzieren, ohne Nachteile der Bildqualität in Kauf nehmen zu müssen.

Komplikationen der arteriellen DSA

Die größere Invasivität gegenüber der intravenösen DSA bedingt die folgenden Punkte: die möglichen Risiken der Arterienpunktion mit ihren lokalen Komplikationsmöglichkeiten – Intimaläsionen und Embolusfreisetzung durch die Kathetermanipulation und die Organbelastung durch die direkte KM-Injektion (165). Für eine geringere Zwischenfallshäufigkeit der intraarteriellen DSA gegenüber der konventionellen Technik sprechen derzeit in Ermangelung einer großen systematischen Studie der Eindruck aus der täglichen Praxis und analoge Ableitungen aus Studien zur konventionellen Arteriographie (69, 98, 125, 171). Wie bereits erwähnt kann das eigentliche Eingriffsrisiko durch den Einsatz kleinkalibrigen Kathetermaterials vermutlich herabgesetzt werden. Dies gilt in gleicher Weise auch für die konventionelle Angiographie (125) – ein positiver Faktor ist die kurze Untersuchungszeit (s. oben) (98). Die Injektion kleinerer Mengen stärker verdünnter Kontrastmittel läßt erwarten, daß KM-Grenzmengen bei der Darstellung der zerebralen Gefäße noch seltener erreicht werden (130, 56).

Radioanatomie der zerebralen Gefäße

Zerebrale Arterien

Das Bildmaterial dieses Kapitels stammt, von wenigen Ausnahmen der i. v. DSA der extrakraniellen Gefäße abgesehen, aus den intraarteriellen DSA-Ergebnissen. Die Einteilung und Definition der Arterien basiert auf den Arbeiten über die konventionelle Angiographie und Angiotomographie (82, 90, 113, 115). Es gibt kaum vergleichende anatomische Arbeiten zwischen DSA und konventioneller Angiographie (157).

Die zerebralen Arterien bestehen von proximal nach distal aus drei Hauptabschnitten:
1. Aortenbogen und supraaortale Arterien als Ursprung der Karotis- und Vertebralarterien,
2. Karotissystem,
3. vertebrobasiläres System.

Aortenbogen und supraaortale Arterien

Der Arcus aorta (Abb. 5.**24**) gibt drei Hauptäste ab: *Truncus brachiocephalicus (A. anonyma), A. carotis communis sinistra* und *A. subclavia sinistra* (Abb. 5.**25**). Es gibt eine Reihe von anatomischen Varianten an der Abgangsstelle der zerebralen Arterien in diesem Bereich. Sie werden bei der ausführlichen Behandlung dieser Gefäße dargestellt.

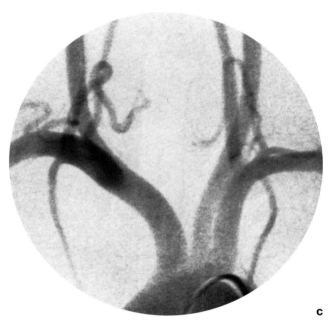

Abb. 5.**24** Intraarterielle Darstellung des Aortenbogens mit supraaortalen Arterien: Truncus brachiocephalicus, A. carotis communis sinistra und A. subclavia sinistra

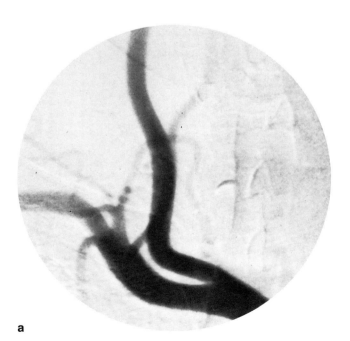

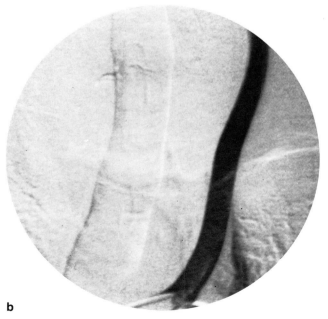

Abb. 5.**25** Aortenbogen und supraaortale Arterien im selektiven Angiogramm. **a** Truncus brachiocephalicus (A. anonyma), **b** A. carotis communis sinistra, **c** A. subclavia sinistra

Abb. 5.**25** c ▷

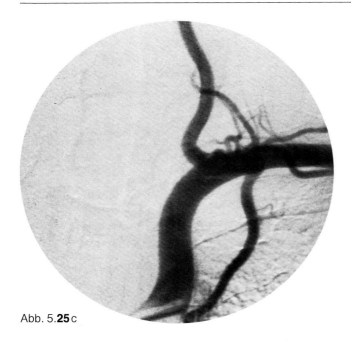

Abb. 5.**25**c

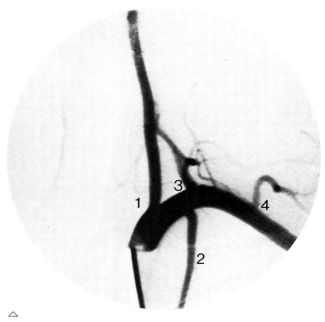

Abb. 5.**26** Äste der A. subclavia. 1 A. vertebralis, 2 A. thoracica interna, 3 Truncus thyrocervicalis, 4 Truncus costocervicalis

Die *A. subclavia* (Abb. 5.**26**) gibt folgende Äste ab: *A. vertebralis, A. thoracica interna, Truncus thyrocervicalis* (Abb. 5.**27**) mit *A. thyroidea inferior* (Abb. 5.**28**), *A. cervicalis superficialis, A. cervicalis ascendens* (Abb. 5.**29**), *A. suprascapularis, Truncus costocervicalis (A. cervicalis profunda, A. intercostalis suprema)* und *A. transversa colli.* Die radikulären und radikulomedullären Arterien, die das zervikale Rückenmark versorgen, entspringen hauptsächlich von der A. cervicalis profunda, der 1. Interkostalarterie, und der A. vertebralis. Mit ihren ventralen und dorsalen Abzweigungen verbinden sich die radikulomedullären Arterien mit den longitudinalen Arterien, der A. spinalis anterior und den Aa. spinales posteriores.

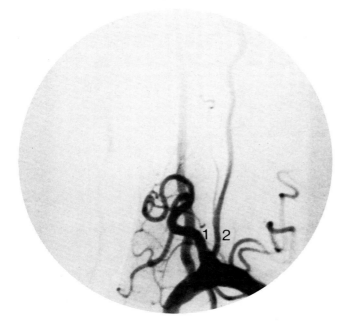

Abb. 5.**27** Truncus thyrocervicalis mit A. thyroidea inferior (1) und A. cervicalis ascendens (2)

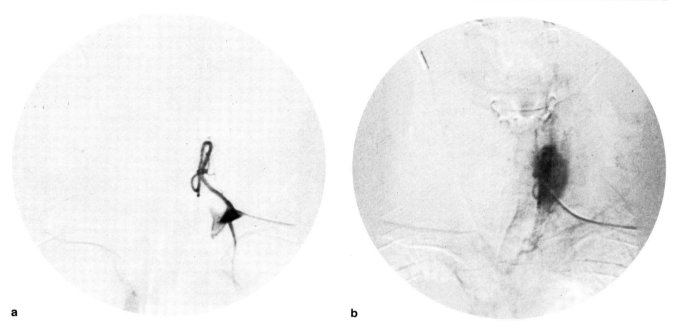

Abb. 5.28 A. thyroidea inferior selektiv über A. Brachialis: **a** frühe Phase, **b** späte Phase

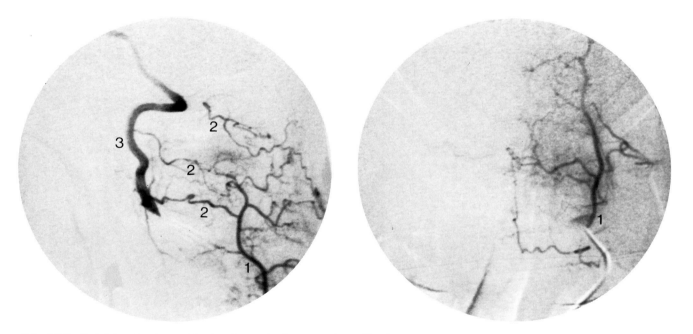

Abb. 5.29 Selektive Angiographie der A. cervicalis ascendens (1), die über mehrere Anastomosen (2) mit der intakten A. vertebralis (3) in Verbindung steht, deren proximaler Abschnitt – wie die selektive Untersuchung zeigte – unauffällig war

Karotissystem

Die *A. carotis communis* entspringt rechts aus dem Truncus brachiocephalicus (A. anonyma), links vom Aortenbogen. Diese Anordnung kommt in etwa 70% der Fälle vor, in 20–25% der Fälle entspringt die A. carotis communis der linken Seite unmittelbar neben der A. anonyma oder geht aus dieser hervor (Abb. 5.30, 5.31). Bei 4% der Fälle werden die linke A. carotis communis, die linke A. vertebralis und die linke A. subclavia nebeneinander vom Aortenbogen abgehen, in weniger als 1% der Fälle (Abb. 5.32) entspringt die rechte A. carotis communis vom Aortenbogen. In einem solche Falle kann die rechte A. vertebralis von der A. carotis communis abgehen (Abb. 5.33). Die A. carotis communis zieht geradlinig mit gleichbleibendem Kaliber kranialwärts, wobei sie lateral der Trachea und des Larynx verläuft. In Höhe des Schildknorpeloberrandes kommt es zu einer kleinen bogigen Erweiterung, zu spitzwinkliger oder U-förmiger Teilung in die beiden nahezu gleich star-

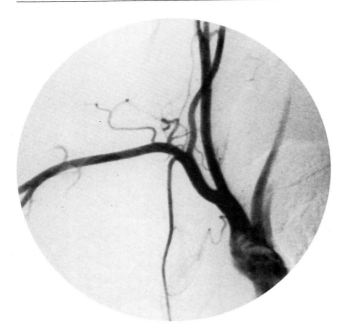

Abb. 5.**30** Auffällig enger Abstand (gemeinsamer Abgang?) des Truncus brachiocephalicus, der A. carotis communis sinistra und der A. subclavia sinistra vom Aortenbogen (i.a. DSA)

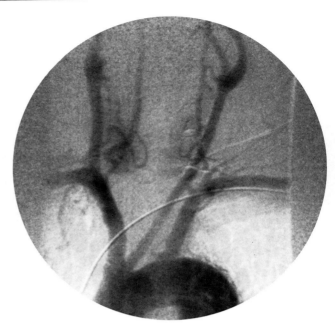

Abb. 5.**31** Truncus brachiocephalicus und die linke A. carotis communis entspringen eng aneinander (gemeinsam?) vom Aortenbogen (i.v. DSA)

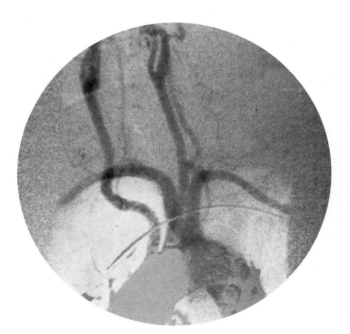

Abb. 5.**32** Transposition der rechten A. subclavia, die gemeinsam mit der linken A. subclavia vom Aortenbogen abgeht, während die rechte A. carotis communis direkt vom Aortenbogen entspringt (i.v. DSA)

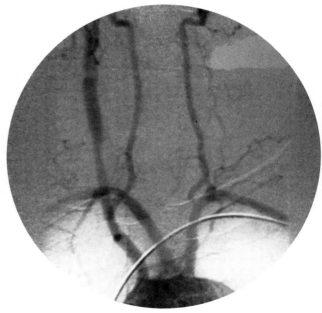

Abb. 5.**33** Die rechte A. carotis communis und die rechte A. vertebralis haben einen gemeinsamen Abgang vom Aortenbogen, während die rechte A. subclavia median davon direkt vom Aortenbogen entspringt (i.v. DSA)

ken Äste, d. h. die A. carotis interna und A. carotis externa. Der als leichte Gefäßerweiterung erkennbare Karotissinus setzt sich in die A. carotis interna fort. Die Höhe der Karotisgabelung kann auf die Halswirbelkörper zwischen C 1/2 und C 6/7 projiziert sein. Häufigster Sitz ist C 4/5 mit etwa der Hälfte der Fälle; es folgen C 3/4 mit etwa einem Drittel, während die anderen Höhen seltener vorkommen.
Die *A. carotis externa* wird in 8 Hauptäste eingeteilt. Es sind dies:

A. thyroidea superior,
A. lingualis,
A. facialis,
A. pharyngea ascendens,
A. occipitalis externa,
A. auricularis posterior,
A. temporalis superficialis und
A. maxillaris.

Eine Übersicht über die Hauptäste der A. carotis externa und ihre Abzweigungen gibt die Tab. 5.7. Die selektive und superselektive Darstellung dieser Gefäße (Abb. 5.34, 5.35) spielt bei der angiographischen Diagnose der tumorösen und gefäßabhängigen Prozesse im Gesichtsbereich eine wichtige Rolle, ebenso wie für ihre therapeutische Embolisierung.

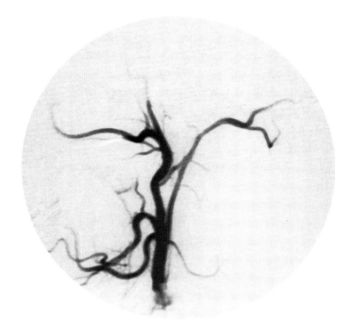

Abb. 5.34 Selektives Angiogramm der A. carotis externa

Tabelle 5.7 Äste der Arteria carotis externa

A. thyroidea superior	*A. pharyngea ascendens*	*A. occipitalis*
A. laryngea superior	(A. pharyngomeningea)	1. Segment
A. laryngea inferior	R. anterior (pharyng. horizontalis)	R. sternocleidomastoideus superior
A. infrahyoidea	R. medius (tympanicus ascendens)	A. cervicalis posterior
A. sternocleidomastoidea inferior	R. posterior	
A. musc. infrahyoidei	R. meningeus posterior	2. Segment
		Rr. ascendentes ⎱ zur Nacken-
A. lingualis	*A. maxillaris interna*	Rr. descendentes ⎰ muskulatur
A. sublingualis	A. auricularis profunda	R. collateralis a. vertebr.
R. mentalis	A. tympanica anterior	
R. maxillaris	A. meningea media	3. Segment
R. infrahyoideus	R. meningeus accessorius	R. internus
R. hyoideus	A. alveolaris mandibularis	R. externus
A. profunda linguae	A. masseterica	Rr. meningei
Rr. linguales dorsales	R. pterygoideus	R. petromastoideus
A. dorsalis linguae	A. temporalis profunda posterior	R. posterior
	A. temporalis profunda anterior	
A. facialis	A. buccalis	*A. auricularis posterior*
1. Segment	Aa. alveolares maxillares posteriores	R. auricularis
A. palatina ascendens	Aa. alveolares maxillares anteriores	R. mastoideus
A. tonsillaris	A. infraorbitalis	
R. horizontalis (Gaumensegel)	A. pterygopalatina	*A. temporalis superficialis*
Rr. descendentes (Pharynx)	A. canalis pterygoidei	Rr. parotidei
A. principalis glandulae submaxillaris	A. palatina descendens	A. transversa faciei
A. masseterica inferior		A. masseterica superior (descendens)
A. submentalis		A. temporalis profunda posterior
Rr. descendentes (gland. submax.)		A. auricularis anterior
R. musc. infrahyoidei		A. zygomatica orbitalis
2. Segment		R. anterior (frontalis)
Aa. coronares superiores et inferiores		R. posterior (temporoparietalis)
A. dorsalis nasi		

82 5. Klinischer Einsatz der DSA in der Neuroradiologie

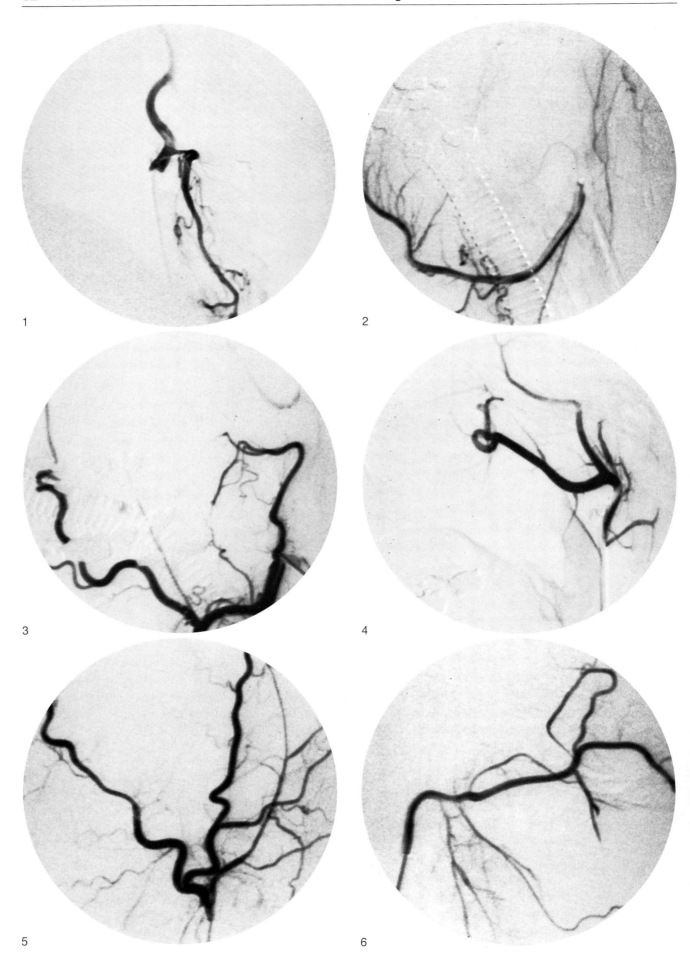

Neben dieser extrakraniellen Versorgung gibt die A. carotis externa eine Reihe intrakranieller Äste ab, welche die Schädelbasis und Meningen versorgen. An der Versorgung der hinteren Schädelgrube beteiligen sich lateral ein hinterer Ast der *A. meningea media* und median die A. pharyngea ascendens (R. meningeus posterior) und A. vertebralis *(R. meningeus).* Zwischen diesen beiden Gefäßgruppen befindet sich ein meningealer Ast der A. occipitalis externa, der durch ein hinter dem Mastoidfortsatz gelegenes Foramen in die hintere Schädelgrube eintritt. Im Bereich der mittleren Schädelgrube werden die lateralen Abschnitte durch die A. meningea media versorgt, während median meningeale Arterien aus dem Kavernosusabschnitt der A. carotis interna entspringen. Im Bereich der Fissura orbitalis superior beteiligen sich die medialen Äste der *A. ophthalmica* an der duralen Versorgung. Die meningeale Versorgung der vorderen Schädelgrube wird im lateralen Anteil und im Bereich der Orbitadächer durch die frontobasalen Äste der A. meningea media übernommen, im medialen Anteil durch die *A. ethmoidalis anterior,* welche auch einen Ast zur Falx cerebri abgibt, und anschließend dorsal durch die *A. ethmoidalis posterior* (beide Ethmoidalarterien entspringen aus der A. ophthalmica). Die A. meningea media ist das stärkste die Dura versorgende Gefäß, das aus der A. maxillaris interna entspringt. Sie tritt zusammen mit dem R. meningeus des N. mandibularis durch das Foramen spinosum in die mittlere Schädelgrube ein und teilt sich in wechselnder Höhe meist in zwei, gelegentlich in drei Äste, die dann – wie bereits erwähnt – sich an der duralen Versorgung der vorderen, mittleren und hinteren Schädelgrube beteiligen.

Die *A. carotis interna* verläuft von ihrer Teilungsstelle im Halsbereich geradlinig kranialwärts zur Apertura externa des Karotiskanales an der Schädelbasis. In diesem Abschnitt gibt die A. carotis interna keine Äste ab, so daß ihr Lumen unter physiologischen Voraussetzungen gleich bleibt. Schlängelungen dieses Abschnittes können im Kindesalter physiologisch auftreten, ebenso im höheren Lebensalter. Dann spielen diffuse arteriosklerotische Gefäßwandveränderungen eine Rolle ohne nennenswerte umschriebene Stenosierungen. Das gilt vor allem für den proximalen Abschnitt der A. carotis interna unmittelbar nach der Bifurkation der A. carotis communis. Die A. carotis interna zeigt vor dem Eintritt in den Karotiskanal eine medianwärts konvexe Biegung, während der Verlauf innerhalb des Canalis caroticus der Form der knöchernen Strukturen entspricht. Der Kanal endet in der Gegend der Pyramidenspitze, wo die A. carotis interna sich median und rostral zur Lateralfläche des Keilbeinkörpers wendet. Von hier an beginnt der sogenannte Karotissiphon mit dem Ganglienabschnitt, dem horizontal nach vorne ziehenden Abschnitt, dem mittleren Verbindungsstück *(Siphonknie)* und dem horizontal nach dorsal gerichteten Abschnitt, dem sogenannten oberen *Siphonschenkel.* Dieser und der letzte Abschnitt bis zur Gabelung der A. carotis interna befinden sich im Gegensatz zu den vorher genannten Segmenten im Subarachnoidalraum. Im Bereich des Sinus cavernosus ist die A. carotis interna durch je eine Duraduplikatur an ihrem Eintritt und am Übergang zum zisternalen Abschnitt sowie durch das bindegewebige Trabekelwerk des venösen Blutleiters noch weitgehend fixiert, während der obere Siphonschenkel und der Endabschnitt relativ frei beweglich im Subarachnoidalraum liegen.

Kanal- und Kavernosusabschnitt stellen im funktionellen Sinne eine Übergangsstrecke des Gefäßsystems vom extrakraniellen zum intrakraniellen Typ dar, was sich im wesentlichen im Wandbau zeigt. Die Muskelfasern und elastischen Elemente der Tunica media vermindern sich auf etwa ¼ der extrakraniellen Schichtdicke; auch die Tunica externa und adventitia werden dünner, die Lamina elastica interna dicker.

Die *A. carotis interna* gibt im extrakraniellen Abschnitt in der Regel keine Äste ab. Die Äste der intrakraniellen Verlaufsstrecke können als *extradurale, durale* und *intradurale Äste* unterschieden werden. Die extraduralen Äste sind von sehr kleinem Kaliber und können angiographisch nicht abgegrenzt werden; sie ziehen innerhalb des Canalis caroticus zur Paukenhöhle (R. carotidotympanicus). Ein weiterer Ast ist die *A. canalis pterygoidei.*

Im Sinus cavernosus wird eine große Anzahl von Gefäßen abgegeben, die – besonders unter pathologischen Bedingungen – angiographisch sichtbar werden. Man unterscheidet drei Hauptstämme: den *Truncus meningohypophyseus,* die *A. sinus cavernosi inferior* und die *Aa. capsulares.* Der Truncus meningo-hypophyseus – etwa gleich stark wie die A. ophthalmica – entspringt am unteren Siphonschenkel etwa an der Eintrittsstelle des N. oculomotorius von der A. carotis interna, verzweigt sich unmittelbar nach dem Abgang in einen tentoriellen Ast, welcher zu den Meningen des Klivus zieht, und in eine *A. hypophysea inferior.* Der tentorielle Ast zieht dorsal und lateralwärts und gibt noch innerhalb des Sinus cavernosus Zweige zum N. oculomotorius und N. trochlearis sowie zum Dach des Sinus cavernosus ab. Er anastomosiert mit meningealen Ästen der A. ophthalmica sowie den meningealen Ästen der A. pharyngea ascendens. Der tentorielle Ast versorgt vor allem auch Teile des Tentoriums und der Falx cerebri und kommuniziert mit den gleichnamigen Gefäßen der Gegenseite. Im Angiogramm stellen sich diese Gefäße unter pathologischen Voraussetzungen oft mit erheblicher Lumenzunahme dar, vor allem bei den tentoriumnahen Meningeomen und arteriovenösen Angiomen bzw. Fisteln (s. a. Kapitel 9 u. 8). Die A. hypophysea inferior versorgt die Neurohypophyse und die Dura des Sellabodens.

◁ Abb. 5.**35** Äste der A. carotis externa im superselektiven Angiogramm. 1 A. thyroidea superior, 2 A. lingualis, 3 A. facialis mit A. palatina ascendens, 4 A. maxillaris und meningea media, 5 A. temporalis superficialis, 6 A. occipitalis externa

Der zweite Ast, die A. sinus cavernosi inferior, entspringt wenige Millimeter distal des Truncus meningohypophyseus von der lateralen Seite des infraklinoidalen Siphonschenkels. Sie versorgt den Sinus cavernosus und die unteren angrenzenden Hirnhäute und zieht in ihren Endabzweigungen zum Ganglion Gasseri. Etwas weiter distal entspringen die beiden *Aa. capsulares,* die untere und die vordere Kapselarterie.

Die wichtigsten intraduralen Äste der A. carotis interna sind die *A. ophthalmica,* die *A. communicans posterior* und die *A. choroidea anterior.* In diesem Bereich befinden sich auch einige entwicklungsgeschichtliche Besonderheiten, die beim erwachsenen Menschen als anatomische Normvarianten anzusehen sind *(A. primitiva trigemina* [Abb. 5.**36**], *Rete mirabile* usw.). Darüber hinaus sind es kleinere Äste der A. carotis interna, wie *A. hypophysea superior,* die zusammen mit anderen kleinen Arterien aus der A. cerebri posterior und der A. communicans posterior als „untere Gefäßgruppe" an der Versorgung des Chiasma opticum teilhaben. Die entsprechende „obere Gefäßgruppe" besteht aus kleinen Abzweigungen der A. cerebri anterior und den feinen Arterien der bereits erwähnten intraduralen Äste der A. carotis interna.

Die *A. ophthalmica* entspringt aus der A. carotis interna unmittelbar nach ihrem Durchbruch durch die Dura im zisternalen Segment und an der Konvexität des Siphonknies, und zwar meist an der medialen Seite des Gefäßes. Sie tritt gemeinsam mit dem N. opticus an dessen lateraler und mediobasaler Seite durch den Canalis opticus in die Orbita, zieht unter leichten Windungen um den N. opticus an die mediale Orbitawand zur Mitte des nasalen Augenwinkels, wo die Aufteilung in die divergierenden Endäste, die *A. supracochlearis* und *A. dorsalis nasi,* erfolgt. Während ihres schraubenförmigen Verlaufes um den N. opticus gibt sie zahlreiche Äste ab, die in eine okuläre und eine orbitale Gruppe eingeteilt werden. Die orbitale Gruppe anastomosiert häufig mit den Ästen der A. carotis externa und wird angiographisch bei den frontobasalen Tumoren sowie bei der Obliteration der A. carotis interna sichtbar. Die wichtigsten dieser Anastomosen erfolgen zwischen den *Aa. musculares* mit der *A. infraorbitalis,* den *Aa. ethmoidales anterior und posterior* mit Rr. meningei, den *Aa. palpebrales superior und inferior* mit Ästen der *A. temporalis superficialis* und *A. infraorbitalis,* den *Aa. frontales mediales und laterales* mit Ästen der A. temporalis superficialis, der *A. dorsalis nasi* mit der *A. angularis,* der *A. lacrimalis* mit der *A. meningea media.*

Die *A. communicans posterior* ist der vorletzte Ast des supraklinoidalen Siphonschenkels, zieht innerhalb der basalen Zisternen über den Rand des Diaphragma sellae zwischen der Sella und dem Tuber cinereum okzipitalwärts in Richtung des freien Tentoriumrandes und verläuft an der medianen Seite des N. oculomotorius. Das Gefäß schließt den hinteren Bogen des Circulus arteriosus cerebri und verbindet das Karotissystem mit dem vertebrobasilären System. Auf seinem kurzen Verlauf werden funktionell wichtige Arteriolen

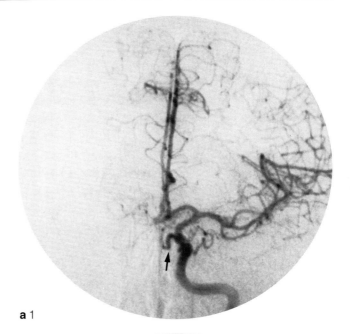

a 1

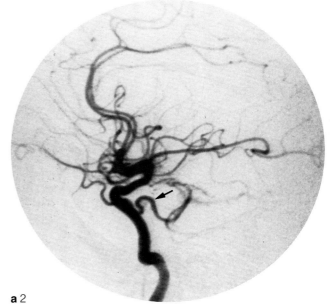

a 2

Abb. 5.**36** Verschiedene Formen der A. primitiva trigemina als karotidobasiläre Anastomose. **a** Dünnkalibrige A. primitiva trigemina, die unmittelbar in die A. cerebri posterior übergeht. **b** Dickkalibrige A. primitiva trigemina, über die sich der distale Anteil der A. basilaris mit ihren Endästen dargestellt hat. **c** Die A. primitiva trigemina (1) entspringt aus dem Kavernosusabschnitt der A. carotis interna (2) und anastomosiert mit der A. basilaris (3), deren proximale und distale Abschnitte sich nahezu vollständig abbilden

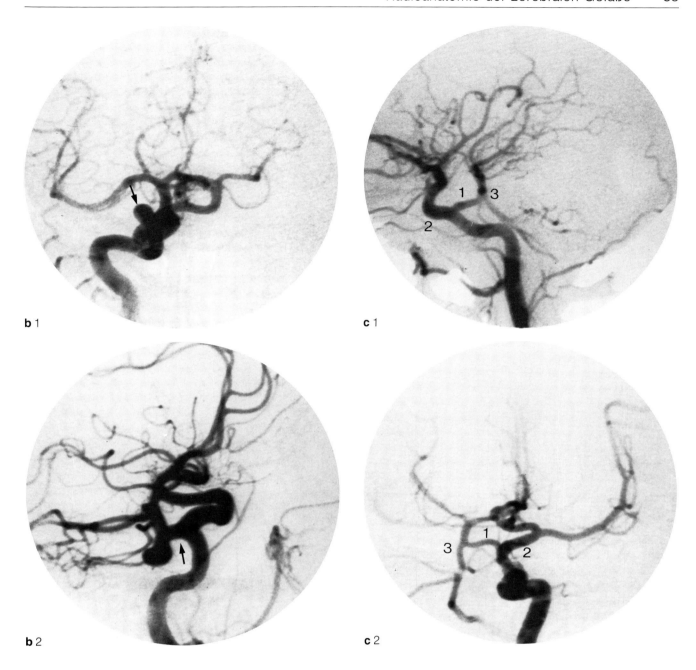

zum Chiasma, dem N. oculomotorius und zum Hirnstamm abgegeben. Die Variationen betreffen vor allem Kaliber und Verlauf und demonstrieren den Endzustand der embryonalen Individualentwicklung einer sehr variantenreichen Gefäßverbindung. Das Kaliber kann von mehreren Millimetern – wobei die Arterien im Lumen stärker sein können als die A. cerebri posterior – bis zur hochgradigen Hypoplasie schwanken. Meist nimmt das Kaliber des Gefäßes in der embryonalen Entwicklung und noch im Kindesalter allmählich ab, so daß ein starkes Kaliber bei Erwachsenen wesentlich seltener als bei Feten oder Säuglingen gefunden wird. Die A. communicans posterior soll in 3–11% der Fälle einseitig, in 0,3–1,5% der Fälle doppelseitig fehlen. Äste der A. communicans posterior sind die *Aa. thalamoperforatae anteriores,* die in ein interpedunkuläres, paraventrikuläres (hypothalamisches) und ein thalamisches Segment ein-

geteilt werden. LANG bezeichnet sie als Aa. diencephalicae inferiores, die das Gebiet zwischen Hypophysenstiel und Corpora mamillaria bis zum Foramen Monroi und der Adhaesio interthalamica nach dorsal versorgen. Sie weisen ein Kaliber von 0,2–0,8 mm auf.
Die *A. choroidea anterior* ist der letzte Ast der A. carotis interna vor ihrer intrakraniellen Bifurkation. Ihre Äste bilden mit Ästen der Aa. choroideae posteriores die Gruppe der oberen dienzephalen Arterien. Sie entspringt nur wenige Millimeter distal der Abgangsstelle der A. communicans posterior von der A. carotis interna. Gelegentlich ist der Abgang auf der Bifurkationsstelle der A. carotis interna gegen die A. cerebri media hin verschoben. Der Abgang von der A. cerebri media im Anfangsabschnitt soll in fast 12% der Fälle erfolgen, sie kann gelegentlich auch von der A. communicans posterior entspringen. Die A. choroidea anterior zieht okzipitalwärts, verläuft längs des media-

len Randes, an der Unterseite des Tractus opticus bis zum vorderen Pol des Corpus geniculatum laterale divergierend. An dieser Stelle dringt ein Ast durch die Fossa choroidea in den *Plexus choroideus* im Bereich der Spitze des Unterhornes ein. Der Verlauf der A. choroidea anterior im seitlichen Strahlengang des Angiogrammes ist zunächst einige Millimeter weit kaudalwärts gerichtet, dann wird ein flacher kaudalwärts konvexer Bogen von 1–1,5 cm Länge beschrieben. Nach einem fast horizontal bzw. parallel zu den Felsenbeinen gerichteten Verlauf von etwa 2 cm wird schließlich ein großer frontalwärts konkaver Bogen beschrieben. In den a.-p. Projektionen wird das Gefäß durch die feinen lentikulostriären Gefäße überlagert, von denen es sich lediglich durch den geradlinig nach lateral ansteigenden Verlauf abhebt. Die Endäste der A. carotis interna sind die A. cerebri anterior und A. cerebri media (Abb. 5.**37**).

Die *A. cerebri anterior* ist der mediale Ast der Carotis-interna-Gabel und geht vom supraklinoidalen Abschnitt der A. carotis interna in Höhe des Processus clinoideus anterior ab. Die zwei Hauptabschnitte der A. cerebri anterior sind *Pars praecommunicalis* und *Pars postcommunicalis*. Pars praecommunicalis wird gleichzeitig auch Pars circularis, Pars horizontalis oder Pars chiasmatis genannt. Sie ist das mediale Stück der T-förmigen Carotis-interna-Gabel bis zum Abgang der A. communicans anterior. Im Angiogramm kann der Verlauf dieses Abschnittes horizontal, aufsteigend oder absteigend sein entsprechend der T-, V- oder Pilzform der Internagabel. Kaliber-Seiten-Differenzen sind häufig, während Hypoplasie einer Pars praecommunicalis seltener beobachtet wurde; noch seltener ist die Aplasie dieses Gefäßabschnittes. Bei fehlender oder nur sehr schmächtig angelegter Pars praecommunicalis kann im Angiogramm der gleichen Seite die Füllung der A. cerebri anterior vollständig ausbleiben. Im kontralateralen Karotisangiogramm stellen sich dann meist beide vorderen Hirnarterien dar. Sehr seltene Varianten sind die Verdoppelung oder Inselbildung der A. cerebri anterior. Im Angiogramm ist der Verlauf der Pars praecommunicalis im a.-p. Strahlengang ein wichtiger Indikator für die frontobasalen und suprasellären topographischen Verhältnisse. Im seitlichen Strahlengang wird der Gefäßabschnitt außer bei erheblichen Verlagerungen oder bei Schleifenbildungen im wesentlichen orthograd getroffen. Ausgeprägte Schleifen sind gegenüber sackförmigen Aneurysmen oft nur durch Spezialaufnahmen zu differenzieren (s. a. Karotisaneurysmen). Selten geht aus der Pars praecommunicalis eine *A. frontalis inferior* bzw. *frontoorbitalis medialis* als gemischter dienzephaler und kortikaler Ast ab. Im übrigen nehmen nur die Aa. perforantes (A. centralis brevis bzw. diencephalica and A. centralis longa bzw. recurrens Heubner) ihren Ursprung in diesem Segment.

Die *Pars postcommunicalis* besteht aus einem aufsteigenden Abschnitt (Pars ascendens) und einem horizontalen (Pars horizontalis dorsalis). Die Segmente beider Seiten liegen paramedian unmittelbar nebeneinander in der Cisterna corporis callosi mit Kontakt zur medianen Hemisphärenfläche nur wenige Millimeter von der Lamina terminalis entfernt. Der ventral konvexe Bogen im seitlichen Angiogramm umschließt die Regio parolfactoria und geht in Höhe des Rostrum corporis callosi in einen dorsal konvexen Bogen über.

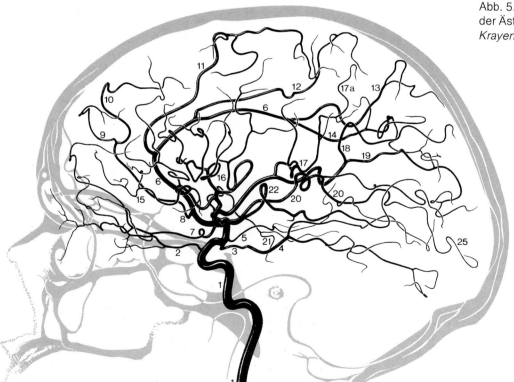

Abb. 5.**37** Schematische Darstellung der Äste der A. carotis interna nach *Krayenbühl* und *Yaşargil* (82)

1 A. carotis interna
2 A. ophthalmica
3 A. communicans posterior
4 A. cerebri posterior
5 A. choroidea anterior
6 A. pericallosa
7 A. frontoorbitalis
8 gemeinsamer Stamm von 9 und 10
9 A. frontopolaris
10 A. frontalis interna anterior
11 A. frontalis interna media
12 A. frontalis interna posterior
13 A. parietalis interna superior
14 A. parietalis interna inferior
15 A. orbitofrontalis
16 Aa. praefrontales
17 A. praerolandica
17a A. rolandica
18 A. parietalis anterior
19 A. parietalis posterior
20 A. gyri angularis
21 A. temporalis media
22 A. temporalis posterior
23 A. temporopolaris
24 A. temporalis anterior
25 A. temporooccipitalis

Als Grenze zum nächsten Abschnitt wird der Scheitelpunkt des dorsal konvexen Bogens mit dem Abgang der *A. frontopolaris* angenommen, nachdem zuvor die *A. frontobasalis* aus der Pars postcommunicalis entsprungen ist. Die Variabilität dieses Gefäßabschnittes in der angiographischen Darstellung ist relativ groß. In den a.-p. Projektionen kann ein wellenförmiges Ausschwingen um die Mittellinie um 2–10 mm beobachtet werden. Im seitlichen Strahlengang hat diese Strecke einen dorsal konvexen Bogen, sie kann aber auch unter physiologischen Bedingungen einen völlig gestreckten Verlauf aufweisen.

Der nächste Abschnitt der A. cerebri anterior, die *Pars horizontalis dorsalis*, liegt der Oberseite des Balkens im Sulcus corporis callosi im Verlauf bis an das Splenium eng an; nach Abgang der *A. callosa marginalis* aus dem Bereich des Balkenknies wird der Hauptstamm des Gefäßes im allgemeinen als *A. pericallosa* bezeichnet. Die A. callosa marginalis im Abgangsabschnitt und die A. pericallosa haben enge Beziehungen zur Falx cerebri, deren Variationen vorwiegend durch die A. pericallosa angiographisch dokumentiert werden. In den a.-p. Projektionen der Angiogramme werden häufig durch Anastomosen der A. pericallosa und callosa marginalis unter der Falx zur Mittellinie die parietalen Äste der Gegenseite dargestellt. Die Variationen dieser Segmente sind natürlich in den seitlichen angiographischen Bildern deutlicher.

Die kortikalen Äste der A. cerebri anterior sind:

A. frontobasalis (Syn.: A. frontoorbitalis, A. frontalis inferior),

A. frontopolaris (Syn.: A. frontalis anterior),

A. callosa marginalis (Syn.: A. frontalis medialis),

A. pericallosa,

A. frontalis posterior (Syn.: A. parietalis interna oder A. parietalis posterior) mit Aufteilung in die A. praecentralis, A. praecunea und A. parietooccipitalis.

Neben dieser vor allem von KRAYENBÜHL u. YAŞARGIL vorgeschlagenen Einteilung bevorzugt die französische Autorengruppe um SALAMON die Einteilung der A. cerebri anterior in *A. orbitofrontalis, A. frontopolaris, A. frontalis interna anterior, A. frontalis interna media, A. frontalis interna posterior, A. paracentralis, A. parietalis interna superior* und *A. parietalis interna inferior.*

Die *A. cerebri media* ist die direkte Fortsetzung der A. carotis interna und in der Regel stärker als die A. cerebri anterior entwickelt. Der 1. Abschnitt der A. cerebri media, der *Keilbeinabschnitt* oder *Pars sphenoidalis*, verläuft horizontal auf dem Keilbeinflügel lateralwärts und etwas dorsal gerichtet bis zur Inselgrenze, wo häufig die sog. Bifurkation oder Trifurkation der A. cerebri media stattfindet. Diese Aufteilung kann gelegentlich näher an der Karotisgabelung stattfinden. Eine frühe Teilung (Pseudobifurkation) kann durch den Abgang der *A. orbitofrontalis* vorgetäuscht werden. Von diesem Gefäßsegment entspringen die wichtigen *zentralen Äste* der A. cerebri media, die sich in eine innere, mittlere und äußere Gruppe aufteilen lassen mit einer Gesamtzahl zwischen 6 und 12 Arterien. Sämtliche Gefäße ziehen nach ihrem Abgang dorsalwärts, wobei sie zur Mitte hin konvergieren, und zwar am stärksten die Gefäße der äußeren Gruppe. Sie ziehen durch die Substantia perforata anterior nach oben und fächern sich in anteroposteriorer und transversaler Richtung auf, um zu ihren Versorgungsgebieten zu gelangen. Hier unterscheiden LAZORTHES u. Mitarb. (90) eine vordere und eine hintere Gruppe; die vordere Gruppe versorgt den rostralen Anteil des Putamen und den äußeren Anteil des Globus pallidus. Sie zieht zum vorderen Schenkel der Inneren Kapsel, um schließlich im Kopf und im vorderen Anteil des Körpers des Nucleus caudatus ihre Endabzweigungen zu bilden. Die hintere Gruppe, etwa medial und unterhalb der ersten lokalisiert, läuft nach dorsal zum mittleren Anteil des Nucleus lenticularis.

Am Übergang von der Pars sphenoidalis zum nächsten Abschnitt der A. cerebri media, dem *Inselabschnitt (Pars insularis)*, teilt sich die Arterie meist in zwei, seltener in drei Hauptäste, die zunächst eine kurze Strecke horizontal verlaufen, um am Limen insulae rechtwinklig nach oben abzuknicken. Die sog. Inselschlingen oder Sylvische Gefäßgruppe zeigen in Form von Anordnungen gewisse Variationen, sind jedoch insgesamt von einer solchen Beständigkeit, daß sie im einzelnen identifiziert werden können. Zur besseren Abgrenzung der Varianten der Sylvischen Gefäßgruppe von pathologischen Befunden, insbesondere von Raumforderungen und Gefäßastverschlüssen, wurden zahlreiche Hilfskonstruktionen mit Linien, Meßfiguren und Schablonen angegeben, die heute im Zeitalter der Computertomographie keine große praktische Bedeutung mehr besitzen.

Der nächste Abschnitt der A. cerebri media wird als *Pars opercularis* bezeichnet. Sie besteht aus Ästen, die sich mit Verlaufsrichtung nach frontal, parietal, parietookzipital und temporal um die Ränder der Operkula schlingen, wobei im frontalen und parietalen Bereich Schleifenbildungen zustandekommen, im temporalen Bereich meist eine flache, lateralwärts gerichtete Biegung. Im operkulären Bereich ist die Aufteilung der A. cerebri media in die Endäste mit kortikalem Verlauf schon weitgehend vollständig. Die kortikalen Äste der A. cerebri media sind:

A. orbitofrontalis (Syn.: A. frontobasalis lateralis, A. frontalis inferior lateralis),

A. praecentralis (Syn.: A. praerolandica),

A. centralis (Syn.: A. rolandica),

A. parietalis anterior,

A. parietalis posterior,

A. gyri angularis,

A. temporalis anterior und media,

A. temporalis posterior.

Hinzu kommen fast regelmäßig eine *A. praefrontalis*, eine *A. temporo-occipitalis* und eine *A. temporopolaris*.

Vertebrobasiläres System

Die beiden Vertebralarterien, die A. basilaris und ihre Äste bilden das vertebrobasiläre System. Die *A. vertebralis* besitzt 4 Verlaufsstrecken, von denen sich 3 extrakraniell befinden. Sie entspringt als 1. und oft stärkster Ast medial des M. scalenus anterior aus dem kranialwärts konvexen Teil des Bogens der A. subclavia. Die Abgangsstelle liegt links etwas weiter proximal als rechts. Ein Abgang vom Aortenbogen zwischen der linken A. subclavia und der linken A. carotis communis ist ebenfalls möglich. Weitere Abgangsvarianten sind der Ursprung aus der A. carotis communis oder A. carotis interna mit Verlauf nur durch wenige Foramina intervertebralia oder direktes Eintreten in das Foramen occipitale magnum. Zu dieser Gruppe gehört auch die seltene Variante der sog. *A. primitiva hypoglossica*. Noch seltener sollen andere Abgangsvarianten, z. B. von der A. thyroidea inferior, vorkommen. Schleifen und Knickbildungen gehören zu den häufigen Normvarianten der Abgangsstelle der A. vertebralis (Abb. 5.**38**) auch ohne arteriosklerotische Begleiterscheinungen – eine Tatsache, die bei allen Kathetermethoden zur Darstellung der A. vertebralis berücksichtigt werden muß. Das zweifelsohne schonendste Verfahren ist eine semiselektive Methode, bei der die Katheterspitze über die A. femoralis oder die A. brachialis an der Abgangsstelle der A. vertebralis in der A. subclavia plaziert wird, ohne sie direkt zu katheterisieren. Hier kommt man in der Regel bei der DSA mit wenigen ml Kontrastmittel aus (s. auch S. 89 u. 135).

Nach Eintritt der A. vertebralis in das Foramen costotransversarium des 6., seltener des 5. Halswirbelkörpers beginnt die 2. Strecke, die man im funktionellen Sinne als eine Übergangsstrecke bezeichnen kann. Das Gefäß steigt durch die Querfortsatzlöcher nahezu senkrecht nach oben und kreuzt im Foramen die an den Zwischenwirbellöchern austretenden zervikalen Nervenwurzeln. Begleitet wird die Arterie von der *V. vertebralis*, dem *Plexus venosus vertebralis* und dem N. vertebralis.

Die 3. Strecke mit den Reserveschlingen für die Kopfbewegungen beginnt nach Durchtritt durch die Foramina costotransversaria des Axis. Das Gefäß wendet sich nach dorsal und lateral, durchtritt nach einem lateralwärts konvexen Bogen das Querloch des Atlas, biegt rechtwinklig nach dorsal und beschreibt einen lateralkonvexen Bogen um die Massa lateralis atlantis, um auf den hinteren Atlasbogen im Sulcus A. vertebralis, der gelegentlich zu einem Foramen ausgebildet sein kann, nahezu horizontal nach medial und dorsal zu ziehen. Zwischen Atlas und Okziput verläuft die A. vertebralis im „subokzipitalen Dreieck", umgeben vom Sinus atlantooccipitalis. Nach einer weiteren Krümmung nach ventral und kranial wird die Membrana atlanto-occipitalis posterior und die Dura im Bereich der Austrittsstelle des 1. Zervikalnerven durchbohrt, und das Gefäß tritt in die 4. Strecke mit intrakraniellem Verlaufsanteil.

Die Arterie verläuft auf dem Klivus konvergierend mit der gegenseitigen bis zur Vereinigungsstelle mit Ausbildung der A. basilaris. In dieser subarachnoidalen, nicht mehr an die Knochenstrukturen gebundenen Strecke hat das Gefäß bei gestrecktem Verlauf Beziehung zum N. hypoglossus und zur Radix spinalis des N. accessorius, bei stark geschlängeltem Verlauf auch zu den Nerven der Vagusgruppe.

Die A. vertebralis gibt in ihren ersten 3 Verlaufsstrecken kleinere Muskeläste ab, darunter einen etwas kräftigeren im Bereiche des Sulcus A. vertebralis. Diese *Muskeläste* (Abb. 5.**39**) versorgen nicht nur die Nackenmuskulatur, sondern geben auch *Rr. spinales* (radikuläre und radikulomedulläre Arterien für die Medulla im Zervikalbereich) und *Rr. meningei* zum Wirbelkanal ab, die sowohl mit den segmentären spinalen und muskulären Ästen der A. occipitalis (A. carotis externa), des Truncus thyrocervicalis und Truncus costocervicalis mit den longitudinalen spinalen Arterien (A. spinalis anterior, Aa. spinales posteriores) reiche Anastomosen bilden. Weitere Äste der A. vertebralis dieser Strecke sind die *A. meningea anterior*, die die Dura des Foramen occipitale magnum versorgt, sowie die *A. meningea posterior*, die zwischen Atlasbogen und Foramen occipitale magnum aus der A. vertebralis entspringt, nach kranial und medial zum Hinterrand des Foramen magnum verläuft und in die hintere Schädelgrube eintritt (Abb. 5.**40**). Im intrakraniellen Segment gibt die A. vertebralis, sogleich nach dem Duradurchtritt, die *A. spinalis posterior* ab, die lateral um die Medulla läuft und ventral und lateral der dorsalen Wurzeln kaudalwärts zieht. Die *A. spinalis anterior* entspringt dem der Mittellinie zugewandten Kreisbogen der A. vertebralis, vereinigt sich in unterschiedlicher Höhe mit dem gegenüberliegenden Gefäßstamm meist zu einem median vor der Fissura mediana anterior verlaufenden, unpaaren Gefäß und versorgt die ventralen medianen und paramedianen Anteile der Medulla. Sie bildet mit den segmentalen Spinalarterien eine ventrale Anastomosenkette. Hinzu kommen noch einige perforierende Äste, die die Medulla oblongata und den unteren Brückenabschnitt mit versorgen.

Abb. 5.**38** Abgangsvariationen der A. vertebralis mit verschiedenen leicht bis hochgradigen Schleifenbildungen, „Scheinstenose?", bei jüngerem Patienten ohne klinischen Verdacht auf Arteriosklerose. Die Beispiele **a–d** sind semiselektiv über Brachialiskatheter, **e** und **f** über die A. femoralis angefertigt ▷

Radioanatomie der zerebralen Gefäße 89

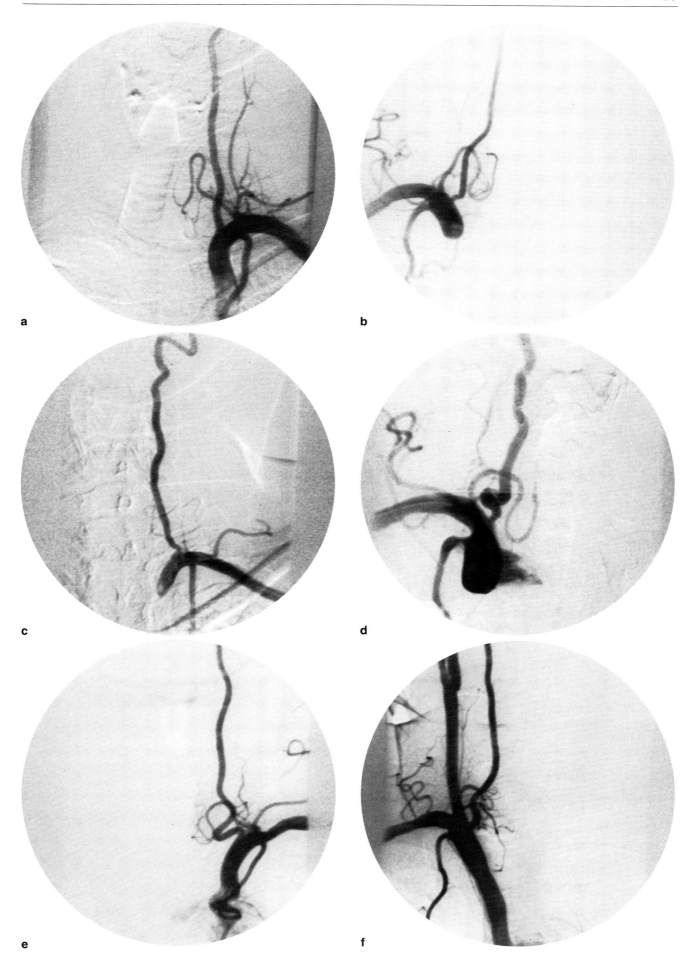

a

b

c

d

e

f

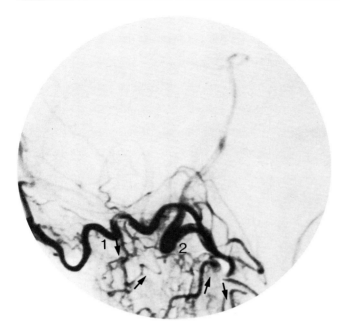

Abb. 5.**39** Anastomosen zwischen der A. occipitalis (1) und der A. vertebralis (2) über Muskeläste beider Arterien (Pfeile)

Die unterschiedliche Kaliberstärke der beiden Vertebralarterien stellt die häufigste Variation der Wirbelarterien dar (Abb. 5.**41**). Statistisch gesehen ist die linke A. vertebralis etwas häufiger das weitere Gefäß. Etwa bei einem Drittel aller Angiogramme bestehen signifikante Seitendifferenzen. Die A. vertebralis kann stark hypoplastisch sein, sie kann aber auch vollständig fehlen ohne jegliche klinische Bedeutung. Zu weiteren Varianten gehören mangelnde Vereinigung oder Verdoppelung bzw. *Fenestration der A. vertebralis* (Abb. 5.**42**) in der atlantookzipitalen Übergangsstrecke, welche das Persistieren eines lateralen Kanales bedeutet, der parallel zu den Neuralarterien verläuft. Die fehlende Vereinigung der Vertebralarterien zur A. basilaris findet sich als Hemmungsmißbildung, wobei die A. basilaris verdoppelt ist oder eine Fensterung aufweist, oder bei Hypoplasie einer der Vertebralarterien. Dabei kann noch eine rudimentäre Verbindung oder eine weitere entwicklungsgeschichtlich begründete Variante, wie etwa die *A. primitiva hypoglossica*, vorgeschaltet sein.

Der wichtigste Ast der A. vertebralis ist die *A. cerebelli inferior posterior*, die in der Regel in unmittelbarer Höhe des 4. intrakraniellen Abschnittes von der A. vertebralis entspringt. Sie kann aber auch tiefer in Höhe des Atlasbogens oder höher im Bereich der Vereinigungsstelle aus der Wirbelarterie abgehen (Abb. 5.**43**). Die A. cerebelli inferior posterior kann fehlen, sie kann aber auch von der A. basilaris abgehen (etwa 5%).

Die Einteilung der A. cerebelli inferior posterior in die einzelnen Segmente erfolgt in Übereinstimmung mit Huang u. Wolf:

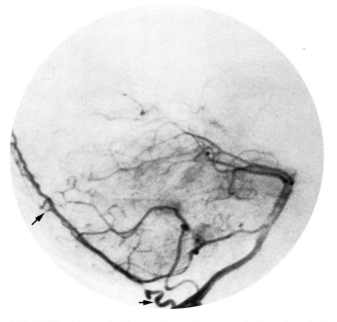
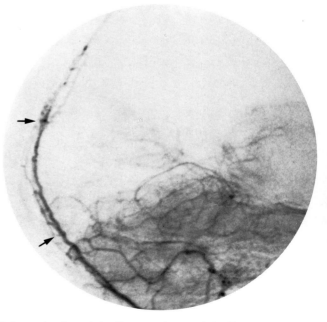

Abb. 5.**40** Hyperplastische A. meningea posterior, die extrakraniell von der A. vertebralis entspringt und der Dura entlang sich weit okzipital bis zur Höhe des Confluens sinuum ausdehnt

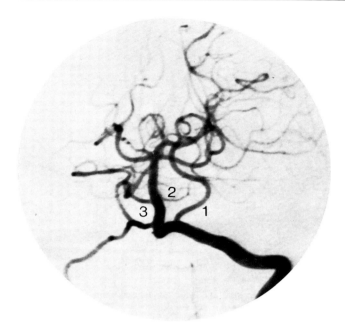
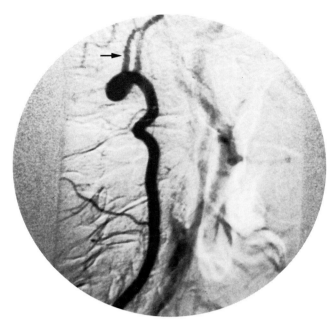

Abb. 5.**41** Starke Kaliberunterschiede der beiden Vertebralarterien. Während die A. cerebelli inferior posterior links (1) kräftig entwickelt ist, ist die A. cerebelli inferior anterior auf dieser Seite schwach entwickelt (2). Im Gegensatz dazu kräftige A. cerebelli inferior anterior rechts (3)

Abb. 5.**42** Verdoppelung (Fenestration) der A. vertebralis in Atlashöhe

Segmentum medullare anterius,
Segmentum medullare laterale,
Segmentum medullare posterius,
medulläre Schleife,
Segmentum supratonsillare,
Segmentum retrotonsillare superius,
Segmentum vermiculare.

Das *Segmentum medullare* anterius entspringt im 4. Abschnitt aus der A. vertebralis, zieht vorwiegend dorsalwärts und etwas kaudal gerichtet um den Vorderrand der Medulla oblongata. Das Gefäß zieht durch die Wurzelbündel des N. hypoglossus zu den Wurzeln des N. glossopharyngeus und N. vagus und liegt meist auf dem Niveau der Olive der Medulla an. Das Segmentum medullare laterale setzt den nach dorsal gerichteten Verlauf zum unteren Anteil der Tonsillenvorderfläche fort. Das Segment kreuzt die laterale Tonsillenfläche, und in etwa 10% der Fälle verläuft es dorsal und kaudal der Tonsille. Diese häufige Variante mit tiefem Wendepunkt der kaudalen Schleife – teilweise weit unterhalb der Ebene des Foramen occipitale magnum – soll bei der *Arnold-Chiari-Mißbildung* häufiger vorkommen. Das Segmentum medullare posterius erreicht die Tonsille in wechselnder Höhe und verläuft zwischen ihr und der Hinterfläche der Medulla oblongata nach oben zum oberen Tonsillenpol. Diese ersten 3 Segmente vollziehen eine nach kaudal gerichtete Schleife, die als medulläre Schleife bezeichnet wird. Am oberen Tonsillenpol wendet sich das Gefäß wieder streng nach dorsal und vollzieht dabei eine zweite, nach oben gerichtete Schleife, *Segmentum supratonsillare*. Der Beginn dieses Segments ist dem Velum medullare inferius unmittelbar benachbart und markiert den *Plexus choroideus ventriculi quarti*, der mit seinen choroidalen Gefäßen versorgt wird. Das supratonsilläre Segment erreicht in unterschiedlicher Höhe die Hinterfläche der Tonsille und geht in das *Segmentum retrotonsillare superius* über, das vorwiegend nach basal gerichtet ist, sich dann aber an der Copula pyramidis als Segmentum vermiculare mehr nach dorsal und apikal richtet und bogenförmig den Unterwurm umgibt. Ein stärkerer Ast dieses Segments innerhalb der gleichnamigen Fissur wird als *R. suprapyramidalis* bezeichnet. Die distalen Verzweigungen anastomosieren mit dem Wurmast der *A. cerebelli superior*. Ein ziemlich konstanter Ast des Segmentum medullare posterius verläuft als *R. tonsillohemisphaericus* an der Tonsillenvorderfläche zum unteren Tonsillenpol und beteiligt sich mit einem lateralen Ast an der arteriellen Versorgung der unteren Kleinhirnhemisphäre.

Die *A. basilaris* wird durch die Vereinigung der Vertebralarterien etwa in Höhe des Sulcus pontomedullaris gebildet und hat einen relativ einfachen und konstanten Verlauf in einer flachen medianen Grube der ventralen Ponsfläche und dorsal vom Klivus. Sie teilt sich in der Cisterna interpeduncularis und hinter der Sellalehne in die Aa. cerebri posteriores. Ihre Hauptäste sind von proximal nach distal Aa. cerebelli infe-

92   5. Klinischer Einsatz der DSA in der Neuroradiologie

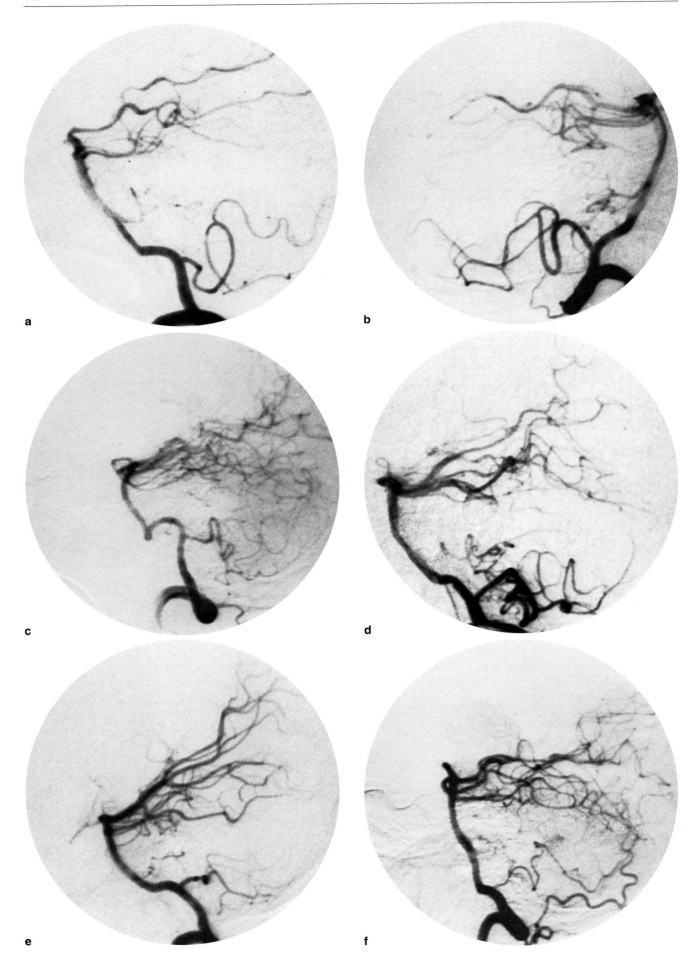

riores anteriores (Abb. 5.**44**), in einzelnen Fällen auch Aa. auditivae internae bzw. cerebelli mediae und schließlich die Aa. cerebelli superiores. Darüber hinaus entspringen aus der A. basilaris eine Anzahl pontiner Äste, die in zwei Gruppen eingeteilt werden können: die medialen und transversalen pontinen Arterien. Die 1. Gruppe zieht kaudalwärts und dringt senkrecht in den Pons ein, während die transversalen Äste lateral und dorsal um den Pons verlaufen. Der Abstand der A. basilaris vom Klivus ist variabel, so daß geringe pathologische Abweichungen im Sinne einer Abdrängung von und Anpressung an den Klivus nicht zuverlässig zu erwarten sind. Diese Maße haben aber im Zeitalter der Computertomographie nicht mehr die frühere klinische Bedeutung, da heute eine Angiographie des vertebrobasilären Systems in der Regel erst dann durchgeführt wird, wenn im Computertomogramm sichere Zeichen im Sinne eines Tumors vorliegen. Zu den nicht tumorös bedingten Verlaufsvariationen der A. basilaris gehören eine arteriosklerotisch bedingte Zunahme der Basilarislänge und ihre Seitenabweichung von der Mittellinie (Abb. 5.**45**). Häufig ergibt sich durch den starken Basilarishochstand das Syndrom der Eindellung des Bodens des III. Ventrikels.

Die Basilarisgabel kann W- oder V-Form aufweisen, je nachdem, ob die Basilaris weiter oder weniger weit in die Cisterna interpeduncularis nach kranial reicht. Man spricht auch von einer Ω- oder T-Form der Basilarisgabelung. Die Vereinigung der beiden Vertebralarterien kann partiell oder total ausbleiben. Dadurch entsteht u. a. auch eine totale Verdoppelung der A. basilaris. Eine weitere, relativ häufige Ausprägungsform ist die Ausbildung von Fenstern bzw. Ösen, meist im proximalen Anteil der A. basilaris. Zu den Anomalien dieser Region gehören die persistierenden primitiven karotidobasilären oder karotidovertebralen Anastomosen. Die häufigste dieser Verbindungen ist die A. primitiva trigemina (114). Sie entspringt in der Regel vom Kavernosusabschnitt der A. carotis interna, zieht durch den Sinus cavernosus nach dorsal, tritt medial vom 1. Trigeminusast und lateral des N. oculomotorius aus dem Sinus aus, verläuft dann nach medial und verbindet sich mit der A. basilaris in deren mittlerem Abschnitt vor dem Klivus. Topographisch die nächstliegende karotidobasiläre Anastomose ist die A. primitiva acustica (otica), die wesentlich seltener vorkommt. Sie zieht gemeinsam mit dem 7. und 8. Hirnnerven durch den Meatus acusticus internus. Etwas häufiger kommt die A. primitiva hypoglossica vor. Sie entspringt aus der A. carotis interna in Höhe des 1. bis 3. Halswirbels, verläuft durch den Kanal des N. hypoglossus, um die A. basilaris oder die A. vertebralis zu erreichen. Eine relativ seltene Anomalie der

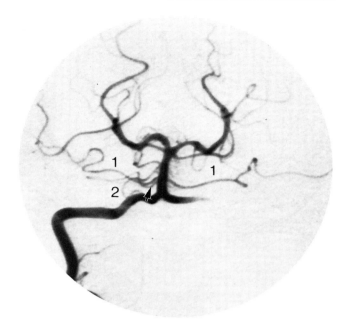

Abb. 5.**44** A. cerebelli inferior anterior (1) mit doppeltem Abgang rechts (Pfeil) bei Hypoplasie der rechten A. cerebelli inferior posterior (2)

A. basilaris ist die sog. Mega-dolicho-basilaris, die jedoch wegen der korrelierten klinischen Symptomatik bei noch unklarer Genese zu den pathologischen Veränderungen des Gefäßes überleitet.

Die A. cerebelli inferior anterior ist der 1. Ast der A. basilaris und entspringt in unmittelbarer Nähe der Vereinigungsstelle der Vertebralarterien. Sie kann fehlen, sie kann aber auch doppelt vorkommen. In diesem Falle wird der 2., rostral gelegene Ast als A. cerebelli media oder A. cerebellolabyrinthi bezeichnet (s. auch Abb. 5.**44**). Abgesehen davon kommt die A. labyrinthi als direkter Ast der A. basilaris relativ häufig vor. Der Stamm der A. cerebelli inferior anterior zieht etwas nach kaudal und lateral zur Furche zwischen Pons und Medulla oblongata, gibt eine Anzahl feiner Äste zu Pons und Oliven ab und kreuzt den Kleinhirnbrückenwinkel. Hier verläuft die Arterie in Kontakt entweder mit den ventralen oder dorsalen Flächen der Wurzeln des N. facialis, N. intermedius und N. acusticus und kann die A. auditiva interna abgeben, die in den Meatus acusticus internus zieht, sowie gelegentlich eine A. fossae bulbi lateralis, die aber auch von der A. basilaris oder vertebralis entspringen kann. Im Kleinhirnbrückenwinkel teilt sie sich in mehrere Äste, die in verschiedene Abschnitte des Kleinhirnes ziehen und mit den Ästen der A. cerebelli superior und A. cerebelli inferior posterior anastomosieren.

◁ Abb. 5.**43** Form- und Lagevariation der A. cerebelli inferior posterior im seitlichen Strahlengang. **a, b** Häufigste Abgangshöhe und Einteilungsform der A. cerebelli inferior posterior, **c** extrem hoher Abgang der A. cerebelli inferior posterior, **d** extrem tiefer Abgang der A. cerebelli inferior posterior, **e** Fehlen der verschiedenen Schleifen des medullären Segmentes, **f** dickkalibrige A. meningea posterior der A. vertebralis bei hypoplastischer A. cerebelli inferior posterior

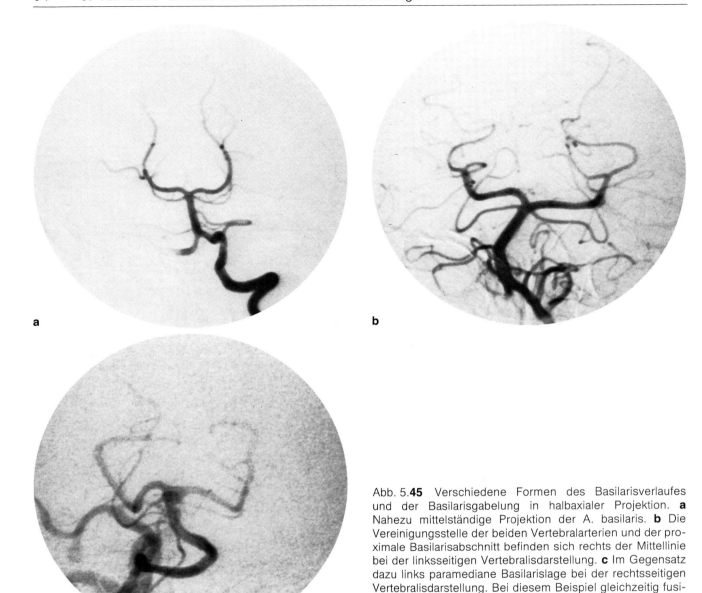

Abb. 5.**45** Verschiedene Formen des Basilarisverlaufes und der Basilarisgabelung in halbaxialer Projektion. **a** Nahezu mittelständige Projektion der A. basilaris. **b** Die Vereinigungsstelle der beiden Vertebralarterien und der proximale Basilarisabschnitt befinden sich rechts der Mittellinie bei der linksseitigen Vertebralisdarstellung. **c** Im Gegensatz dazu links paramediane Basilarislage bei der rechtsseitigen Vertebralisdarstellung. Bei diesem Beispiel gleichzeitig fusiforme Ausweitung des Basilariskopfes und Verschmelzung der Abgänge von der A. cerebelli superior und der A. cerebri posterior

Die A. cerebelli superior ist der letzte Ast der A. basilaris vor ihrer Teilung in die Aa. cerebri posteriores. In der embryonalen Entwicklung wird das Mesenzephalon schon bei 7–10 mm Embryolänge von einem kräftigen Ast der A. basilaris versorgt, welcher als A. cerebelli superior sichtbar wird, während die A. cerebelli inferior anterior und die A. cerebelli inferior posterior einem Arteriengeflecht im Bereiche des Myelenzephalon entstammen und erst von 20–40 mm Embryolänge an erkennbar werden. Die Entstehung aus einem Geflecht erklärt den im endgültigen Zustand variablen Ursprung und Verlauf der A. cerebelli inferior anterior und posterior im Gegensatz zur relativ konstanten A. cerebelli superior. Sie teilt sich unmittelbar nach ihrem Abgang in zwei Hauptäste, kommt aber auch nicht selten (etwa 4%) verdoppelt vor. Die A. cerebelli superior oder ihre einzelnen Äste können gelegentlich auch von der A. cerebri posterior entspringen. Als eine ausgesprochen seltene Variation dürfte eine vom Kavernosusabschnitt der A. carotis interna entspringende Arterie anzusehen sein, die sich infratentoriell ausdehnt mit entsprechender venöser Drainage. Die *A. marginalis*, ein Hauptast der A. cerebelli superior, kann direkt aus der A. basilaris entspringen. Ein Teil der Verdoppelungen dieser Arterie ist darauf zurückzuführen (Abb. 5.**46**). Nach dem Abgang von der A. basilaris verläuft die A. cerebelli superior zunächst parallel zur A. cerebri posterior in der Cisterna interpeduncularis cruralis. Zwischen diesem Abschnitt und dem entsprechenden Segment der A. cerebri posterior findet sich der N. oculomotorius. Danach beginnt der 2. Abschnitt der A. cerebelli superior, der in der Cisterna ambiens verläuft und durch das Tentorium cerebelli von der A. cerebri posterior sowie von der V. basalis (Rosenthal) getrennt wird. Danach beginnt der 3. und Endabschnitt der Arterie in der Cisterna quadrigemina. Die Hauptäste der A. cerebelli superior sind die A. marginalis, die A. hemisphaerica und die A. vermicularis superior. Die A. marginalis cerebelli verläuft stärker lateral und erreicht die obere Begrenzung des Kleinhirnbrückenwinkels. Das mediale Hauptgefäß zieht bis zur Oberfläche des Kleinhirns und endet in zwei oder drei Gefäßbündeln, am weitesten medial liegend die A. vermicularis superior zur Versorgung der oberen Wurmanteile. Kleinere Äste gehen in die Fissuren des Kleinhirnwurmes ab, als erste die A. cerebellaris praecentralis. Etwas weiter lateral finden sich noch mehrere Hemisphärenäste.

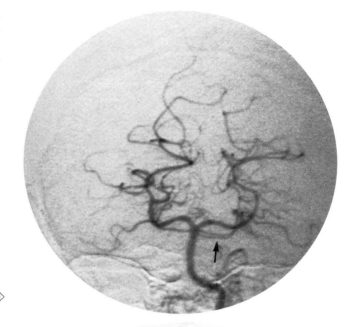

Abb. 5.46 Verdoppelung der A. cerebelli superior links ▷

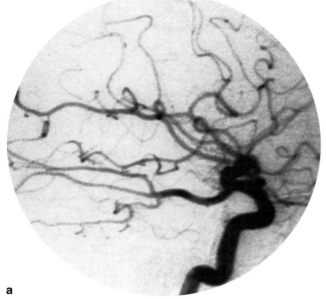

a

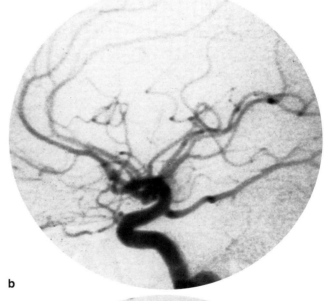

b

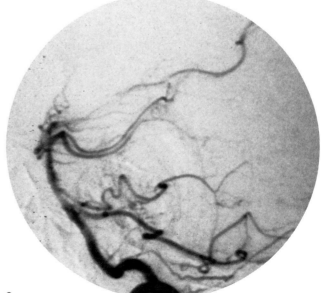

c

Abb. 5.47 Die A. cerebri posterior geht beidseits von der A. carotis interna ab. Während sie sich rechts (a) relativ früh in 3 kortikale Äste einteilt, erfolgt die Teilung auf der linken Seite (b) weitgehend distal. Im Basilarissystem (c) nur angedeutete Kontrastdarstellung der einen A. cerebri posterior

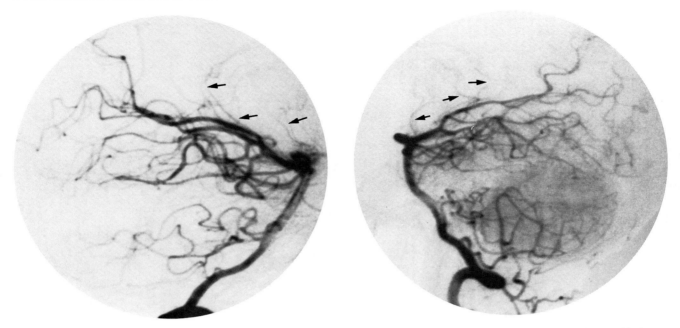

Abb. 5.**48** Gute Darstellung der unteren dienzephalen Arterien und der Aa. choroideae posteriores in 2 verschiedenen Vertebralisangiogrammen

Die A. cerebri posterior bildet morphologisch den Endast der A. basilaris und den hinteren Abschnitt des basalen Gefäßkranzes und damit die Verbindung zwischen dem Karotis- und Basilarissystem. Die A. cerebri posterior stellt sich im Karotisangiogramm in über 30% der Fälle dar (Abb. 5.**47**). Neben den anatomischen Variationen spielen je nach der angewandten Methode die Druckverhältnisse bei der Kontrastmittelinjektion eine wichtige Rolle. Der Verlauf der A. cerebri posterior gliedert sich in 4 bis 5 topographisch definierte Abschnitte: Segmentum interpedunculare (Pars praecommunicalis, P_1), Segmentum crurale, Segmentum cisternae ambientis und Segmentum cisternae quadrigeminae. Die beiden letzten Abschnitte werden gemeinsam auch als Pars postcommunicalis (P_2) bezeichnet; schließlich die kortikalen Äste ($P_3 - P_4$) mit folgender Einteilung: A. occipitalis anterior (vordere Temporalarterie), A. occipitalis posterior (hintere Temporalarterie), A. parietooccipitalis und A. calcarina. Nach einer anderen Einteilung (115) sind die kortikalen Hauptäste der A. cerebri posterior (P_3 und P_4) die A. occipitalis lateralis (A. temporooccipitalis) und A. occipitalis medialis (A. occipitalis interna). Dabei entspricht die A. parietooccipitalis in dieser Einteilung einer Endaufzweigung der A. occipitalis medialis. Die zentralen Äste der A. cerebri posterior bilden die untere Gruppe der dienzephalen Arterien, A. choroidea posterior medialis, Aa. choroideae posteriores laterales, bevor das Gefäß in der A. pericallosa posterior endet (Abb. 5.**48**).

Zerebrale Venen und Sinus

Die radioanatomische Analyse der Gehirnvenen erfolgte in den früheren Arbeiten über konventionelle Angiographie (51, 61, 62, 63, 64, 65) zum Teil mit Hilfe der Angiotomographie (113). Die intraarterielle DSA eignet sich besonders zum Studium der zerebralen Venen an der Schädel-Hirn-Basis.
Die zerebralen Venen und Sinus bestehen aus drei Hauptabschnitten:
1. supratentorielles Venensystem:
   a) äußere supratentorielle Venen und Sinus durae matris,
   b) innere supratentorielle Venen,
2. infratentorielles Venensystem,
3. venöse Abflußwege.

Supratentorielles Venensystem

Zahl, Verlauf und Kaliber der oberflächlichen Hirnvenen sind variabler als die der Arterien. Unter den *Vv. cerebri ascendentes laterales* lassen sich in der Regel drei frontale, vier parietale und bei guter Kontrastfüllung der hinteren Hirnarterien fünf okzipitale Venen unterscheiden. Die markantesten unter diesen Venen sind die V. *praecentralis cerebri* (Trolard) und die V. *parietalis* (Rolandi), die in der Regel dickkalibriger sind als die übrigen oberflächlichen Venen. Der Verlauf in Richtung des Sinus sagittalis superior folgt nicht den Hirnwindungen. Die Mündung in den Sinus erfolgt nach Durchstoßen der Dura in einem von parietal nach okzipital abnehmenden spitzen Winkel entgegen der Sinusströmung (Abb. 5.**49**).
Mediale aszendierende Venen aus den Rindenanteilen der Fissura longitudinalis cerebri münden in die End-

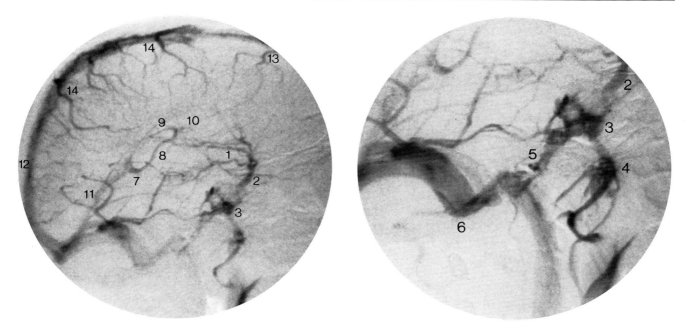

Abb. 5.**49** Phlebogramm eines Carotis-interna-Angiogrammes. 1 V. cerebri media superficialis, 2 Sinus sphenoparietalis, 3 Sinus cavernosus, 4 Plexus pterygoideus, 5 Sinus petrosus inferior, 6 Sinus sigmoideus, 7 V. magna Galeni, 8 V. cerebri interna, 9 V. thalamostriata, 10 V. septi pellucidi, 11 Sinus rectus, 12 Sinus sagittalis superior, 13 V. ascendens frontalis, 14 V. ascendens parietalis

abschnitte der Konvexitätsvenen. Sie sind meist nicht sehr kräftig, besonders gut aber in den Angiotomogrammen der Mittellinien zu erkennen.
Zu den *Vv. cerebri descendentes* zählen zwei besonders kräftige Gefäße. Die *V. cerebri media superficialis* (Sylvii) sammelt das Blut aus der Umgebung der Sylvischen Furche und fließt selten in einem, häufiger in mehreren getrennten Stämmen unter Vermittlung des Sinus sphenoparietalis zum Sinus cavernosus (Abb. 5.49). Als relativ häufige Variation wird ein direkter basaler Abfluß zum Plexus pterygoideus beschrieben *(V. sphenobasalis)*. Die *V. temporooccipitalis* oder *V. anastomotica inferior* (Labbé) zieht von den lateralen Anteilen des Temporallappens nach dorsal und kaudal zur Mündung in den Sinus transversus (Abb. 5.**50**, 5.**51**). Die großen äußeren Venen stehen meist im Bereich der Sylvischen Furche miteinander in Verbindung. Sie ergänzen sich gegenseitig hinsichtlich ihrer unter-

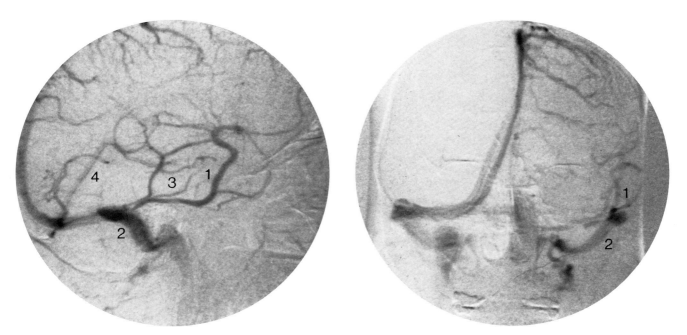

Abb. 5.**50** Phlebogramm eines Carotis-communis-Angiogrammes. Kräftige V. Labbé (1), die die Sylvische Furche drainiert und zum Sinus transversus (2) zieht. 3 V. basalis, 4 Sinus rectus

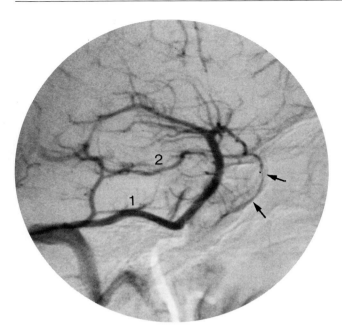

Abb. 5.**51** Venöse Drainage entlang der Oberfläche des Temporallappens (Pfeile), kräftige V. Labbé (1), V. basalis (2)

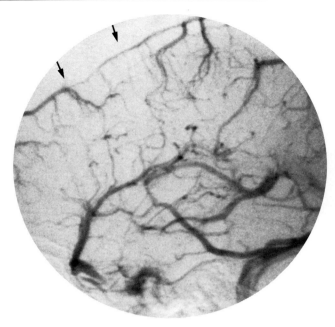

Abb. 5.**52** Parasagittale venöse Aussparung (Pfeile) bei fehlender Kontrastfüllung der A. pericallosa im Carotis-interna-Angiogramm

schiedlichen Ausprägung. Dünnkalibrige aszendierende Venen korrelieren mit starken deszendierenden. Bei einer kräftigen V. temporooccipitalis findet sich meist eine schwach ausgebildete V. cerebri media superficialis. Diese Kombination tritt auf der linken Seite häufiger auf.
Die *Sinus durae matris* leiten auf intraduralem Wege den größten Teil des intrakraniellen Blutes nach außen.
Der *Sinus sagittalis superior* verläuft am Ansatz der Falx cerebri nach dorsal zum Confluens sinuum. An den Mündungen der Vv. cerebri ascendentes findet sich vorwiegend im mittleren Sinusbereich ein ausgedehntes Trabekelwerk, dem eine klappenähnliche Funktion zukommen soll. Der Füllungsgrad des Sinus sagittalis superior variiert je nach der arteriellen Kontrastfüllung. Der Sinus kann im vorderen Abschnitt bei fehlender Anteriorfüllung fehlen (Abb. 5.**52**). Der *Sinus sagittalis inferior* verläuft am freien Rand der Falx cerebri. Er mündet zusammen mit der V. cerebri magna in den *Sinus rectus*, der an der Vereinigungsstelle von Falx cerebri und Tentorium cerebelli nach dorsal zum Confluens sinuum verläuft. Von dieser Stelle wird das Blut über den *Sinus transversus* am Ansatz des Tentorium cerebelli nach außen geleitet. An der Oberkante des Felsenbeines wird der *Sinus sigmoideus* erreicht, der am Foramen jugulare in die V. jugularis interna übergeht. Nur in 20% der Fälle ist der Confluens sinuum symmetrisch ausgeprägt. Bei einem Viertel der Fälle erfolgt der Abfluß ausschließlich über den Sinus transversus einer Seite, bei mehr als der Hälfte der Fälle überwiegend nach der anderen Seite. Die kräftigeren Abflußwege finden sich rechts häufiger als links.

Ein weiterer in Richtung des Foramen magnum ziehender Abflußweg des Confluens sinuum ist der *Sinus occipitalis*, der über Venengeflechte mit dem vertebralen Venenplexus in Verbindung steht (Abb. 5.**53**). Als seltene Variation ist der Sinus sagittalis superior bis zum Foramen magnum verlängert und erreicht an dessen hinterer Grenze das Foramen jugulare.
Im Mittelpunkt der basalen Sinus durae matris steht der *Sinus cavernosus*. Er liegt an beiden Seiten des Keilbeinkörpers, erstreckt sich von der Fissura orbitalis superior bis zur Spitze der Felsenbeinpyramide und wird durch das Diaphragma sellae nach oben begrenzt. Die beiden Teile werden durch einen vorderen und einen hinteren Sinus intercavernosus verbunden. Der wichtigste Zufluß ist die V. cerebri media superficialis, die in den Sinus sphenoparietalis mündet. Der *Sinus sphenoparietalis* zieht am kleinen Keilbeinflügel entlang zum Sinus cavernosus. Der wichtigste abführende Blutleiter ist der *Sinus petrosus inferior*. Er verläuft am hinteren Abschnitt des Sinus cavernosus entlang der unteren Felsenbeinkante zum Foramen jugulare. Der *Sinus petrosus superior* zieht entlang der oberen Felsenbeinkante zum Sinus sigmoideus. Er hat für den Abfluß des Sinus cavernosus fast keine Bedeutung, da er vorwiegend das Blut aus den vorderen infratentoriellen Venen (V. petrosa) aufnimmt. Zu den weiteren Abflußvenen des Sinus cavernosus zählen der *Plexus pterygoideus* und das *Rete venosum caroticum*.
Die klappenlose *V. ophthalmica superior* kann sowohl als Zu- als auch als Abfluß des Sinus cavernosus dienen. Sie erhält das Blut aus der Orbita, der Nasenschleimhaut (Vv. ethmoidales) und aus dem Gesichtsbereich (V. nasofrontalis). Extrakraniell steht sie mit der V. angularis, intrakraniell über die Fissura orbita-

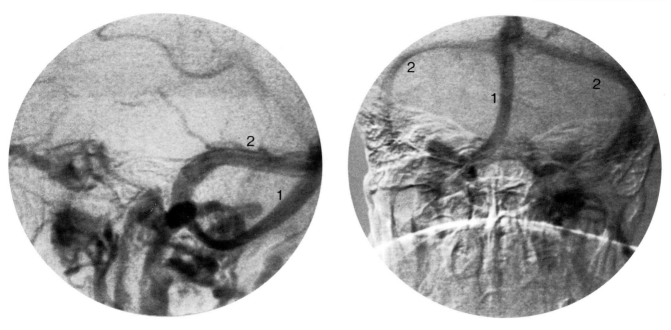

Abb. 5.**53** Sinus occipitalis (1) bei intaktem Sinus transversus beiderseits (2) im linksseitigen Carotis-interna-Angiogramm

lis superior mit dem Sinus cavernosus in Verbindung. Der angiographische Wert des Auftretens dieser Vene bei der Karotisangiographie ist umstritten.

Unter den inneren supratentoriellen Venen verstehen wir die *V. cerebri interna* mit ihren Zuflüssen, die V. magna Galeni und die V. basalis (s. auch Abb. 5.**49**).

Die paarige *V. cerebri interna* verläuft auf dem Dach des III. Ventrikels innerhalb der Tela choroidea ventriculi tertii nach dorsal und vereinigt sich oberhalb der Glandula pinealis und unmittelbar unterhalb des Splenium corporis callosi mit der Gegenseite zur unpaarigen V. cerebri magna (Galeni).

Der V. cerebri interna fließen zahlreiche vorwiegend vom Markanteil des Frontal-, Parietal- und Okzipitallappens stammende Gefäße zu. Sie verlaufen größtenteils in der medialen oder lateralen Wand des Seitenventrikels unmittelbar unterhalb des Ependyms und werden deshalb als *subependymale Venen* bezeichnet. Die diagnostisch wichtigsten Gefäße dieser Gruppe und Hauptzuflüsse der V. cerebri interna sind die V. thalamostriata und die V. septi pellucidi. Die Stelle ihrer Vereinigung wird als Angulus venosus bezeichnet und entspricht dem Foramen interventriculare (Monroi).

Die *V. septi pellucidi* liegt an der lateralen Fläche des gleichnamigen Septums und vereinigt mehrere ventrale Zuflüsse aus dem Frontalpol sowie der Vorderwand und dem Dach der Vorderhörner. Sie verläuft subependymal nach dorsal und mündet lateral der Columna fornicis. Als relativ häufige Variante dieser Vene findet sich eine kaliberkräftige *V. septi pellucidi longa,* die ihren nach dorsal gerichteten Verlauf über die Höhe des Foramen interventriculare parallel der V. cerebri interna fortsetzt und dorsal des Angulus venosus in die V. cerebri interna mündet.

Auch die *V. thalamostriata* ist nicht nach ihrem Versorgungsgebiet, sondern nach der Lage in der Furche zwischen den medialen Flächen von Nucleus caudatus und Thalamus, der Stria terminalis, benannt. Die zahlreichen subependymalen Zuflüsse winden sich um die Innenfläche des Corpus nuclei caudati und stammen aus den Markanteilen des hinteren Frontal- und des vorderen Parietalhirns. Das venöse Blut aus Thalamus und Corpus striatum fließt hauptsächlich in basalwärts gerichteten Gefäßen ab, die als Äste der V. basalis besprochen werden. Der Hauptstamm der V. thalamostriata kommt von dorsal und wendet sich in Höhe des Foramen interventriculare mit einer scharfen Knickbildung der V. cerebri interna zu. Wenig oberhalb dieser Knickbildung münden die vorderen Zuflüsse, die in der seitlichen Ventrikelwand an der Oberfläche des Caput nuclei caudati verlaufen und deswegen als *V. ventriculi inferior anterior* oder als V. nuclei caudati anterior bezeichnet werden. Direkte subependymale Zuflüsse der V. cerebri interna sind in der medialen und lateralen Wand der Pars ventralis ventriculi lateralis verlaufende Venen.

Es sind dies die *Vv. ventriculi centrales mediales,* die *V. ventriculi centralis lateralis,* die *V. ventriculi posterior medialis* und *V. ventriculi posterior lateralis.* Auch die *V. hippocampi* mündet in die V. cerebri interna oder die V. basalis. Zu der Venengruppe, die hauptsächlich in die V. cerebri interna mündet, gehören ferner die *V. choroidea,* die *oberen und unteren Pinealisvenen* sowie die *oberen und vorderen Thalamusvenen.*

Die *V. basalis* (Rosenthal) ist eine oberflächliche basale Hirnvene, die paramedian in der Cisterna interpeduncularis und Cisterna ambiens verläuft. Sie wendet sich in einem leicht nach lateral ausschwingenden Bogen um den Hirnschenkel herum nach medial und mündet in die V. cerebri magna. Danach läßt sich bei dieser Vene ein vorderes Segment von einem hinteren unterscheiden. Der *vordere Abschnitt* verläuft horizontal und weitgehend paramedian, im Durchschnitt etwa 1,5 cm von der Mittellinie entfernt. Er entsteht im Bereich der Substantia perforata anterior aus mehreren Zuflüssen, die sich meist zu einem gemeinsamen horizontalen Stamm, der *V. cerebri media profunda* vereinigen. Zum weiteren Zuflußgebiet des ventralen Segmentes der V. basalis gehören Gefäße von Chiasma opticum, Corpus mamillare, Tuber cinereum, Thalamus, Hippokampus usw. Das *hintere Segment* der V. basalis verläuft bogenförmig um den Hirnschenkel nach medial, gemeinsam mit der A. cerebri posterior. Es weist enge Beziehung zum Corpus geniculatum mediale auf.

Am Übergang vom vorderen zum hinteren Segment besteht über laterale pontomesenzephale bzw. interpedunkuläre Venen Verbindung zur Gegenseite sowie zur mittelständigen V. pontomesencephalica anterior. Ein nicht sehr konstanter, jedoch gelegentlich kräftiger Zufluß dieses Abschnitts ist die *V. mesencephalica lateralis*. Die *V. mesencephalica posterior* entspringt an der lateralen Fläche des Hirnschenkels und verläuft parallel zum hinteren Abschnitt der V. basalis innerhalb der Cisterna ambiens nach dorsal zur Mündung in die V. cerebri magna. Dieses Gefäß ist beim Fehlen der V. basalis besonders kräftig ausgebildet. Es hat Verbindung zur V. mesencephalica lateralis und der V. pontomesencephalica anterior. Als Variation beim Fehlen des hinteren Segmentes der V. basalis wird eine *laterale mesenzephale Anastomosenvene* mit Mündung in den Sinus petrosus superior beschrieben.

Die V. cerebri interna und V. basalis verbinden sich zur *V. cerebri magna* (Galeni), die sich um das Splenium corporis callosi etwas nach dorsal und vor allem apikal windet, die Verbindungsstelle der Falx und des Tentorium cerebelli erreicht und hier in den Sinus rectus mündet. Die V. cerebri magna ist nur ein sehr kurzes, aber weites Gefäß mit zahlreichen Zuflüssen. Zu ihren supratentoriellen Ästen gehören die auf dem Balken nach dorsal verlaufende *V. corporis callosi posterior* (splenii) sowie Venen aus den medialen Anteilen des Okzipitalhirnes *(Vv. ventriculi posteriores laterales).*

Infratentorielles Venensystem

Die hintere Schädelgrube enthält folgende Hauptvenen (Abb. 5.**54**–5.**57**):
V. praecentralis cerebelli,
V. vermicularis superior,
V. vermicularis inferior,
V. pontomesencephalica anterior,
V. recessus lateralis ventriculi quarti,
V. petrosa.

Die *V. praecentralis cerebelli* ist eine unpaare, in der Mittellinie nach oben ziehende Vene, die sich zwischen Lobulus centralis des oberen Kleinhirnwurmes und der Lingula befindet. Sie entsteht in der Tiefe der gleichnamigen Fissur aus der Vereinigung zweier kleiner Gefäße aus dem Bereich der oberen und mittleren Kleinhirnstiele. Diese Vv. pedunculi cerebelli superioris und medii bilden mit der V. praecentralis in frontaler Projektion ein umgedrehtes „Y" und entsprechen der äußeren Begrenzung des IV. Ventrikels im rostralen Anteil. Bei Ausbleiben dieser Vereinigung tritt die V. praecentralis paarig auf und verläuft etwas parame-

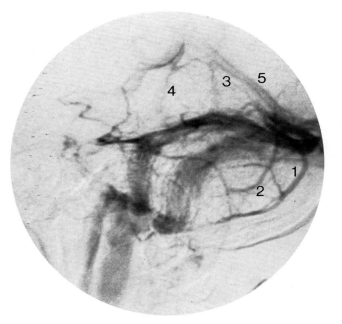
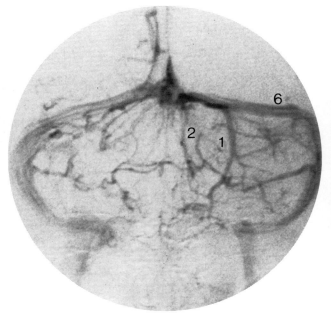

Abb. 5.**54** Phlebogramm eines linksseitigen Vertebralisangiogrammes mit einer hypoplastischen A. cerebelli inferior posterior, dafür aber eine kräftige A. cerebelli inferior anterior links. 1 V. hemisphaerica inferior, 2 V. vermicularis inferior, 3 V. vermicularis superior, 4 V. praecentralis cerebelli, 5 Sinus rectus, 6 Sinus transversus

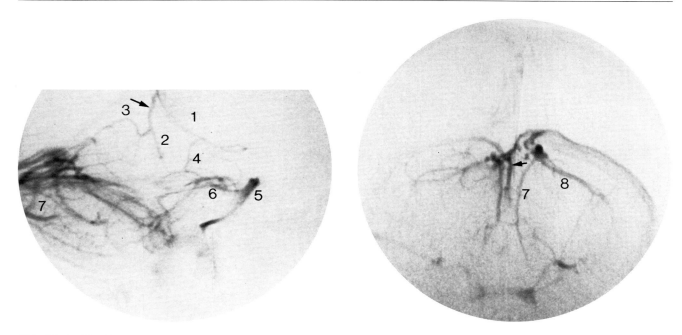

Abb. 5.**55** Die V. mesencephalica posterior (1) anastomosiert unmittelbar am Tentoriumdach mit einem gemeinsamen venösen Stamm (Pfeil) gebildet durch die V. vermicularis superior (3) und V. praecentralis cerebelli (2). Man sieht außerdem die V. mesencephalica lateralis (4) und die V. pontomesencephalica anterior (5), die in das pontine Gebiet der V. petrosa (6) drainiert. 7 V. vermicularis inferior, 8 V. hemisphaerica inferior

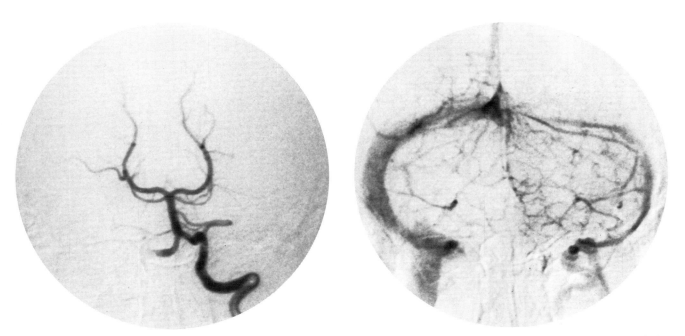

Abb. 5.**56** Phlebogramm eines linksseitigen Vertebralisangiogrammes mit kräftiger Entwicklung der A. cerebelli inferior posterior links; dadurch kommen auf dieser Seite die unteren Hemisphärenvenen und Vermienvenen besser zur Darstellung

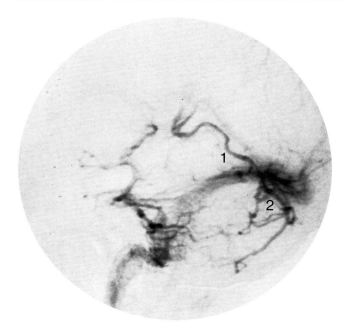

Abb. 5.**57** Phlebogramm eines linksseitigen Vertebralisangiogrammes. Die V. vermicularis superior (1) und die V. vermicularis inferior (2) stellen sich als eine Vene ohne sichtbare Unterbrechung dar

dian *(V. praecentralis lateralis)*. Bei Hypoplasie der V. praecentralis erfolgt der Abfluß der Vv. pedunculi cerebelli superioris und medii nach ventral zur V. petrosa.

Nach HUANG u. WOLF wird die V. praecentralis in 3 Segmente unterteilt:

Das 1. Segment läuft innerhalb der Fissura praecentralis parallel dem oberen Ventrikeldach nach vorne und oben;

das 2. Segment verläßt die Fissura praecentralis, wendet sich nach hinten und oben und befindet sich zwischen Colliculus inferior und Lobulus centralis, ohne aber der Kleinhirnoberfläche aufzuliegen;

das 3. Segment überragt das Kleinhirn und setzt die Richtung des 2. Segmentes in einem nach hinten leicht konvexen Bogen fort. Es befindet sich innerhalb der Cisterna ambiens und mündet in der Nähe des Tentoriumrandes in die V. cerebri magna, manchmal auch in den Stamm der oberen Wurmvene.

Auch die *V. vermicularis superior* ist eine unpaare, an der Mittellinie verlaufende Vene, die aus mehreren Zuflüssen entsteht, die das Blut des Oberwurms und der benachbarten Kleinhirnhemisphären drainiert. Oft hat sie Verbindung mit der V. vermicularis inferior. Die V. vermicularis superior steigt nach oben, zieht meistens etwas nach ventral, überkreuzt dabei die V. praecentralis und mündet in einiger Entfernung vom Tentoriumrand in die V. cerebri magna, ventral der V. praecentralis. Selten vereinigen sich die beiden genannten Venen, um gemeinsam in die V. cerebri magna zu münden.

Die *V. vermicularis inferior*, die paarig angelegt ist und paramedian verläuft, drainiert das Gebiet der unteren Wurmabschnitte sowie die angrenzenden dorsalen Kleinhirnhemisphären. Sie entspringt aus der Vereinigung der V. retrotonsillaris superior und inferior an der Copula pyramidis (Verbindung von Pyramis vermis und Lobulus biventer), verläuft auf beiden Seiten in der Furche zwischen Pyramis und Tuber vermis sowie den angrenzenden Hemisphären nach dorsal und oben und vollzieht dabei in der Seitenansicht einen nach kaudal konvexen Bogen. Über eine kurze Verlaufsstrecke innerhalb des Tentoriums mündet sie in den Sinus rectus oder Sinus transversus bzw. Confluens sinuum.

Die *V. retrotonsillaris superior* entspringt am oberen Tonsillenpol, zieht an der Tonsillenrückseite nach kaudal, um sich mit der *V. retrotonsillaris inferior* zur V. vermicularis inferior zu vereinigen.

Die *V. pontomesencephalica anterior* ist eine ventrale, median verlaufende, supra- und infratentorielle Vene, die an der Substantia perforata beginnt (1. Segment) und dorsalwärts zum Dach der Fossa interpeduncularis zieht, wo das 2. Segment (Mittelhirnsegment) beginnt. Im 3. Segment (Brückensegment) verläuft die Vene median oder leicht paramedian auf der Brückenoberfläche kaudalwärts und gibt somit angiographisch die hintere Begrenzung der Cisterna pontis wieder. Der Abfluß vollzieht sich meist über transverse Brückenvenen nach lateral zur V. petrosa. Die V. pontomesencephalica anterior kann aber auch Verbindung nach vorne zu den Unkusvenen, nach oben zur V. basalis und V. mesencephalica posterior sowie nach kaudal zu V. medullaris anterior und V. spinalis anterior haben. Auch dem Sinus cavernosus, dem Plexus basilaris oder dem Sinus petrosus inferior kann über zahlreiche netzartig ausgebildete Verbindungen Blut dieses Gefäßes zuströmen.

Die *V. recessus lateralis ventriculi quarti* hat unmittelbare Beziehung zu dem Lateralabschnitt des IV. Ventrikels und drainiert hauptsächlich die vorderen medialen und lateralen Tonsillenanteile, Nodulus vermis, Flokkulus, Nucleus dentatus und das Dach des IV. Ventrikels. Sie mündet in die V. petrosa und hat u. a. Zuflüsse aus den supratonsillären Venen sowie Venen der Kleinhirnbrückenwinkelzisterne.

Die *V. petrosa* ist ein kurzer Venenstamm in der Cisterna cerebellomedullaris und mündet in den Sinus petrosus superior, seltener in den Sinus petrosus inferior. Sie sammelt das Blut der ventralen Kleinhirn- und Hirnstammabschnitte durch die Zuflüsse aus der V. pontomesencephalica anterior, V. recessus lateralis ventriculi quarti, V. pontomedullaris lateralis und V. praecentralis cerebelli. Hinzu kommen die oberen und die unteren Kleinhirnhemisphärenvenen.

Venöse Abflußwege

Die Abflußwege der intrakraniellen Venen sind vielseitig. Der Hauptabfluß erfolgt über die Vv. jugulares internae, als weitere Zuflußwege stehen mit dem System der V. jugularis externa der Plexus pterygoideus, die V. ophthalmica superior und mehrere Emissarien, hauptsächlich die Vv. emissariae condylaris und mastoideae, in Verbindung. Der Anteil des auf

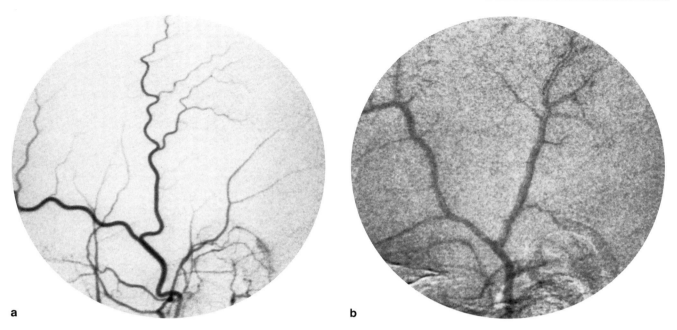

Abb. 5.**58** Kopfhautvenen, meningeale Venen und Diploevenen (**b**) im Versorgungsbereich der A. temporalis superficialis und der A. meningea media (**a**)

diesem Nebenweg abgeleiteten Blutes wird auf etwa ein Viertel geschätzt.
Am kraniozervikalen Übergang entstehen im Angiogramm ausgedehnte Venengeflechte, die untereinander anastomosieren, u. a. die V. cervicalis profunda und die V. jugularis externa, die in die großen Halsvenen einmünden. Die V. jugularis interna verbindet sich mit der V. subclavia zur V. brachiocephalica.

Hinter dem Sternum erfolgt die Vereinigung mit der Gegenseite zur V. cava superior, die in den rechten Vorhof mündet. Die venöse Drainage der A. carotis externa ist vielseitig und hängt von der Versorgung der einzelnen Äste ab (33). Es sind im wesentlichen die venösen Abflußwege im Hals- und Gesichtsbereich, die Venen der Kopfhaut, der Dura und Diploevenen (Abb. 5.**58**).

Obliterierende Gefäßprozesse in der DSA

Die angiographische Darstellung einer dopplersonographisch bekannten Gefäßeinengung verlangt eine genaue Beschreibung der Morphologie dieser Stenose, der Kollateralversorgung und des intrakraniellen Gefäßstatus. Diese Information ist nur durch die überlagerungsfreie Darstellung mit hoher Orts- und Kontrastauflösung möglich, wie wir das von der selektiven Angiographie her gewohnt sind.
Man kann die Diagnostik der zerebralen Gefäßprozesse in dieser Weise intensiv betreiben und die diagnostische Aussage dem Idealfall annähern (160), alle pathomorphologischen Details lückenlos aufzuklären und darzustellen, daneben noch möglichst viele funktionelle Parameter über die Kollateralkreisläufe zu dokumentieren. –
„Bei einer im Dopplersonogramm eindeutig festgestellten, isolierten höhergradigen Carotis-interna-Stenose besteht von gefäßchirurgischer Seite zunehmend die Tendenz zu einem operativen Vorgehen ohne weitere diagnostische Maßnahmen" (43).
Ein pragmatisches Vorgehen zwischen diesen beiden scheinbaren Extremstandpunkten zu finden, erfordert eine individuelle Abwägung jedes einzelnen diagnostischen Falles unter Einbeziehung von Zielvorstellungen über das erwartete Untersuchungsergebnis und der Untersuchungsrisiken (Abb. 5.**59**). Orientiert man sich an der Möglichkeit einer rekonstruktiven oder palliativen Gefäßchirurgie, kann unter Umständen auf das eine oder andere kleinere Detail verzichtet werden (5, 43, 102, 122). Ein weiterer Punkt kommt dazu. Optimale i. v. DSA-Ergebnisse können bei gewissenhafter Kontrolle der Qualitätsmerkmale höchste diagnostische Ansprüche erfüllen, einschließlich extrakranieller Kollateralkreisläufe (s. auch Abb. 5.**76**, 5.**79**) und einer einwandfreien Darstellung der intrakraniellen Gefäßhauptstämme (Abb. 5.**60**). Sie unterscheiden sich von i. a. DSA-Übersichtsangiogrammen im Idealfall nur durch das ungünstigere Signal-Rausch-Verhältnis, aber nicht unbedingt im diagnostischen Detail (102) (Abb. 5.**61**, 5.**62**). Der Nachteil des kleineren Bildausschnittes kann bei der Darstellung eines arteriosklerotischen Gefäßprozesses u. U. gravierender sein als die reduzierte Linienauflösung, die noch dazu gelegentlich durch eine gesteigerte Kontrastauflösung kompensiert werden kann (10, 60, 157). Eine umfassende Darstellung der Kreislaufverhältnisse

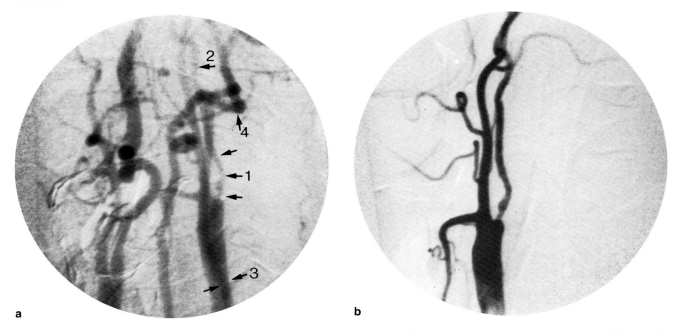

Abb. 5.**59** Die i.v. DSA zeigt die Verhältnisse durch Gefäßelongation und Überlagerung etwas komplex, jedoch läßt sich die deutliche Lumenminderung der A. carotis interna in Höhe des Abganges bei ektatischer A. carotis communis der linken Seite (1) gut darstellen. Der distale Abschnitt der A. carotis interna hat immer noch reduziertes Kaliber (2) und stark reduzierten Kontrast, was für eine deutlich verminderte Flußmenge spricht. Die Vertebralarterie der linken Seite projiziert sich noch über die A. carotis communis und interna links (3, 4).
Die direkte Darstellung der A. carotis interna zeigt die Verhältnisse übersichtlich mit hochgradiger Stenose der A. carotis interna im Kommunisgabelungsbereich im Sinne einer manschettenförmigen Einengung auf einer Strecke von etwa 1 cm. Das Lumen der distal davon gelegenen Strecke der A. carotis interna ist reduziert, aber glatt ohne zusätzliche Wandveränderungen dargestellt

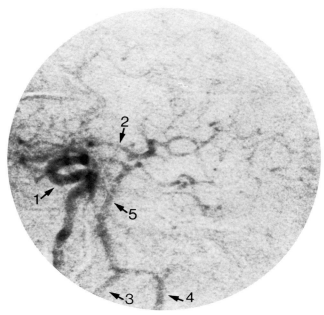

Abb. 5.**60** 75jähriger Patient, transitorisch ischämische Attacken, Verdacht auf hochgradige Stenose der A. carotis interna links im Doppler-Sonogramm. Angiographisch Darstellung des Verschlusses der A. carotis interna links in Abgangshöhe, hier das intrakranielle Bild in 45-Grad-LAO-Projektion: Karotissiphon rechts (1) mit Füllung der Internagabelung links teilweise laminär über die A. communicans anterior (2). Die intrakraniellen Segmente der A. vertebralis sind am unteren Bildrand dargestellt (3, 4), die A. basilaris (5) ist nicht durch die gegenseitige fehlende A. carotis interna der linken Seite verdeckt

bleibt aber in jenen Fällen unabdingbar, bei denen sie Rückwirkungen auf die Indikation zu operativen Eingriffen hat. Darstellbare Kriterien eines Gefäßprozesses im Angiogramm sind in der Tab. 5.**8** aufgeführt. Die direkte Darstellung von Gefäßverkalkungen an pulsierenden Stellen, etwa der Kommunisgabel, gelingt gelegentlich durch einen (bewegungsbedingten) Subtraktionsartefakt (Abb. 5.**63**; s. auch Abb. 5.**85c**), der die Einschätzung des Stenosegrades erschweren kann (24, 27, 34). In allen Fällen sind lokale oder globale Veränderungen der Passagezeit, Veränderungen am Kapillarbett wie auch die Kollateralkreisläufe darstellbar. Dies gilt freilich in unterschiedlicher Weise für das intravenöse und intraarterielle Vorgehen, innerhalb der Arteriogramme zwischen globalem (Aortogrammen, Arkogrammen) und selektivem Vorgehen (Abb. 5.**64**, 5.**65**). Nachteile gegenüber der konventionellen (Blattfilm-)Angiographie sind die geringere Linienauflösung, geringere Übersicht durch das Format bedingt und die Unmöglichkeit der simultanen Doppelebenenuntersuchung. Die Unterschiede sind schon mehrfach analysiert worden (s. auch 10, 48, 60, 123, 149, 157, 169, 170, 173) (Tab. 5.**9**). Der Hauptvorteil der DSA, nämlich die kurze Untersuchungsdauer (21), könnte beim konventionellen Angiographiebetrieb zwar durch Mehraufwand an Kassetten und Personal wettgemacht werden, jedoch ohne den Vorteil der Sofortbildangiographie auf dem Bildschirm. Nach der digitalen Angiographie kann entschieden werden, ob Linienauflösungsvermö-

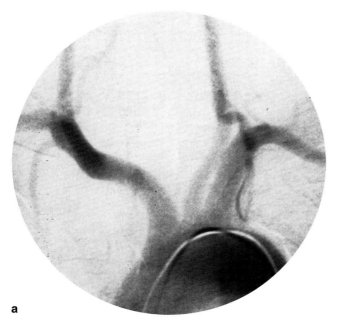

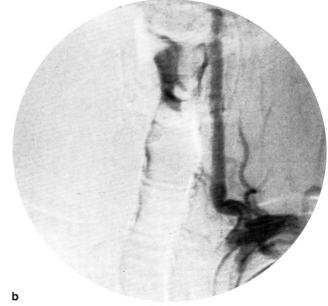

Abb. 5.**61** Reduzierte Bildqualität bei der Darstellung der Gefäßabgänge im Arkogramm mit relativ wenig Kontrastmittel (15 ml KM, 240 mg J/ml). Die Darstellungsdichte erreicht etwa die Qualität eines i.v. Angiogrammes mit etwas besserer Randschärfe der Gefäßdarstellung (**a**).
Die Darstellung feinerer Gefäßdetails erfordert entweder eine größere KM-Menge im Arkogramm oder ein selektives Vorgehen (s. hier die Abgänge der Vertebralarterien mit leichter Knickstenose links und regelrechten Verhältnissen rechts **b** und **c**)

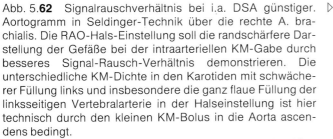

Abb. 5.**62** Signalrauschverhältnis bei i.a. DSA günstiger. Aortogramm in Seldinger-Technik über die rechte A. brachialis. Die RAO-Hals-Einstellung soll die randschärfere Darstellung der Gefäße bei der intraarteriellen KM-Gabe durch besseres Signal-Rausch-Verhältnis demonstrieren. Die unterschiedliche KM-Dichte in den Karotiden mit schwächerer Füllung links und insbesondere die ganz flaue Füllung der linksseitigen Vertebralarterie in der Halseinstellung ist hier technisch durch den kleinen KM-Bolus in die Aorta ascendens bedingt.
Als Befund sieht man eine ausgeprägte engschenklige Schleifenbildung beider Karotiden nahezu vollständig symmetrisch ohne eindeutige, durch Knickstenose bedingte Lumeneinengung

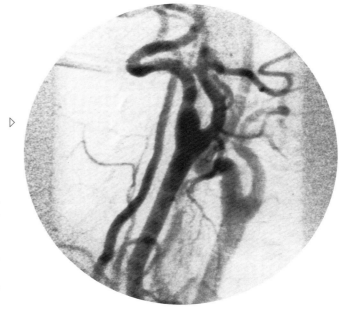

5. Klinischer Einsatz der DSA in der Neuroradiologie

Tabelle 5.8 Darstellbare Kriterien eines Gefäßprozesses im Angiogramm

Gefäßwandverkalkungen (Nativröntgenbilder)	mit Lumeneinengung / ohne Lumeneinengung
exzentrischer wandständiger Füllungsdefekt	plaqueförmige Stenose „Ulkus"
konzentrischer Füllungsdefekt	arteriosklerotischer Plaque / Spasmus / Gefäßfibrose / Arteriitis
Gefäßabbruch	thrombembolischer Füllungsdefekt, Gefäßverschluß
Ektasie, Elongation	
fusiformes Aneurysma	
dissezierendes Aneurysma	
Veränderung der KM-Passagezeit	Verlangsamung / Beschleunigung
Veränderungen des Kapillarbettes	gefäßarme Zone / „Luxusperfusion"
Kollateralkreisläufe	

Tabelle 5.9

Vorteile der i.v. DSA	Nachteile der i.v. DSA
geringere Invasivität	hohe KM-Konzentrationen und -Mengen
geringere Komplikationsrate	große Artefaktanfälligkeit
kurze Untersuchungszeit	globale Darstellung
ambulant möglich	schlechtere Phasentrennung
	beschränktes Bildformat
	intrakraniell wenig aussagekräftig

Nachteile der i.a. DSA	Vorteile der i.a. DSA
größere Invasivität	kurze Untersuchungszeit
höhere Komplikationsrate zu erwarten	Sofortbildangiographie (laufendes Angiogramm – dynamischer Aspekt)
	KM-Reduktion

Vorteile der konventionellen Blattfilmtechnik	Nachteile der Blattfilmtechnik
größere Übersicht	hohe Kosten für Film und Archiv
bessere räumliche Auflösung	unsubtrahierte Bilder
simultaner 2-Ebenen-Betrieb	Zeitfaktor Bildentwicklung
	höhere KM-Mengen

gen und Übersicht ausreichen oder ob eine konventionelle Angiographie angeschlossen werden muß. An den meisten DSA-Geräten ist die zusätzliche Durchführung konventioneller Angiogramme möglich (gemischte Technik [21, 99]). Sind diese Vorentscheidungen getroffen, kann als hauptsächlicher bestimmender Faktor in erster Linie das Krankheitsbild des Patienten selbst herangezogen werden (Abb. 5.66). Auch bei dieser Einteilung handelt es sich nicht um ein einheitliches Prinzip, wenn auch das Stadium der Gefäßkrankheit im Zentrum der Betrachtung steht. Das Schema zeigt, daß es „positive" und „negative" Auswahlkriterien für eine Arteriographie gibt. Dabei versteht man unter „positiven" Fällen diejeni-

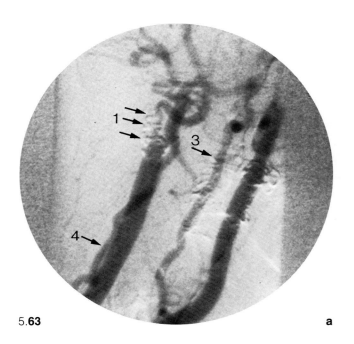

Abb. 5.63 77jährige Patientin, Zustand nach rechtshirnigem Insult mit schnell rückläufiger Symptomatik. Angiographisch Halseinstellung in LAO- und RAO (60 Grad)-Projektion (a, b).
Die rechte A. carotis interna zeigt in ihrem Anfangssegment ab der Kommunisgabelung eine langstreckige, vermutlich hochgradige Stenosierung, deren Ausmaß jedoch durch Überlagerung eines Verkalkungsartefakts (verkalkende Arteriosklerose mit starker Pulsation) nicht optimal zu beurteilen ist (1). Die LAO-Projektion zeigt einen kleinen Plaque an der Hinterwand der A. carotis interna links (2).
Wegen einer asymmetrischen Steilstellung der Halswirbelsäule ist die A. vertebralis der linken Seite in beiden Projektionen gut von der Karotis getrennt (3), die rechtsseitige etwas schwächere Arterie jeweils mit der rechten bzw. der linken A. carotis communis und interna überlagert (4).
c) Intravenöse DSA zur Kontrolle des Erfolges nach Gefäßdesobliteration: Etwas ektatische Darstellung der desobliterierten Gefäßstrecke, die Kalkschollenartefakte sind verschwunden, das Gefäßlumen ist voll durchgängig (5). Bessere Lagerung, dadurch geringere Überlagerung der Karotiden und Vertebralarterien gegenüber der präoperativen Untersuchung

Obliterierende Gefäßprozesse in der DSA   107

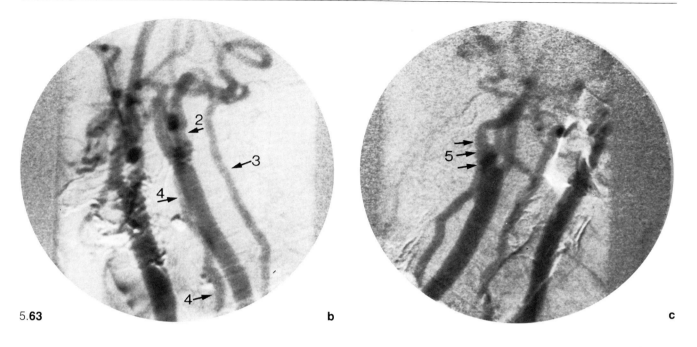

5.63   b   c

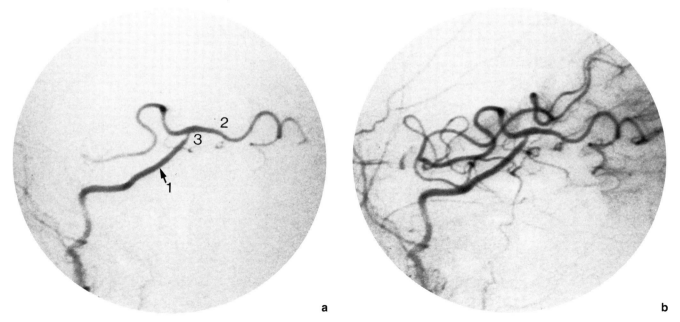

a   b

Abb. 5.**64**   Selektive Darstellung kleiner Gefäße (Anastomosen-Stenose). 59jähriger Patient, Zustand nach Bypassoperation bei Carotis-interna-Verschluß rechts. – Postoperativ noch rezidivierende Schwindelattacken mit Gangunsicherheit, anhaltende Gedächtnisschwierigkeiten, keine fokalen neurologischen Ausfälle. Im Angiogramm Zustand nach Anlage eines extraintrakraniellen arteriellen Bypasses (EIAB) in der selektiven intraarteriellen DSA dargestellt. Zuführendes Gefäß ist die A. temporalis superficialis (1), die End zu Seit an den abführenden Mediaast (2) anastomosiert ist. Deutliche Stenose im Anastomosebereich (3) (**a**). Spätere Phase (**b**)

5. Klinischer Einsatz der DSA in der Neuroradiologie

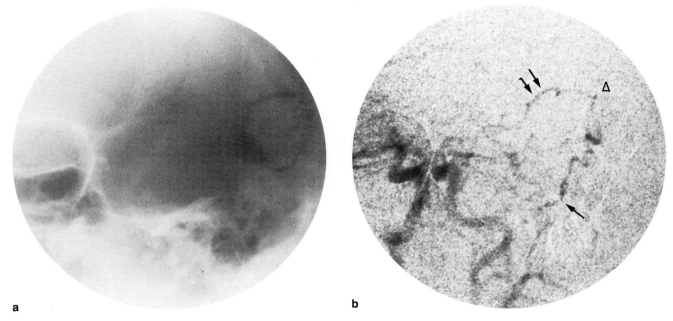

a b

Abb. 5.**65** 66jähriger Patient − vor 2 Jahren nach Anlage eines aortokoronaren Bypass Halbseitensymptomatik links − angiographisch nachgewiesene langstreckige Mediastammstenose links − Zustand nach EIAB. Die i.v. DSA entspricht einer LAO-Technik (p.-a. Strahlengang), wobei die Kraniotomie zum EIAB am Bildrand noch erkennbar ist (5.**65a**). Die A. temporalis superficialis und die Anastomosenstelle (Keil) sind im i.v. Angiogramm zu erkennen, jedoch ist wegen der schlechteren Phasentrennung des i.v. Angiogrammes die Bestimmung der Flußrichtung in der Anastomose nicht möglich. Die Bilder reichen auch nicht zur Darstellung diskreterer Veränderungen an der Anastomose (Stenose, Nahtaneurysma) aus, s. auch arterielle Darstellung des EIAB (5.**65b**). Anastomosierter Mediaast (Pfeile)

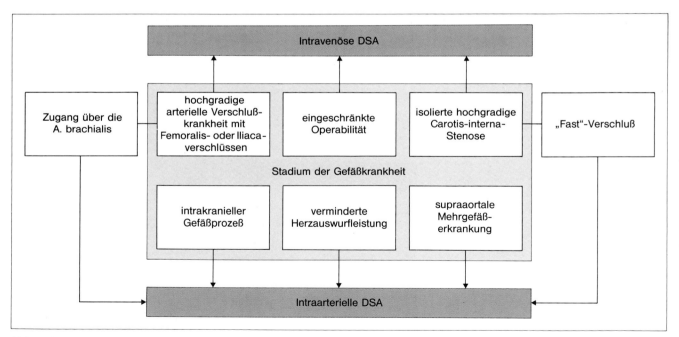

Abb. 5.**66** Wahl der Untersuchungsmethode in Abhängigkeit von der Grundkrankheit

gen, bei denen vom diagnostischen Standpunkt aus eine Arteriographie anzustreben ist, da auch eine optimale i. v. DSA die diagnostische Frage nicht beantworten könnte. „Negativ" sind Indikationen (bzw. Ausschlüsse), bei denen aus unterschiedlichen Gründen damit zu rechnen ist, daß eine einwandfreie DSA nicht zustandekommt. Zur Frage des Angiographierisikos bei der i. a. DSA steht eine absolut eindeutige Äußerung in der Literatur noch aus, offenbar in Ermangelung einer aussagekräftigen, vergleichenden Studie. Eine kritische Analyse (165) zeigt das Dilemma. Immerhin wird der Trend eines geringeren Risikos der i. a. DSA gegenüber der konventionellen Angiographie sichtbar.

Betrachtet man die Parameter der anderweitig (10, 13, 28, 53, 60, 73) angeführten Argumentationen, weswegen die i. a. DSA risikoärmer sei (s. a. Tab. 5.9), so bleibt vor allem der Gesichtspunkt der erheblichen Verkürzung der Untersuchung sowie einer KM-Ersparnis um bis zu ⅕ (21), auch wenn man davon ausgeht, daß die anderen Bedingungen, wie etwa die Anwendung von 5-F-Kathetermaterial und nicht ionisiertem Kontrastmittel, sich auf konventionelle Blattfilmangiographie übertragen lassen. In der täglichen Praxis muß die Entscheidung darüber, ob eine i. v. oder i. a. DSA oder eine Blattfilmangiographie ausgeführt wird, natürlich vor der Untersuchung getroffen werden. Die bestimmenden Faktoren einer solchen Entscheidung sind dabei ganz heterogen. Eine Leitlinie sind die Anforderungen des Klinikers. So wird es nicht von Gleichgültigkeit sein, ob vor einer koronaren Bypass-Operation der Zustand der supraaortalen Gefäße abgeschätzt werden soll oder ob bei komplexen supraaortalen Gefäßstenosen des gefäßchirurgische Vorgehen geplant werden muß. Ein weiterer Faktor sind die Erfahrungen des Untersuchers, der einschätzen muß, ob er das Risiko eines i. a. Vorgehens klein halten kann.

Gefäßelongation und -ektasie

Es gibt einen dispositionellen Faktor der Gefäßweite und der strömungsabhängigen Gefäßformen – deutlich erkennbar etwa am intrakraniellen Vertebralissegment und an der A. basilaris (66, 55, Literatur in 115), daneben physiologische Parameter, etwa bei Gefäßen, die kollaterale Aufgaben mit übernehmen oder bei einem AV-Shunt. – Die häufigste Ursache für Ektasien und Elongationen sind Alterungsvorgänge mit Elastizitätsverlust der Gefäßwand, besonders wenn gleichzeitig ein Bluthochdruck besteht. Die Veränderungen findet man gleichermaßen an den großen supraaortalen Gefäßstämmen, den extra- und intrakraniellen Abschnitten der Karotiden und der A. basilaris, wo sie besonderes Interesse in der Literatur gefunden haben (9, 81, 166). – Die gewöhnliche Ektasie soll jedoch die Durchblutungsgröße des betroffenen Gefäßes in der Regel nicht beeinträchtigen (135) (Abb. 5.67–5.69).

Elongationen und Gefäßektasien sind mit der DSA sowohl beim i. a. als auch beim i. v. Vorgehen darstellbar. Dabei kann es insbesondere im i. v. Bild zu unübersichtlichen Überlagerungsphänomenen und atypischer Gefäßanordnung der Standardprojektionen kommen (s. oben).

Umschriebene ausgeprägte Ektasien (Abb. 5.70) werden als fusiforme Aneurysmen beschrieben, der regelmäßige oder unregelmäßige (31) Wechsel von kurz-

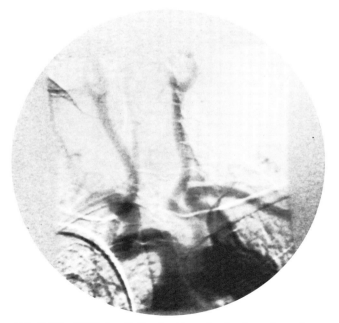
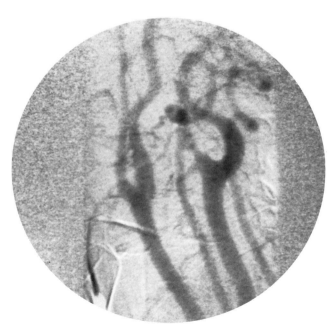

Abb. 5.**67** 59jährige Patientin, Hypertonikerin, sehr seltene rechtshirnige transitorische ischämische Attacken, etwa 3 Monate zurückliegend.
Die angiographische Darstellung zeigt eine erhebliche Elongation und Schlängelung mit starken Pulsationen im Bereich der proximalen Strecken der supraaortalen Gefäße, wogegen im Bereich der Halsstrecken der Gefäße bei einwandfreier Projektion regelrechte Verhältnisse dargestellt werden können ohne Anhaltspunkte für kleinere plaqueförmige oder hämodynamisch wirksame Stenosierungen

5. Klinischer Einsatz der DSA in der Neuroradiologie

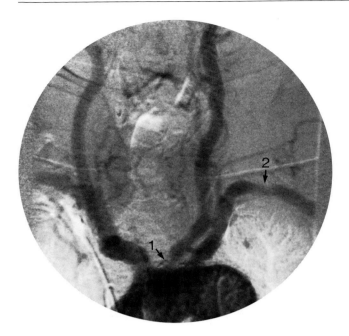

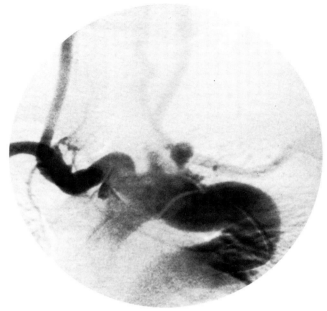

Abb. 5.**68** Elongation, Ektasie, arteriosklerotische Plaques. 71jähriger Patient mit Aortenaneurysma und arterieller Verschlußkrankheit im Bereich der unteren Extremitäten.
Darstellung des Aortenbogens und der supraaortalen Gefäße mit 20-Grad-LAO-Einstellung. Gute Trennung der Abgänge der großen supraaortalen Hauptstämme, ausgeprägte Stenosierung der A. carotis communis links (1) und flache, langstreckige, plaqueförmige Stenosierung im distalen Bereich der A. subclavia links (2). Starke nach lateralwärts konvexbogig ausschwingende proximale Gefäßstrecken durch großes Struma mit retrosternalem Anteil.

Abb. 5.**69** Elongation und Abknickung der großen Gefäße bei Kyphoskoliose. 61jähriger Patient, ausgeprägte Kyphoskoliose, jetzt Verdacht auf Zustände von zerebrovaskulärer (vertebrobasilärer?) Insuffizienz – Verdacht auf Subarachnoidalblutung – Angiographie zum Ausschluß einer Blutungsquelle.
Das transfemorale Arkogramm (mit 15 ml Kontrastmittel, 200 mg J/ml) zeigt die erhebliche Deformierung des Aortenbogens und ensprechende Verlagerung und Stauchung der großen supraaortalen Gefäße. (Eine typische Blutungsquelle im Sinne eines säckchenförmigen Aneurysmas oder AV-Angioms konnte nicht nachgewiesen werden)

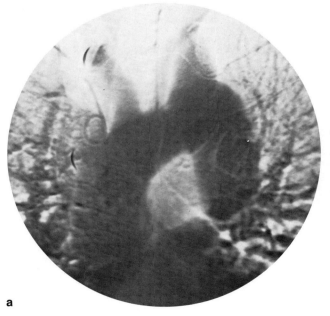

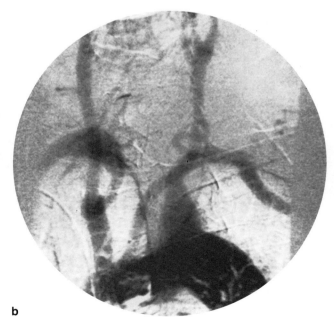

a **b**

Abb.5.**70** Umschriebene Ektasie der A. subclavia links bei Aortenisthmusstenose. 74jähriger Patient, Zustand nach transitorischen ischämischen Attacken seit 3 Jahren. Dopplersonographisch besteht eine rechtsseitige Carotis-interna-Stenose von etwa 50% Stenosierungsgrad. Es bestanden zum Zeitpunkt der Untersuchung keine pathologischen Ausfälle.
Die Darstellung des Aortenbogens und der supraaortalen Gefäße zeigt eine Aortenisthmusstenose (**a**) und eine erhebliche Ektasie der supraaortalen Gefäßstrecken mit unregelmäßigem Muster, mit trichterförmiger Erweiterung der A. subclavia im Abgangsbereich links und spindelförmiger Erweiterung der A. subclavia einige cm nach Abgang von der A. anonyma rechts (**b**)

streckigen zirkulären Stenosen und kleinen fusiformen Aussackungen in Form einer Perlenschnur gilt als differentialdiagnostisches Zeichen für die fibromuskuläre Gefäßdysplasie. Eine seltene Erscheinungsform der „falschen" Aneurysmen entsteht nach Traumatisierung der Gefäßwand. Gelegentlich müssen derartige Veränderungen der operativen Behandlung, etwa einer Resektion oder Versorgung mit Bypass, zugeführt werden. Die Kontrolle der Ergebnisse ist dann Domäne der i. v. DSA (34, 57, 92, 140, 145).

Extrakranielle Karotisstenosen

Die Häufigkeit und anatomische Verteilung stenosierender und obliterierender Gefäßprozesse folgt gut erforschten und anatomisch gesicherten Gesetzmäßigkeiten. Hier sollen repräsentativ die „American Joint"-Studie (54, Abb. 5.71) sowie die Literaturübersicht bei P. HUBER (66, S. 591–593) angeführt werden. Die Vorabklärung der stenosierenden Veränderungen wird heute zuverlässig durch die Dopplersonographie der extrakraniellen Gefäßstrecken durchgeführt (40). Es werden dabei hohe Übereinstimmungswerte von erfahrenen Untersuchern erzielt, die auch im Detail der späteren Angiogramme bis über 90% Übereinstimmung zeigen können (52, 102, 162) (Abb. 5.72). Dabei gilt der Nachweis extrakranieller stenosierender Veränderungen je nach klinischem Verlauf und Befund als Leitschiene des angiographischen und evtl. des gefäßchirurgischen Vorgehens. Dies bezieht sich sowohl auf die Nachweisbarkeit der Stenose (i. v. DSA) als auch auf ihre Operabilität im extrakraniellen Bereich, wie auch auf ihre Korrelierbarkeit mit den klinischen Bildern (Stenoseausmaß [Abb. 5.73], „Ulkus" als Auslöser von Mikroembolien, multiple Stenosen). Dabei darf nicht übersehen werden, daß die optimale Darstellung der gesamten Kreislaufverhältnisse u. U. die zuerst angeführten Teilaussagen über Lokalisation und Operabilität sowie die Prognose entscheidend modifizieren kann. Die häufigste Stenosierung durch arteriosklerotische Plaques findet sich nach allen Erfahrungen und Statistiken im Bereich der Bifurkation der A. carotis communis. Die Veränderungen sind in der Regel in der i. v. DSA gut nachweisbar, ja sie stellen laut Literaturübersicht eine der häufigsten Indikationen für die i. v. DSA dar (4, 13, 19, 30, 34, 76, 95, 128, 138, 146). Einschränkungen ergeben sich dabei weniger bei den klassischen mittel- und hochgradigen Stenosen, als vielmehr bei den kleinen Plaques und Ulzera, insbesondere an der Prädilektionsstelle der Hinterwand der A. carotis interna (77)

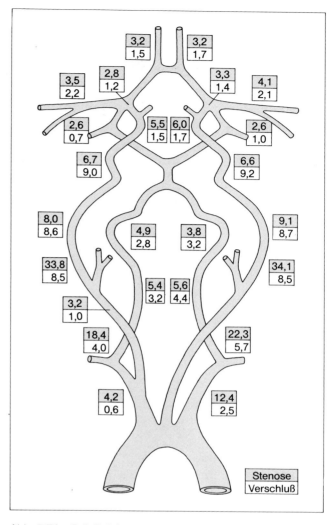

Abb. 5.71 Prädilektionsstellen der Stenosen und Verschlüsse (nach *Haas* u. Mitarb.). Die obere Zahl steht für die prozentuale Häufigkeit einer Stenose, die untere für die prozentuale Häufigkeit eines Verschlusses an der bezeichneten Stelle

Abb. 5.72 Dopplersonographisch stumme Karotisstenose. ▷
51jähriger Patient, computertomographisch nachgewiesener Posteriorinsult beidseits, etwa eine Woche vor Angiographie. Im Doppler-Sonogramm Verdacht auf Vertebralisstenose links.
Die Angiographie zeigt eine mittelgradige, glatt begrenzte Stenose der A. carotis interna im Sinne eines dicken Plaques der Gefäßhinterwand. Die Lumeneinengung reicht bis unmittelbar an das Lumen der A. carotis communis. Stenoseausmaß etwa 50%

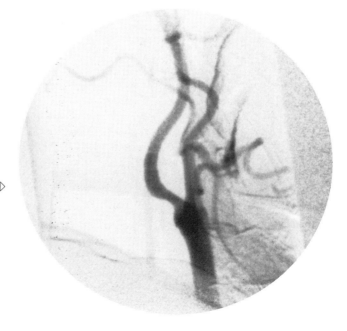

5. Klinischer Einsatz der DSA in der Neuroradiologie

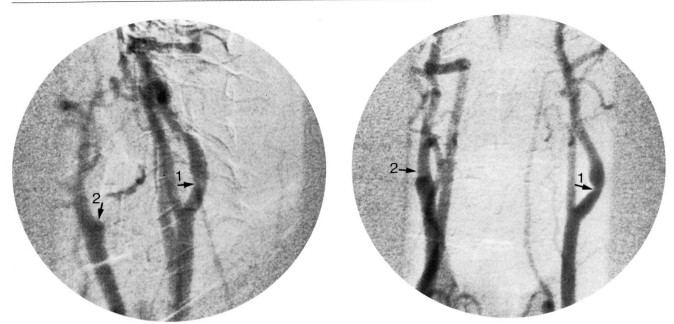

Abb. 5.**73** Etwa 50%ige Carotis-interna-Stenose links bei Verschluß rechts. 53jähriger Patient, der 2 Jahre zuvor einen Insult im Mediastromgebiet rechts erlitten hatte. Seither erlitt er rezidivierende TIA. Neurologisch bestand eine (alte) Hemiparese links. Eine auswärtige Angiographie (konventionelles transfemorales Arkogramm) zeigte einen Verschluß der A. carotis interna rechts in Abgangshöhe, links waren die Verhältnisse nicht ausreichend beurteilbar.
Die ergänzende i.v. DSA zeigt links eine atypische plaqueförmige Stenose (1) der A. carotis interna an der ventrolateralen Gefäßwand nach etwa 2 cm Verlaufsstrecke, rechts das Verschlußbild der A. carotis interna in Abgangshöhe (2) in der LAO (60 Grad)-Projektion und ergänzender p.-a. Standardprojektion

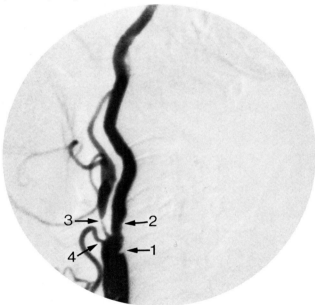

Abb. 5.**74** Karotisstenose mit Ulkus im selektiven Angiogramm. 65jähriger Patient, der vor ca. 3 Wochen einen linksseitigen Hirninfarkt im Mediastromgebiet erlitten hat; im Computertomogramm scharf begrenzter hypodenser Herd im Bereich der hinteren Anteile des linken Temporallappens – als Grundkrankheit bestehen ein Diabetes mellitus sowie eine Hyperlipidämie. Die Dopplersonographie spricht für eine Externastenose links. Die Arteriographie zeigt ausgedehnte flächenförmige Plaques, die von der Hinterwand der A. carotis communis auf die A. carotis interna übergehen, mit einem Stenoseausmaß von rund 30% und stark unregelmäßiger Plaquekontur („Ulkus" [1], [2]). Daneben besteht eine hochgradige „manschettenförmige" Stenose des initialen Segmentes der A. carotis externa (3) unter Einschluß des Abganges der A. thyroidea superior (4)

(Abb. 5.**74**), wenngleich die Darstellung kleiner ulzeröser Plaques der A. carotis interna im DSA-Schrifttum auch bei der i. v. Untersuchung mehrfach beschrieben wurde (13, 19, 30, 34, 76, 85, 103, 122, 146). Die Untersuchung erfordert allerdings dann besondere technische Vorkehrungen. Ein weiteres Problem ist die Aussagekraft der i. v. Untersuchung bei den subtotalen Stenosen bzw. „Fastverschlüssen", s. unten (124). Ulzeröse Veränderungen müssen gezielt gesucht werden, gegebenenfalls durch intensivierte Diagnostik (i. a. DSA, selektive Serien anstelle des Arkogrammes [172]). Ihre Kriterien zusammengestellt nach HUBER (66) zeigt die Tab. 5.**10**. Die subtotale Abgangsstenose der A. carotis interna scheint mit der i. v. DSA in der Regel nicht sicher diagnostizierbar zu sein – auch die konventionelle Technik kommt oft ohne differenzierte Bildnachbearbeitung (Subtraktion, fraktionierte Subtraktion) nicht aus (Abb. 5.**75**). Wichtig bei dieser Diagnose ist die Darstellung eines glatten Restlumens ohne Stagnationsthrombus und ohne Tandemstenose.

Tabelle 5.**10** Kriterien des atheromatösen Ulkus

- nicht weiter als 2,5 cm distal der Bifurkation der A. carotis communis (97)
- geringerer Stenosegrad als glatte Plaques
- bizarre unregelmäßige Konfiguration
- Nachweis eines Hohlraumes innerhalb eines Plaques
- „normales Wandstück" zwischen zwei eng nebeneinanderliegenden Stenosen
- Schichtungseffekt des Kontrastmittels (66)

Obliterierende Gefäßprozesse in der DSA

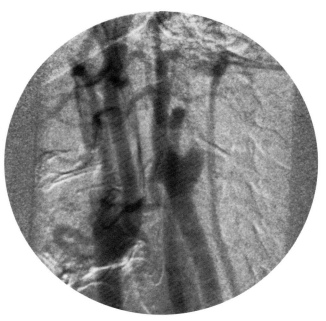
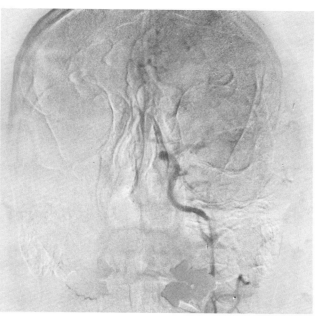

Abb. 5.**75** Subtotaler Verschluß der A. carotis interna. 34jähriger Patient. Verdacht auf transitorische ischämische Attacken und flüchtige Zustände von Amaurosis fugax. Dopplersonographisch besteht eine hochgradige Stenose der A. carotis interna. Der Befund wird durch die i.v. DSA bestätigt, wobei sich jedoch keine scharf begrenzte Stenosefigur erkennen läßt, sondern ein fadenförmiges Lumen der A. carotis interna nach etwa 1 cm Verlaufsstrecke. Die ergänzende konventionelle Angiographie zeigt eine hochgradige Stenose der A. carotis interna unmittelbar nach Abgangsbereich und unregelmäßige Wandverhältnisse im Bereich der ersten 6 cm der Verlaufsstrecke mit stark reduziertem Gefäßlumen, intrakraniell regelrechte Verhältnisse der A. carotis interna, anterograd dargestellt mit glatten Wandverhältnissen ohne Hinweise für zusätzliche Stenosierung bzw. Thrombosierung durch Stagnation. Der Befund muß als hochgradige partielle, thrombosierte Stenose des proximalen Abschnittes der A. carotis interna (Fastverschluß) gedeutet werden

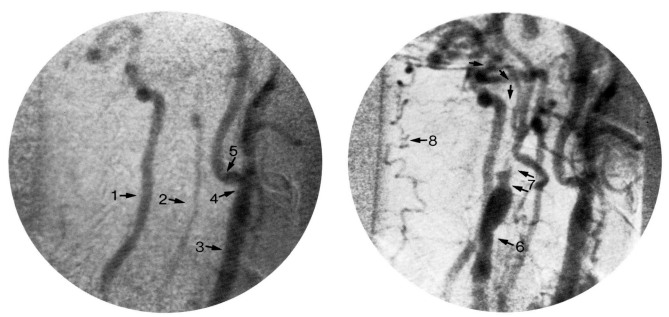

Abb. 5.**76** 48jähriger Patient. Anamnestisch insbesondere Zustände von Amaurosis fugax rechts, keine neurologischen Ausfälle. Dopplersonographisch Verdacht auf Internaverschluß rechts, Externastenose rechts.
Die Angiographie zeigt die Verhältnisse sehr komplex, die Bilder lassen sich jedoch im Vergleich einer früheren zu einer späten arteriellen Phase gut deuten.
Sehr kaliberkräftige Vertebralarterie rechts (1), deutlich kaliberschwächere Vertebralarterie links (2). – Die A. carotis communis links (3) kommt zeitgerecht zur Darstellung, sie weist in ihrem distalen Abschnitt in Höhe des Abganges der A. carotis interna eine plaqueförmige Einengung auf, die sich auf das proximale Segment der A. carotis interna unregelmäßig fortsetzt (4, 5).
Die A. carotis communis der rechten Seite kommt deutlich zeitverzögert zur Darstellung (6), in ihrem Endabschnitt mit plaqueförmiger Stenosierung und hochgradiger Stenose der A. carotis externa im Abgangsbereich (7). – Die A. carotis interna fehlt. Die A. carotis externa der rechten Seite wird teilweise retrograd aus der rechten A. vertebralis über die A. occipitalis-Anastomose durchblutet (Richtungspfeile).
Lange, aszendierende Kollaterale von der A. cervicalis profunda zur A. occipitalis rechts (8)

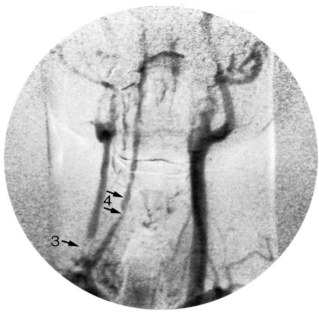
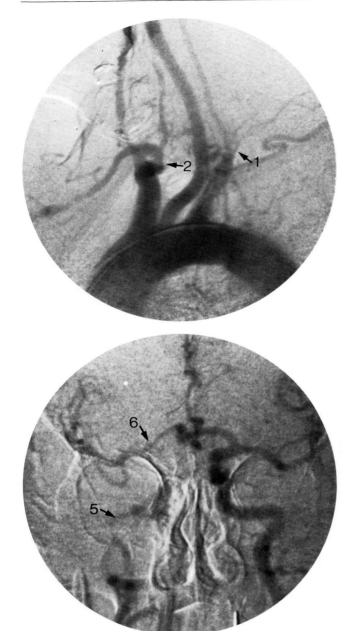

Abb. 5.77 Multilokuläre Arteriosklerose. 59jähriger Patient – seit 4 Jahren Schwindelattacken mit Fallneigung, Übelkeit, Erbrechen und Parästhesien am Körperstamm und an den Extremitäten, dopplersonographisch multilokuläre Gefäßerkrankung.
Ausgiebige Darstellung der Verhältnisse im intravenösen DSA-Bild: Verschluß der A. subclavia links (1) distal des Abganges der A. vertebralis und Kollaterale zur A. axillaris links. Plaqueförmige Stenose der A. subclavia rechts proximal des Abganges der A. vertebralis (2). Großer Füllungsdefekt durch proximale Stenose der A. carotis communis (3). Plaqueförmige multiple Stenosierungen und poststenotische Erweiterungen der A. vertebralis rechts (4). Sehr schwache anterograde Darstellung der A. carotis communis rechts durch die proximale Stenose (5). Intrakranielle Versorgung der Internagabelung rechts über die A. communicans anterior über das Karotissystem von links (6)

Um Komplikationen der Lysebehandlung zu vermeiden, kann das Vorgehen mit i. v. DSA vorzuziehen sein. Bei eindeutigem klinischem Bild der akuten Karotisthrombose kann auch der Hinweis auf eine mögliche subtotale Stenosierung durch einen inkompletten Stagnationsthrombus hier kein Gegenargument sein. Der viel seltenere Verschluß der A. carotis communis liegt ebenfalls an der Bifurkation, wenn ein Plaque und Thrombus auch die A. carotis externa und A. carotis communis mit verschließen (Abb. 5.76); die Lokalisation nahe dem Ursprung der A. carotis communis von der A. anonyma wird in wenigen Einzelfällen, meist bei ausgeprägter AVK beobachtet (Abb. 5.77). Immer wird dann die A. carotis externa im Halsbereich kollateral durch die A. vertebralis sowie die A. cervicalis ascendens und A. cervicalis profunda jeweils über die A. occipitalis, die A. thyroidea inferior bis zur Kommunisgabelung versorgt oder von

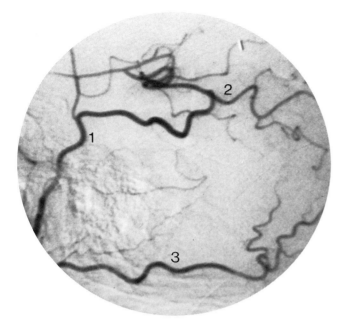 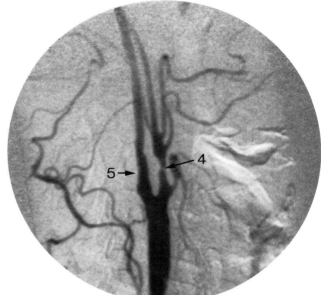

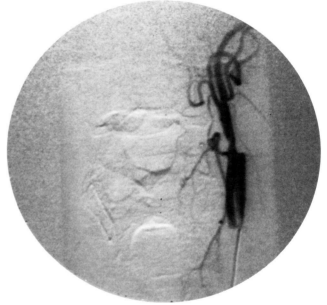

Abb. 5.**78** Carotis-interna-Verschluß links. 66jähriger Patient, Zustand nach extra/intrakraniellem Bypass (EIAB), jetzt wieder TIA seit 8–10 Wochen. Dopplersonographisch Internaabgangsstenose rechts, Vertebralisstenose rechts, der Bypass soll durchgängig sein.
Im Angiogramm ist der Verschluß der A. carotis interna links mit glatter Abbruchkontur in Abgangshöhe zu erkennen. Die A. carotis externa links weist unmittelbar nach Abgang der A. lingualis im proximalen Segment einen flachen Plaque auf. – Zustand nach Anlage eines EIAB links, das zuführende Gefäß ist ein temporaler Ast der A. temporalis superficialis (1), das abführende Gefäß ein postinsulärer temporoparietaler Mediaast (2). A. occipitalis (3). Glatt durchgängiger Bypass ohne Stenose oder Pseudoaneurysma. – Rechts ausgeprägte Stenose der A. carotis externa (4), nur flache Plaques an der Hinterwand der A. carotis interna (5)

Externaästen der Gegenseite. Auch beim klassischen Verschluß der A. carotis interna im Bereich der Bifurkation spielen die Kollateralkreisläufe eine entscheidende Rolle. Im i. v. DSA-Bild signalisiert der Stopp im wesentlichen die Unmöglichkeit des direkten operativen Zuganges, nämlich der Desobliteration.
Das Verschlußbild der A. carotis interna im Bereich der Bifurkation kann vielgestaltig sein. Häufig ist der glattrandige, vollständige Abbruch der KM-Säule, der als Engramm bereits 1937 von MONIZ beschrieben wurde (110) (Abb. 5.**78**, 5.**79**). Man sieht jedoch auch andere Verschlußformen, etwa bizarr konfigurierte Abbrüche, kegelförmiges Auslaufen des KM-Bandes oder einen stagnierenden KM-Faden. Gelegentlich sollen diese Bilder auf einen weiter distal gelegenen Verschluß mit nach proximal wachsendem Appositionsthrombus hinweisen (45, 66) (Abb. 5.**80**).
Selten sind isolierte Stenosen der A. carotis externa (Abb. 5.**81**).

5. Klinischer Einsatz der DSA in der Neuroradiologie

Abb. 5.**79** Multifokale Arteriosklerose. 73jähriger Patient mit rechtshirnigem TIAS jeweils mit brachiofazial betonter Parese, dazu Claudicatio intermittens, rechts stärker als links ausgeprägt. Dopplersonographie: multiple Stenosen, u. a. Externastenose rechts und hochgradige Internastenose rechts.
Im intravenösen DSA-Bild fehlt die linksseitige Vertebralarterie, gleichzeitig sieht man einen Kollateralkreislauf von aszendierenden Halsgefäßen zu zervikalen spinalen Segmentarterien (1), jedoch ohne daß auch die kraniozervikale Übergangsstrecke der linken Vertebralarterie kollateral gefüllt wird.
Die A. carotis interna der rechten Seiten ist in Abgangshöhe in typischer Weise verschlossen (2), auch wenn der Befund durch die darüber ziehende Vertebralarterie überprojiziert ist. Die Abgangsstrecke der A. carotis interna der linken Seite zeigt Veränderungen, die vorwiegend in der p.-a. Projektion deutlich sind, sowie eine unregelmäßige, relativ weite Konfiguration des Sinus der A. carotis interna (3) ohne sichere Anhaltspunkte für sog. „ulzeröse" Veränderungen

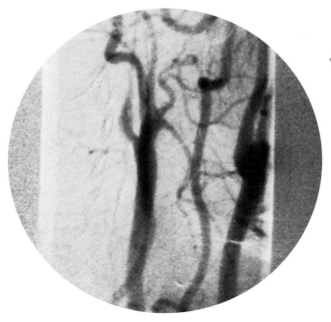

Abb. 5.**80** Intrakranieller Carotis-interna-Verschluß, extrakraniell „Pseudoverschluß-Bild". 52jähriger Patient. Rezidivierende Insultgeschehen im Mediastromgebiet rechts mit brachiofazial betonter Hemiparese links und Hemianopsie nach links. Dopplersonographisch Verdacht auf intra/extrakranielle hochgradige Stenose oder Verschluß der A. carotis interna rechts – Verdacht auf Vertebralisinsuffizienz beidseits.
Die i.v. DSA zeigt ein spindelförmiges Auslaufen des KM-Bandes in der rechten A. carotis interna ohne erkennbare Stenose- oder Stoppfigur. – Hingegen werden die Vertebralarterien unauffällig dargestellt. Die ergänzende konventionelle Angiographie zeigt einen stark verzögerten Fluß in der im extrakraniellen Abschnitt nicht eingeengten A. carotis interna und einen Abbruch des KM-Bandes im intrakraniellen Segment der A. carotis interna nach Abgang der A. ophthalmica. Diagnose: extrakranieller Pseudoverschluß bei Verschluß der A. carotis interna im Bereich des vorderen Siphonknies

Abb. 5.**80**b

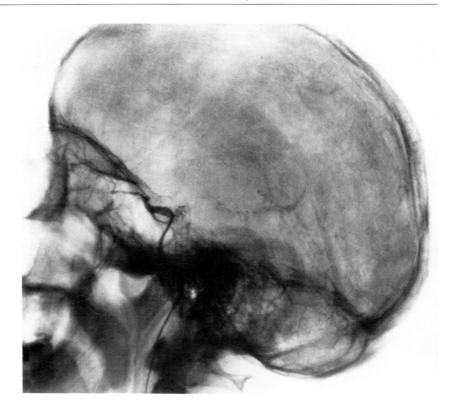

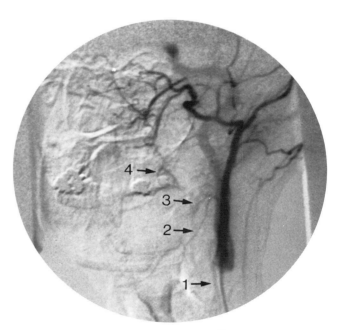

Abb. 5.**81** Sekundäre Stenosen von Ästen der A. carotis externa. 27jährige Patientin. Zustand nach Exzision eines ausgedehnten Plattenepithelkarzinoms der Zunge mit anschließender zytostatischer Behandlung und ausgedehnter Bestrahlung. Osteoradionekrose des linken Unterkiefers – Externaangiographie zur Darstellung der Gefäßverhältnisse (plastische Deckung notwendig). – Die Angiographie zeigt die Katheterspitze im Anfangsabschnitt der A. carotis externa unmittelbar im Bereich des Abganges der A. thyroidea superior (1). Die A. lingualis und A. facialis (2, 3) sind hochgradig verengt dargestellt, aber mit einzelnen Ästen bis weit in die Peripherie zu verfolgen. Teilweise werden periphere Äste der A. facialis kollateral über den Maxillariskreislauf versorgt (4). Die Gefäßveränderungen sind im Rahmen der Strahlennekrose zu sehen

Stenosen und Verschlüsse der A. subclavia und A. anonyma

Nach der bereits erwähnten Studie (54) liegt ihre Häufigkeit bei insgesamt 20% der zerebrovaskulär Erkrankten. Sie kommen jedoch auch ohne neurologische Zeichen bei der arteriellen Verschlußkrankheit der viszeralen Gefäße vor. Einen Sonderfall bilden dabei die funktionellen Einengungen beim Thoraxapertursyndrom oder vaskulären Skalenussyndrom (Abb. 5.**82**–5.**84**). Dabei wird die A. subclavia distal des Abganges der A. vertebralis gedrosselt. Auslöser sind Muskelanspannungen (Mm. scaleni), Kopfdrehung oder die Elevation eines Armes. Die Ursache sieht man in Anlagestörungen, Gefäßverlaufsvarianten, Bindegewebssträngen – auch nach Traumen – oder akzessorischen Halsrippen. Die mit zerebrovaskulären Störungen einhergehenden Gefäßengen liegen proximal der Vertebralisabgänge (Abb. 5.**85**–5.**88**; s. auch Abb. 5.**77**). Hochgradige Stenosen oder Verschlüsse bedingen das Subclavian-Steal-Syndrom, erstmalig 1960 beschrieben (26). Es kann entweder ständig, auch in Ruhe oder nur bei Belastung (Muskelarbeit am Arm der betroffenen Seite) auftreten. Neben dem Steal-Phänomen mit umgekehrtem Blutfluß in der A. vertebralis der erkrankten Seite (Abb. 5.**89**–5.**93**), der dem Kreislauf des gleichseitigen Armes zugute kommt, werden meist auch andere Kollateralen aktiviert. Vorwiegend können erweiterte segmentale Umgehungen von der A. vertebralis der Gegenseite, aus den aufsteigenden und tiefen Halsarterien und der A. carotis externa beobachtet werden.

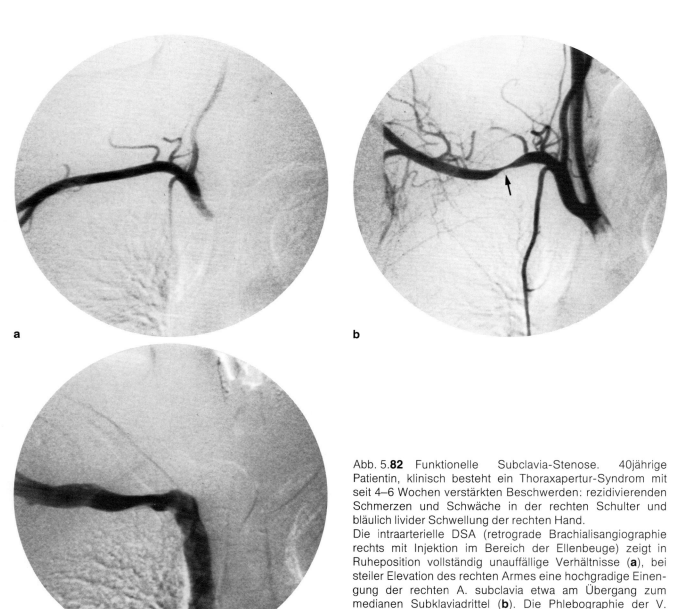

Abb. 5.**82** Funktionelle Subclavia-Stenose. 40jährige Patientin, klinisch besteht ein Thoraxapertur-Syndrom mit seit 4–6 Wochen verstärkten Beschwerden: rezidivierenden Schmerzen und Schwäche in der rechten Schulter und bläulich livider Schwellung der rechten Hand.
Die intraarterielle DSA (retrograde Brachialisangiographie rechts mit Injektion im Bereich der Ellenbeuge) zeigt in Ruheposition vollständig unauffällige Verhältnisse (**a**), bei steiler Elevation des rechten Armes eine hochgradige Einengung der rechten A. subclavia etwa am Übergang zum medianen Subklaviadrittel (**b**). Die Phlebographie der V. subclavia von der rechten Ellenbeuge aus zeigt ebenfalls eine mäßiggrade Einengung der Vene bei Elevation des rechten Armes (**c**)

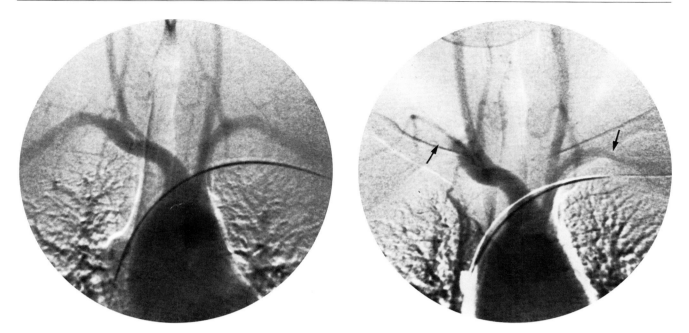

Abb. 5.**83** 20jähriger Patient mit Thoraxapertur-Syndrom beidseits, jedoch rechts erheblich stärker ausgeprägt bei akzessorischen Halsrippen.
Das Thoraxapertur-Syndrom mit funktioneller Einengung von großen Gefäßstämmen im Bereich der Klavikula, von Halsrippen oder im Bereich der Skalenuslücke läßt sich auch im i.v. digitalen Subtraktionsangiogramm darstellen. Links normales Kaliber der A. subclavia in Ruhestellung, rechts vollständige Unterbrechung des Kontrastmittelflusses in der rechten und starke Verdünnung und unscharfe Darstellung in der linken Subclavia bei steiler Elevation beider Arme

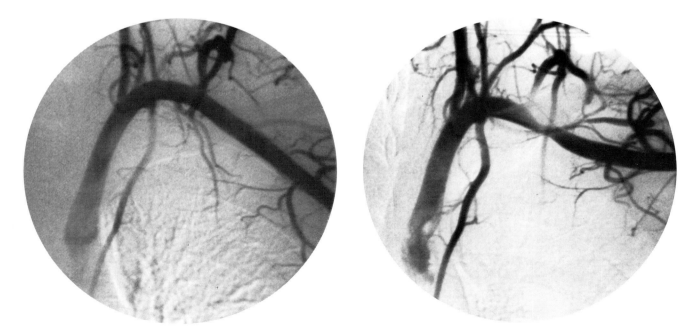

Abb. 5.**84** 20jähriger Patient, bei dem seit etwa ½ Jahr lageabhängig Hypästhesien und Schwächegefühl im linken Arm beobachtet werden; vor 2 Jahren Motorradunfall, jedoch ohne Rippen- oder Klavikulafraktur. Brachialis- und Radialispuls verschwinden links bei Anheben des linken Armes über die Horizontale, Blutdruck dann nicht mehr meßbar.
Die Angiographie (Gegenstromangiographie in der A. brachialis links in verschiedenen Funktionsstellungen) zeigt in der Ausgangsposition unauffällige Verhältnisse, unterschiedlich starke Stenosierung bei Elevation des Armes bzw. nur Verwirbelung der Kontrastmittelsäule im funktionellen Stenosebereich

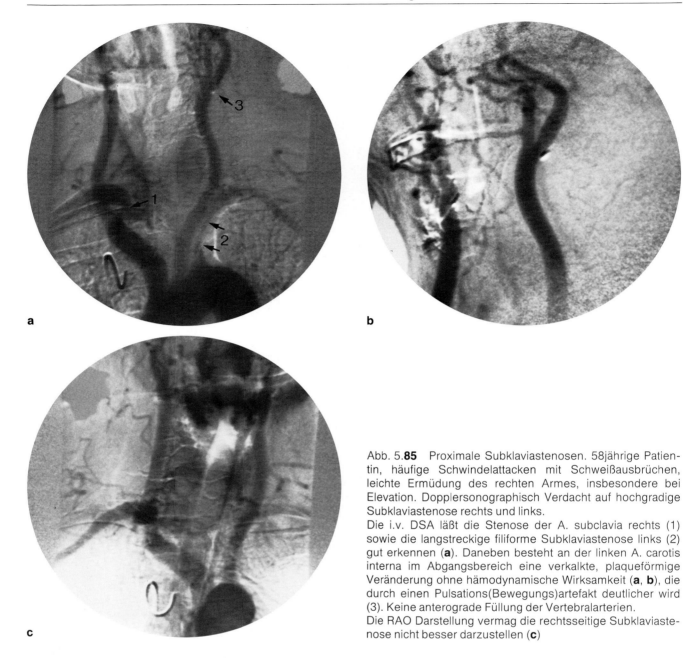

Abb. 5.**85** Proximale Subklaviastenosen. 58jährige Patientin, häufige Schwindelattacken mit Schweißausbrüchen, leichte Ermüdung des rechten Armes, insbesondere bei Elevation. Dopplersonographisch Verdacht auf hochgradige Subklaviastenose rechts und links.
Die i.v. DSA läßt die Stenose der A. subclavia rechts (1) sowie die langstreckige filiforme Subklaviastenose links (2) gut erkennen (**a**). Daneben besteht an der linken A. carotis interna im Abgangsbereich eine verkalkte, plaqueförmige Veränderung ohne hämodynamische Wirksamkeit (**a**, **b**), die durch einen Pulsations(Bewegungs)artefakt deutlicher wird (3). Keine anterograde Füllung der Vertebralarterien.
Die RAO Darstellung vermag die rechtsseitige Subklaviastenose nicht besser darzustellen (**c**)

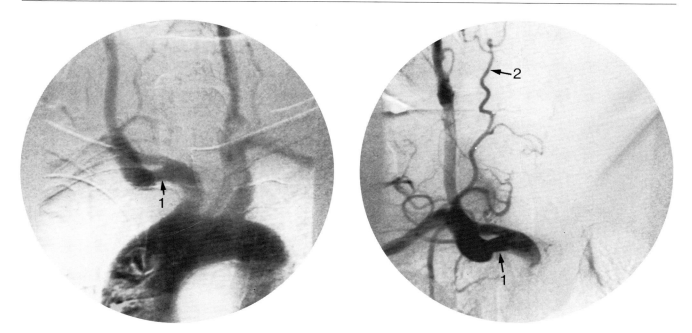

Abb. 5.**86** Intravenöse und selektive Darstellung einer proximalen Subklaviastenose rechts. 56jähriger Patient mit primärer Gefäßerkrankung des Herzens, Zustand nach Herzinfarkt vor etwa 4 Monaten. Dopplersonographisch Verdacht auf hochgradige Carotis-interna-Stenosen beidseits, rechts stärker als links.
Die i.v. DSA zeigt die Abgänge der großen supraaortalen Äste ohne hochgradige Stenosen, allenfalls eine plaqueförmige manschettenförmige Stenose der rechten A. subclavia (1) sowie ein Fehlen der rechten Vertebralarterie. Diese Befunde bestätigen sich auch im semiselektiven transfemoralen Vorgehen. Zusätzlich wird der aszendierende Kollateralkreislauf der Endstrecke der rechten A. vertebralis deutlicher (2)

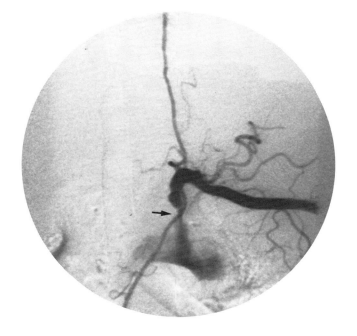

Abb. 5.**87** Proximale Subklaviastenose links. 63jähriger Patient mit Schwindel- und Fallneigung ohne Bewußtseinsstörung. Man hört Stenosegeräusche über der linken A. subclavia, Blutdruckdefizit bei der Messung am linken Arm, Verdacht auf Subclavian-steal-Syndrom.
Hochgradige proximale Stenose der A. subclavia links (Pfeil). Die retrograde Injektion des Kontrastmittels (reduzierte Kontrastmittelmenge!) in die A. brachialis links zeigt an der Stenosestelle einen ausgeprägten Düseneffekt. Dadurch ist das proximal der Stenose gelegene Segment der A. subclavia nur unscharf zu erkennen.

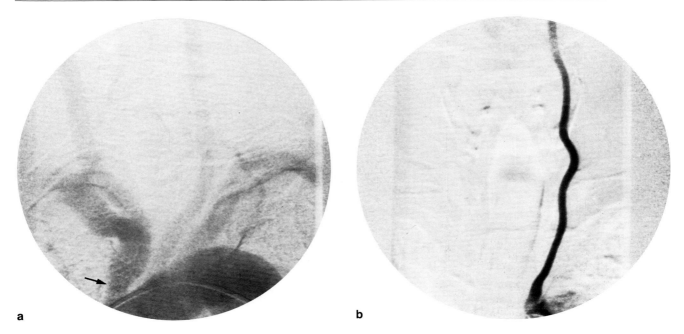

a   b

Abb. 5.**88** Anonymastenose rechts. 55jähriger Patient; seit einigen Wochen TIA mit motorischer Aphasie und perioralen Parästhesien sowie Pelzigkeit der rechten Körperhälfte, Schwindelanfällen. Dopplersonographisch war kein sicherer pathologischer Befund zu erheben.
Die i.v. DSA ergab eine mittelgradige Stenosierung des Abganges der A. anonyma vom Aortenbogen (etwa 50% bei ausgeprägter Gefäßektasie und Elongation) (**a**); wogegen die selektive Darstellung der Gefäßabgänge keine zusätzlichen Stenosierungen der A. subclavia oder der Vertebralarterien im Abgangsbereich erkennen läßt.
Die im DSA-Bild scheinbar fehlende linksseitige A. vertebralis geht direkt vom Aortenbogen ab (**b**)

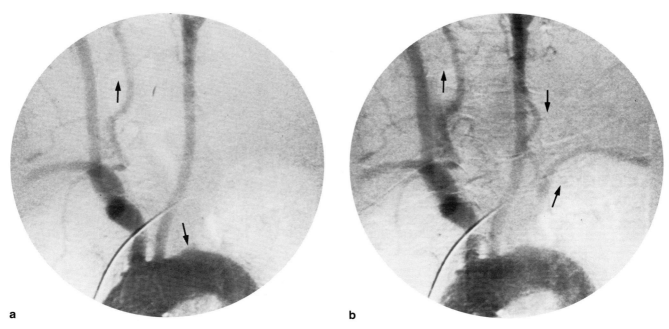

a   b

Abb. 5.**89** 53jähriger Patient, klinisch und dopplersonographisch Verdacht auf hochgradige Subklaviastenose links mit Subclavian-steal-Syndrom und Verdacht auf doppelseitige Karotisstenosen.
Im i.v. DSA läßt sich das Subclavian-steal-Syndrom darstellen, zunächst Verschlußbild der A. subclavia links und anterograder Fluß in der kräftig kalibrierten A. vertebralis rechts (Pfeile) (**a**); in den späteren Phasen der umgekehrte Fluß in der A. vertebralis links (Richtungspfeil) und die verspätete Darstellung des distalen Segments der A. subclavia links. Nicht ganz scharfe Darstellung der Verschlußfigur der A. subclavia bzw. Verdacht auf fadenförmiges Restlumen ihres proximalen Segmentes (**b**)

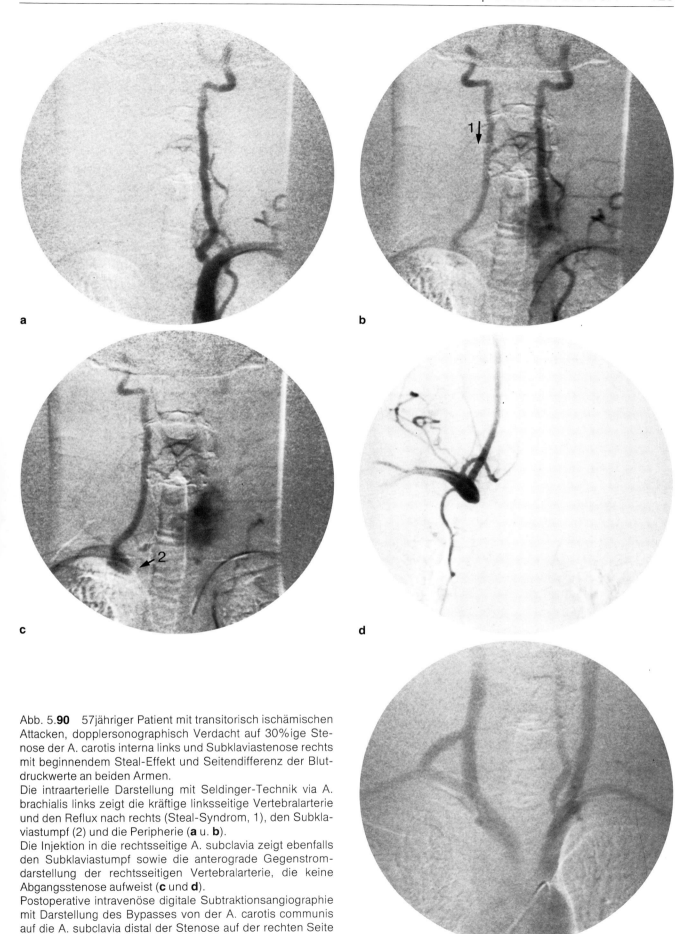

Abb. 5.**90** 57jähriger Patient mit transitorisch ischämischen Attacken, dopplersonographisch Verdacht auf 30%ige Stenose der A. carotis interna links und Subklaviastenose rechts mit beginnendem Steal-Effekt und Seitendifferenz der Blutdruckwerte an beiden Armen.
Die intraarterielle Darstellung mit Seldinger-Technik via A. brachialis links zeigt die kräftige linksseitige Vertebralarterie und den Reflux nach rechts (Steal-Syndrom, 1), den Subklaviastumpf (2) und die Peripherie (**a** u. **b**).
Die Injektion in die rechtsseitige A. subclavia zeigt ebenfalls den Subklaviastumpf sowie die anterograde Gegenstromdarstellung der rechtsseitigen Vertebralarterie, die keine Abgangsstenose aufweist (**c** und **d**).
Postoperative intravenöse digitale Subtraktionsangiographie mit Darstellung des Bypasses von der A. carotis communis auf die A. subclavia distal der Stenose auf der rechten Seite (**e**)

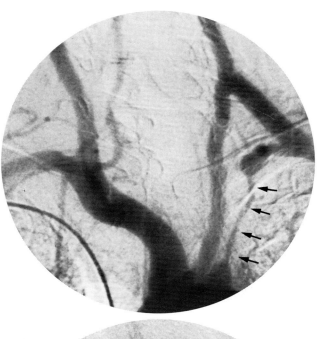

◁ Abb. 5.**91** 67jähriger Patient mit Verschluß der A. subclavia links und Subclavian-steal-Syndrom. I.v. DSA zur postoperativen Kontrolle nach Anlegen eines Bypasses zwischen der A. carotis communis links und dem distalen Abschnitt der linksseitigen A. subclavia. Bei gutem Gesamtkontrast ist die proximale Subklavia entsprechend den physiologischen Verhältnissen zwar hochgradig stenosiert (Pfeile), aber nicht verschlossen zu erkennen

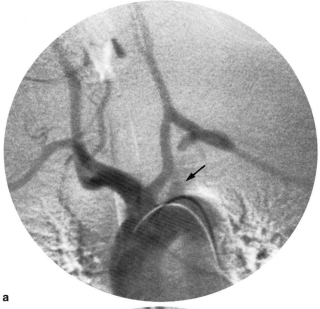

a

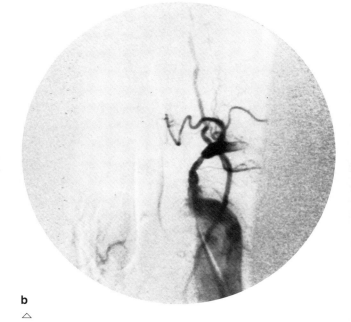

b

△

Abb. 5.**92** 44jährige Patientin. Zustand nach linkshirnigem Insultereignis vor 4 Wochen mit rückläufiger Symptomatik (Hemiparese rechts und Aphasie). Dopplersonographisch Subklaviastenose links und Verdacht auf Subclavian-steal-Syndrom. Die Aortogramme zeigen bei ausreichender Kontrastierung des Aortenbogens und der supraaortalen Gefäße den Zustand nach Bypassoperation zwischen der A. carotis communis links und der A. subclavia links wegen proximalem Subklaviaverschluß (Pfeil). Erst die selektive Darstellung der A. subclavia zeigt, daß es sich um einen Scheinverschluß handelt, die A. subclavia ist durch das Restlumen anterograd darstellbar

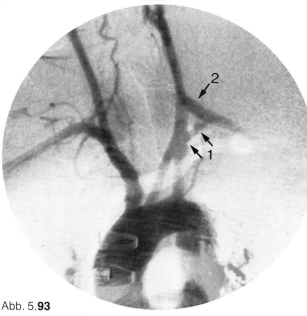

Abb. 5.**93**

◁ Abb. 5.**93** 46jähriger Patient mit intermittierenden Durchblutungsstörungen im Bereich des linken Armes. Die Angiographie zeigt plaqueförmige Stenosen (1) im Bereich des proximalen Abschnittes der A. subclavia links. Die A. vertebralis der linken Seite ist nicht abgrenzbar. Bypass von der A. carotis communis auf die distale Strecke der A. subclavia (2), frei durchgängig in dieser postoperativen Kontrolluntersuchung nachweisbar

Extrakranielle Vertebralisstenosen und Verschlüsse

Prädilektionsstellen der Stenosen sind der Abgang aus der A. subclavia (Abb. 5.**94**–5.**98**), der nach der Stenose der A. carotis interna im Kommunisgabelbereich die zweithäufigste Manifestation darstellt (54), sowie die Duradurchtrittsstelle am kraniozervikalen Übergang – daneben gibt es regellose Manifestationen in unterschiedlicher Höhe der zervikalen Verlaufsstrecke (Abb. 5.**99**; s. auch Abb. 5.**76**, 5.**77**), unabhängig von Knick- und Stenosephänomenen in Höhe von Spondylose- und Spondylarthrosezacken. An der Duradurchtrittsstelle im Bereich des kraniozervikalen Übergangs (Abb. 5.**100**) ist mit der Stenosierung oft eine deutliche poststenotische Erweiterung verbunden. Ein weiterer Sitz eines arteriosklerotischen Plaques kann im Abgangsbereich der A. cerebelli inferior posterior gelegen sein (180). Jedoch soll die Basilaris statistisch häufiger als die A. vertebralis arteriosklerotische Veränderungen tragen (131).

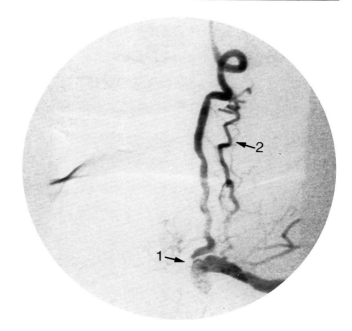

Abb. 5.**94** Hochgradige Vertebralisabgangsstenose. Die semiselektive Darstellung der A. subclavia und A. vertebralis von links zeigt sehr viel deutlicher die hochgradige Abgangsstenose der A. vertebralis der linken Seite (über 80% – 1) und eine plaqueförmige Subclavia-Stenose unmittelbar nach Abgang der A. vertebralis sowie den Kollateralkreislauf zur Atlasschleife der Vertebralarterie über aszendierende Halsgefäße (2)

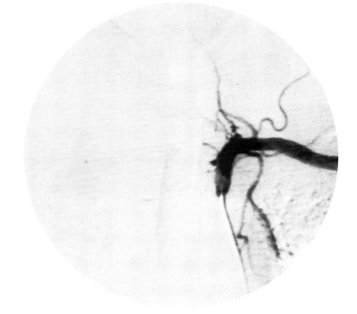

Abb. 5.**95** 51jähriger Patient mit computertomographisch nachgewiesenem Posteriorinsult beidseits, im Doppler-Sonogramm Verdacht auf Vertebralisstenose links.
Die Darstellung der linken A. subclavia selektiv transfemoral läßt keine Vertebralarterie erkennen, die Einstellung des kraniozervikalen Übergangs demonstriert die kollaterale Füllung des hochzervikalen Segmentes der A. vertebralis über segmentale Gefäße mit stark reduziertem Gefäßkaliber. Dieser Befund beweist den proximalen Verschluß der A. vertebralis auch ohne darstellbares Verschlußbild

5. Klinischer Einsatz der DSA in der Neuroradiologie

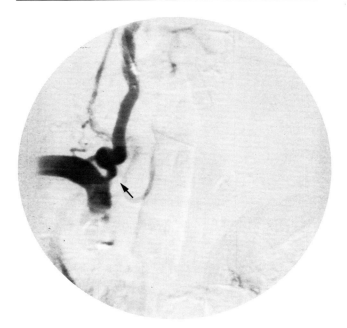

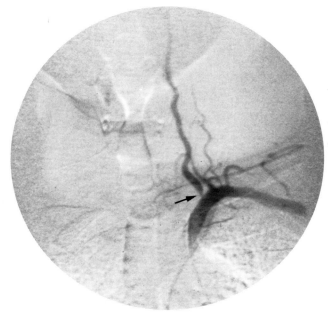

Abb. 5.**96** 66jährige Patientin, die seit etwa 3 Wochen eine diskrete, distal betonte linksseitige Beinparese bemerkte. Im DS hochgradige Carotis-interna-Stenose rechts langstrekkig, Verdacht auf Vertebralishypoplasie. Daneben besteht eine Hypertonie und eben kompensierte Niereninsuffizienz.
Im Angiogramm ausgeprägte Abgangsstenose der rechten A. vertebralis (50–70%), die A. vertebralis selbst ist in ihrem ganzen dargestellten Verlauf eher ektatisch. – (Daneben findet sich eine hochgradige segmentale Stenose der A. carotis communis rechts in Abgangshöhe auf eine Länge von etwa 2 cm, 80% Stenosierungsgrad)

Abb. 5.**97** 55jähriger Patient, der vor 2 Wochen eine spontane Subarachnoidalblutung erlitten hat; im CT Verdacht auf kleine Blutansammlung im Bereich des linken Hinterhorns, xanthochromer Liquorbefund. Wacher, orientierter Patient ohne neurologische Ausfälle.
Hochgradige Abgangsstenose der A. vertebralis links (> 90%) in der semiselektiven Technik von transfemoral dargestellt. Ausreichende anterograde Vertebralisfüllung, lediglich etwas verzögerter Kontrastmittelabfluß. Darüber hinaus sind Gefäßveränderungen nicht darstellbar (auch kein Gefäßspasmus, keine Blutungsquelle)

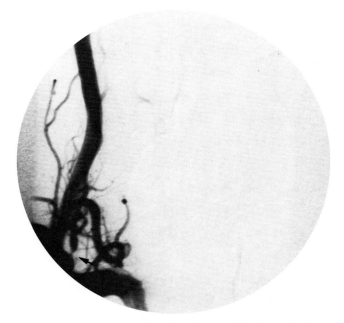

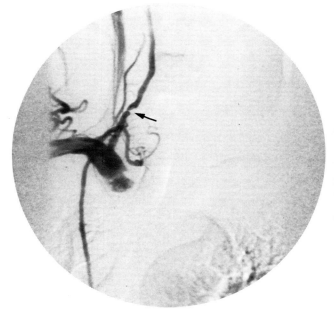

Abb. 5.**98** 76jährige Patientin mit brachiofazialer Hemiparese links, rückläufig. Initial bestand auch eine fragliche rechtsseitige Okulusmotorius- und Fazialisparese. Bei rückläufiger Symptomatik war nach einer Woche nur noch eine diskrete zentrale Fazialisparese links zu erkennen.
Im Angiogramm hochgradige (> 90%ige) Vertebralisabgangsstenose rechts (Pfeil), dennoch anterograde Füllung des Gefäßes, wenn auch deutlich verzögert

Abb. 5.**99** 64jähriger Patient, der seit 14 Tagen über Schwindelattacken und Übelkeit bei Kopfdrehung klagt. Dopplersonographisch wurde eine linksseitige Karotisstenose festgestellt (60–70%).
Die Angiogramme zeigen neben der gesuchten Karotisstenose (nicht dargestellt) eine relativ seltene proximale Stenose der A. vertebralis rechts (etwa 4–5 cm distal des nicht eingeengten Abganges) unmittelbar vor Eintritt in den Querfortsatzkanal. Stenosegrad etwa 80–90%

Abb. 5.**100** 66jährige Patientin, die vor 4 Monaten einen Mediateilinfarkt im Bereich des Versorgungsgebietes der A. gyri angularis erlitt. Jetzt gleichartige Symptome seit etwa einer Woche mit sensorischer Aphasie und „Gerstmann-Syndrom", vermutlich bei latenter Linkshändigkeit. – Im Arteriogramm hochgradige Stenose der A. vertebralis rechts im mittleren Abschnitt der Atlasschleife. Poststenotisch ektatisches bzw. erweitertes Gefäß im Bereich des intrakraniellen Segmentes. Im Karotisstromgebiet finden sich nur kleinere extrakranielle Plaques im Bereich der Kommunisgabelung

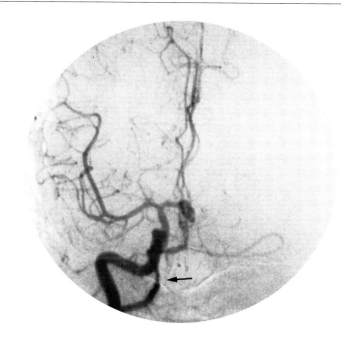

Intrakranielle Stenosen und Verschlüsse

Karotissystem

Sie liegen seltener im Keilbeinsegment (Abb. 5.**101**, 5.**102**), häufiger im Kavernosussegment proximal oder supraklinoidal distal des vorderen Siphonknies (Abb. 5.**103**–5.**105**). Je nachdem wird dann die A. ophthalmica orthograd aus dem Carotis-interna-Stumpf perfundiert, oder sie gewährleistet den Kollateralkreislauf über die Externaäste nach intrakraniell, neben den Zuflüssen aus dem Circulus arteriosus Willisi. Differentialdiagnostisch ist die (operativ angehbare) hochgradige Stenose der A. carotis interna im Bereich der Kommunisgabelung unter dem Begriff des Fastverschlusses (s. oben) mit offenem Restlumen ohne Stagnationsthrombus und ohne Tandemstenose abzugrenzen (124). Die Prädilektionsstellen arteriosklerotischer Stenosen und Verschlüsse im Bereich der intrakraniellen Karotisstrombahn zeigen die Abb. 5.**106**–5.**109** im Bereich der A. cerebri anterior media und posterior (91, 180). Beispiele Abb. 5.**110**, 5.**111**.

Die peripheren Stenosen und Verschlüsse von kortikalen Ästen der drei Stromgebiete sind wieder mehr oder weniger regellos verteilt. Kleinere Plaques können dabei dem Nachweis der intraarteriellen DSA entgehen, zumal sie in den konventionellen Angiogrammen schwer zu erkennen sind (Vergrößerungsangiographie).

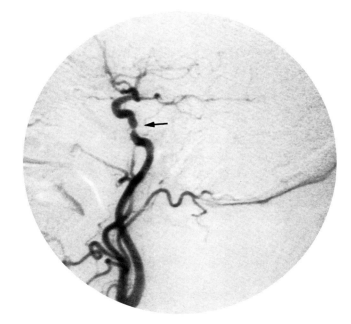

Abb. 5.**101** 65jähriger Patient, der wegen mehrfacher transitorischer ischämischer Attacken angiographiert wurde. Es fand sich eine hochgradige Stenose der A. carotis interna (Pfeil) im distalen Kanalabschnitt (70–80%). Zustand nach EIAB.
Die Karotisstenose ist auch in der Kontrollangiographie unverändert dargestellt, unauffällige Verhältnisse im proximalen extrakraniellen Abschnitt, im Kavernosussegment und intrakraniell

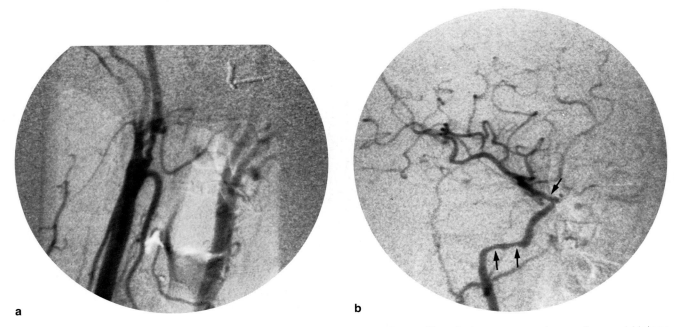

Abb. 5.**102** 48jähriger Patient – Diabetes mellitus mit ausgeprägten Sekundärveränderungen an den großen und kleinen Gefäßen, Neuropathie, daneben besteht ein histologisch gesichertes Rektumkarzinom. Dopplersonographisch Verdacht auf Carotis-interna-Stenose rechts.
Die Angiographie zeigt die A. carotis interna in ihrem Abgangssegment auf einer längeren Strecke hochgradig unregelmäßig eingeengt (**a**), zusätzlich finden sich langgestreckte flache Plaques mit einer zusätzlichen Einengung auf etwa 50% in Höhe der kraniozervikalen Übergangsstrecke (Pfeile), Wandunregelmäßigkeiten ebenfalls plaqueverdächtig im Bereich des supraklinoidalen Karotissiphons (**b**, Pfeil) (Darstellung mit Seldinger-Technik über die A. brachialis rechts) als Arkogramm und semiselektive Karotisdarstellung

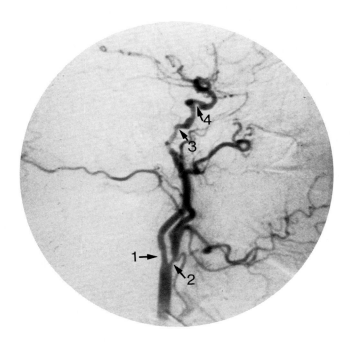

Abb. 5.**103** 55jährige Patientin mit schwerem Diabetes mellitus, arterielle Verschlußkrankheit und transitorische ischämische Attacken. Dopplersonographisch Verdacht auf intrakranielle Stenose oder Verschluß der A. carotis interna rechts.
Die Angiographie zeigt eine langstreckige, plaqueförmige Stenosierung der A. carotis interna im Abgangsbereich (1) und eine hochgradige zirkuläre Stenose des Abganges der A. carotis externa (2). Im nachgeschalteten Bereich finden sich Plaques abwechselnd mit poststenotischen Erweiterungen der kraniozervikalen Übergangsstrecke und des Kavernosusabschnittes (3, 4)

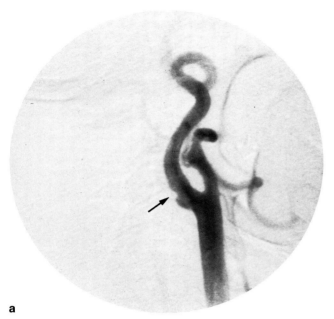
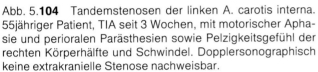
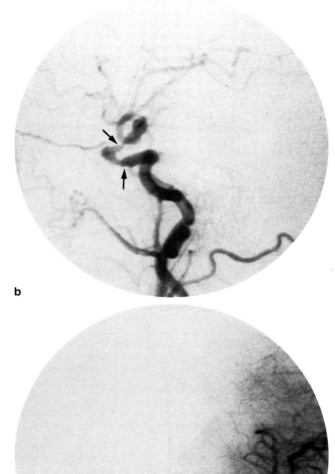

Abb. 5.104 Tandemstenosen der linken A. carotis interna.
55jähriger Patient, TIA seit 3 Wochen, mit motorischer Aphasie und perioralen Parästhesien sowie Pelzigkeitsgefühl der rechten Körperhälfte und Schwindel. Dopplersonographisch keine extrakranielle Stenose nachweisbar.
Kleine plaqueförmige Lumeneinengung an der Prädilektionsstelle im Bereich der Hinterwand der Abgangsstelle der A. carotis interna rechts (**a**). Anhaltspunkte für ulzeröse Veränderungen bestehen nicht. Das Stenoseausmaß liegt unter 30% Lumeneinengung und ist hämodynamisch noch nicht wirksam, der Plaque war im Ultraschall-Dopplersonogramm stumm. Der Befund ist nur in der seitlichen Projektionsebene nachweisbar.
Hochgradige Stenose (etwa 70%) des intrakraniellen supraklinoidalen Segmentes der A. carotis interna als verantwortlicher Befund für die klinische Symptomatik (**b, c**). Daneben bestehen flache plaqueförmige Lumeneinengungen im Kavernosussegment (**b**, unterer Pfeil), welche nur im seitlichen Bild zu erkennen sind. Aplasie des präkommunikalen A_1-Segmentes der A. cerebri anterior

5. Klinischer Einsatz der DSA in der Neuroradiologie

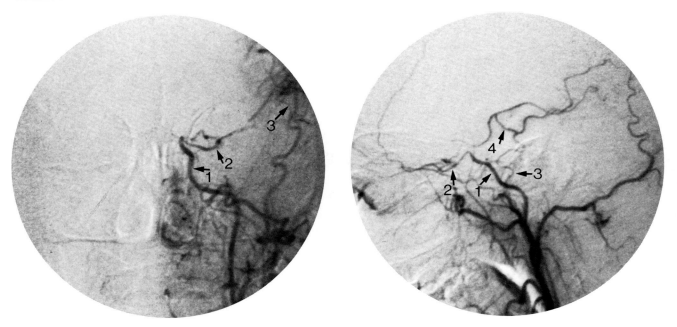

Abb. 5.**105** Linkshirniger ischämischer Insult bei einer 21jährigen Patientin mit brachiofazial betonter Hemiparese rechts und motorischer Aphasie. Primärdiagnose: Verschluß der A. carotis interna durch Thrombembolie.
Die vorliegenden Bilder zeigen den Zustand 6 Monate später nach Anlage eines extra-intrakraniellen Bypass (EIAB). Nach wie vor stark reduziertes Lumen der A. carotis interna im extrakraniellen Abschnitt und in den Basissegmenten (1). Der anterograde Kontrastmittelstrom ergießt sich vollständig in die A. opthalmica (2). Der extra-intrakranielle Bypass ist durchgängig dargestellt, mit zuführendem Gefäß aus der A. temporalis superficialis (3) und abführendem postinsulären Mediaast (4)

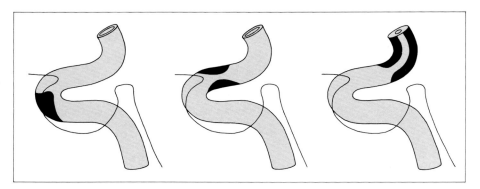

Abb. 5.**106** Die drei häufigsten Arten der Syphonstenose der A. carotis interna (nach *Zülch*)

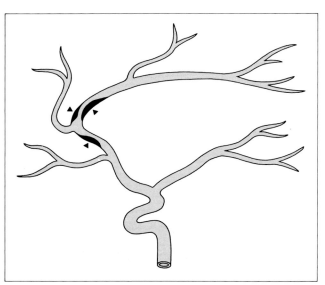

Abb. 5.**107** Die häufigsten Stenoseformen der A. cerebri anterior im Bereich des Rostrum corporis callosi (nach *Zülch*)

Abb. 5.**108** Die vier Prädilektionsstellen für Stenosen und Verschlüsse der A. cerebri media (nach *Zülch*)

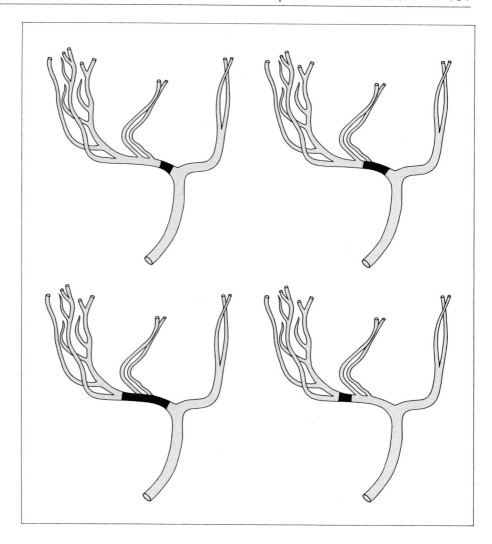

Abb. 5.**109** Die vier wichtigsten Stenose- und Verschlußformen der A. cerebri posterior (nach *Lechtape-Grüter*) jeweils in den Segmenten P_1–P_4 (1–4)

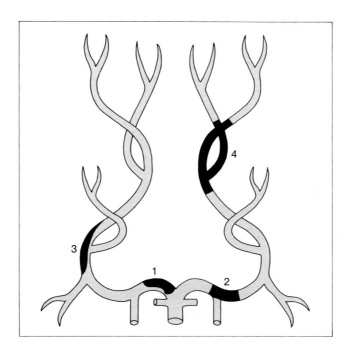

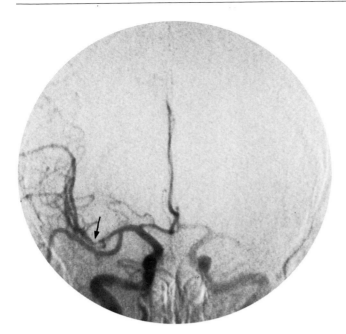 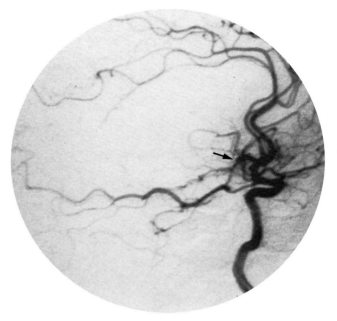

Abb. 5.**110** 64jähriger Patient, transitorische ischämische Attacken im rechtsseitigen Mediastromgebiet. Hochgradige Media-Hauptstamm-Stenose (Pfeil) bei sehr frühzeitiger Bifurkation der A. cerebri media. Verdacht auf langgestreckte, flache, plaqueförmige Veränderungen proximal der umschriebenen ausgeprägten Einengung und leichte poststenotische Erweiterung

Abb. 5.**111** 40jährige Patientin – vor 3 Wochen insultartiges Ereignis mit Hemiparese rechts. Im CT findet sich ein Infarktbezirk mit diskreter hämorrhagischer Komponente im Randbereich. Dopplersonographisch keine Hinweise auf extrakranielle Stenosen der Hirngefäße.
Die Angiographie zeigt einen vollständigen Verschluß der A. cerebri media nach Abgang der striolentikulären Gefäße und eines rostralwärts ziehenden kortikalen Astes. Der Verschluß liegt vor der Mediabifurkation (Pfeil)

Stenosen und Verschlüsse der Arteria basilaris und des intrakraniellen Vertebralissegmentes

Die A. basilaris hat zwei bevorzugte Stellen für arteriosklerotische Plaques, in der Nähe des Basilariskopfes, zwischen den Aufteilungen der hinteren Hirnarterien und oberen Kleinhirnarterien sowie im mittleren Segment (180). Die Gefäße sind häufig fibrotisch verändert oder plaqueförmig stenosiert, der ektatische Typ der Arteriosklerose ist im Bereich der vertebrobasilären Gefäße häufiger als an den Karotiden (s. oben) (Abb. 5.**112**).
Verschlüsse der Arteria basilaris auf dem Boden arteriosklerotischer Veränderungen wurden häufiger beschrieben (20, 112, 139, 168).
Neues Gewicht gewinnt diese Diagnose wegen der seit einigen Jahren möglichen intravasalen (lokalen) Lysetherapie der in einem hohen Prozentsatz mit einer fatalen Prognose behafteten Erkrankung (Abb. 5.**113**, 5.**114**). Insbesondere haben die Spontanverläufe akuter langstreckiger Verschlüsse im oberen (distalen) Basilarisabschnitt in allen Fällen einen letalen Ausgang (17, 159). Sowohl die hohe Basilaristhrombose als auch die an den intrakraniellen Vertebralissegmenten in die A. basilaris aufsteigende Thrombose sind eine Indikation zur lokalen Fibrinolyse (71, 176, 177) (Abb. 5.**115**–5.**117**). Zur lokalen Fibrinolysetherapie wird innerhalb des zur diagnostischen Angiographie verwandten Katheters in der A. vertebralis (6 F) ein 3-F-Lyse-Katheter bis zur Atlasschleife vorgeschoben und der Außenkatheter in den Aortenbogen zurückgezogen. Durch den Lysekatheter werden in kleinen Bolusinjektionen (z. B. alle 12 Minuten) stündlich 20 000 IE Streptokinase zugeführt. Die Therapie kann bis zu 48 Stunden unter laufender Kontrolle der Gerinnungsparameter und des Vertebralisflusses im Doppler-Sonogramm fortgeführt werden. Der lokale Lyseeffekt wird durch Kontrollangiographie, gegebenenfalls durch DS-Kontrollen dokumentiert (177).

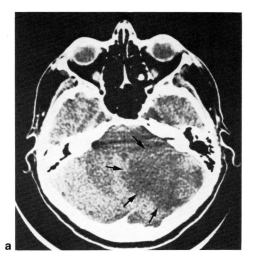
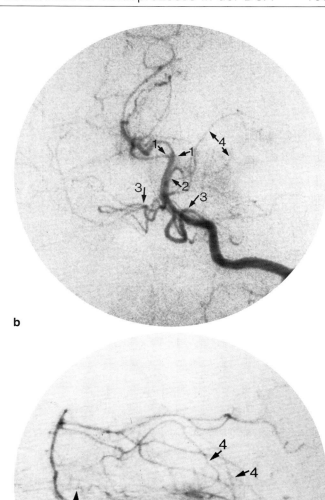
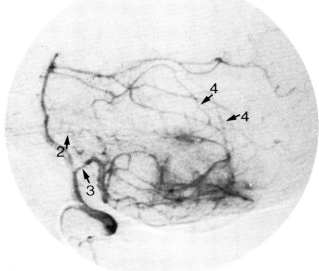

Abb. 5.**112** 58jährige Patientin, die ein apoplektiformes Ereignis mit Schwindel, Nystagmus nach links, links betonte Dysmetrie und Dysdiadochokinese erlitt. Im CT erheblich raumfordernde Hypodensität, die links die gesamte Kleinhirnhemisphäre bis zum Tentorium erfaßt (**a**).
Im digitalen Arteriogramm fehlende Darstellung der A. cerebelli superior (SCA) links (1); die AICA (2), die PICA (3) bilden Anastomosen zwischen PICA und SCA sowie AICA und SCA (4) mit ausgeprägten Verlagerungszeichen dieser leptomeningealen Hemisphärenanastomosen durch die ödembedingte Raumforderung (**b, c**)

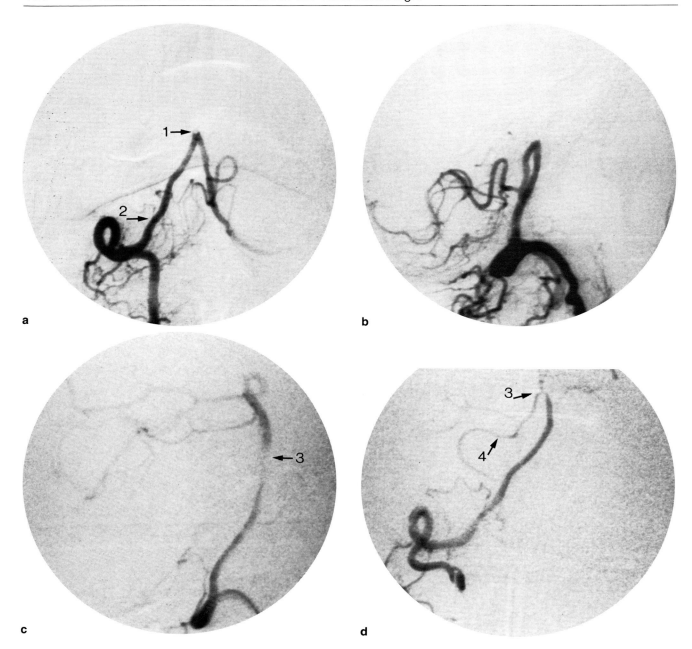

Abb. 5.**113** Basilarisverschluß. 60jährige Patientin, die am Erstuntersuchungstag ein insultartiges Ereignis erlitt, zunächst mit zunehmenden Paresen aller Extremitäten, Ataxie, Dysarthrie, später allmähliche Eintrübung bis zum Koma. Klinische Verdachtsdiagnose: Basilarisverschluß. Kranielles CT ohne pathologischen Befund.
Die primären Angiogramme etwa 4–5 Std. nach dem Ereignis (**a**, **b**) zeigen den Verschluß der A. basilaris unmittelbar an der Vereinigungsstelle der Vertebralarterien (1) sowie eine aplastische (oder verschlossene) A. cerebelli inferior posterior rechts (2).
Durch den 6-F-Angiokatheter, der hoch in der rechten A. vertebralis unmittelbar proximal der Atlasschleife plaziert werden konnte, wurde ein 3-F-Lysekatheter vorgeschoben und die Streptokinasebehandlung durchgeführt. Die Kontrollangiographie nach 14 Tagen (**c**, **d**) zeigt die A. basilaris durchgängig mit einer ausgeprägten langstreckigen Reststenose (3) ab Höhe der Abgänge der A. cerebelli inferior anterior (4).
Klinisch langsame Besserung mit Restsymptomen (Tetraparese)

Abb. 5.**114** Proximaler Verschluß der A. basilaris. Im linksseitigen Vertebralisangiogramm gute Darstellung der A. cerebelli ▷ inferior posterior und des intrakraniellen Segmentes der A. vertebralis (**a**, **b**), während die rechtsseitige A. vertebralis stark hypoplastisch ist (**c**). Eine selektive Katheterisierung der linken A. vertebralis zur lokalen Thrombolyse war wegen der Vertebralisabgangsstenose und Schlingenbildung nur partiell über die linke A. brachialis möglich (**d**, **e**). Lyseerfolg nicht zufriedenstellend (**f**). Es besteht nach wie vor ein Stopp in Höhe des kaudalen Klivusdrittels in der A. basilaris

Obliterierende Gefäßprozesse in der DSA 135

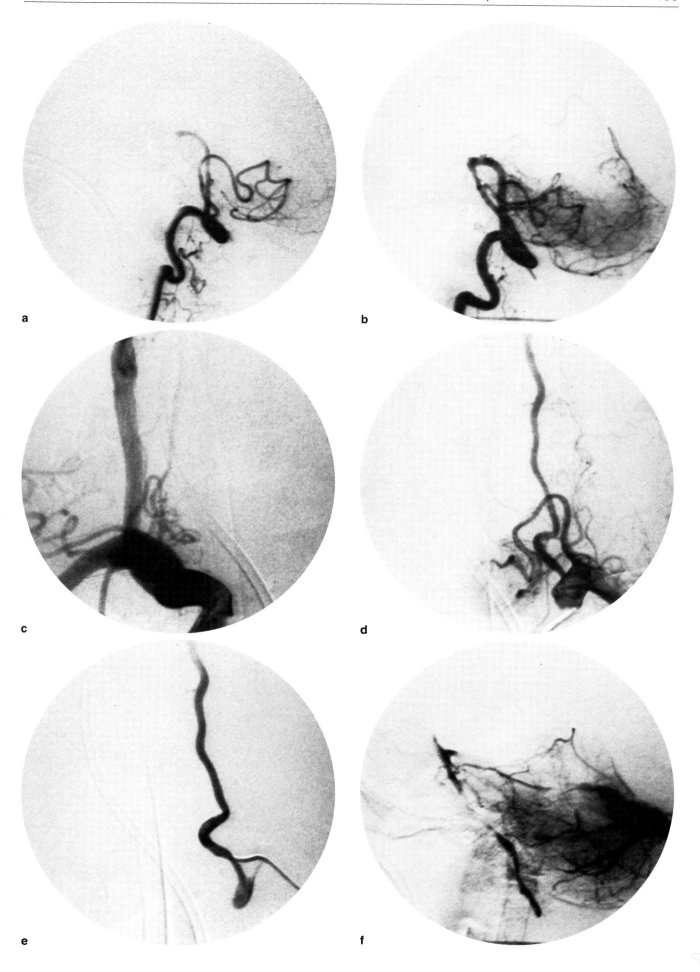

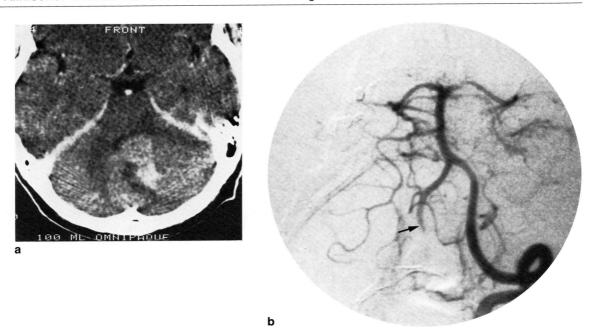

Abb. 5.115 37jähriger Patient, seit 4 Wochen Kopfschmerzen, Nackensteifigkeit, Doppelbilder, Somnolenz. Computertomographisch raumfordernder Befund rechts paramedian, mit hyperdensem Anteil. Der Befund wurde zunächst als Tumor der hinteren Schädelgrube gedeutet, differentialdiagnostisch wurde an einen hämorrhagischen, stark raumfordernden Kleinhirninfarkt gedacht (**a**). Betroffen ist die rechte Kleinhirnhemisphäre und der Wurm. Hypodense Zonen befinden sich jedoch auch in der linken Hemisphäre.
Das Angiogramm zeigt den Verschluß der rechten A. vertebralis in der Duradurchtrittsstelle (**b**, Pfeil) retrograd dargestellt bei kollateraler Füllung von der Gegenseite

Obliterierende Gefäßprozesse in der DSA 137

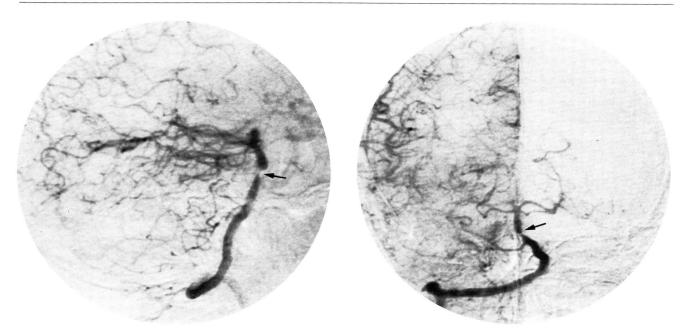

Abb. 5.**116** 66jähriger Patient mit arterieller Verschlußkrankheit (seit 18 Jahren bekannte hochgradige Iliakastenose beidseits), Hypertonie. Seit etwa 4 Wochen mit zunehmender Häufigkeit zerebrale Ischämieattacken mit Dysarthrie und linksseitiger Hemiparese. Das CT zeigt multiple periventrikulär im Bereich der Seitenventrikel angeordnete kleinfleckige hypodense Areale (nicht abgebildet). Dopplersonographisch sind extrakranielle stenosierende Gefäße nicht eindeutig faßbar.
Die Angiographie zeigt eine hochgradige Stenose der A. basilaris am Übergang zum distalen Drittel (retrograde Brachialisangiographie von rechts, 20-ml-KM-Bolus, 240 mg J/ml – nachfolgend 15 ml physiologische NaCl-Lösung)

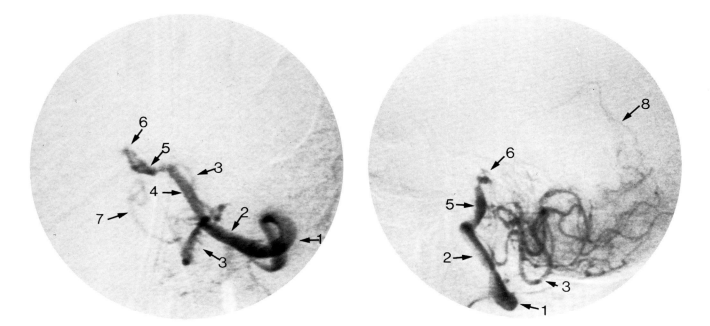

Abb. 5.**117** 82jähriger Patient, der aus voller Gesundheit ein apoplektisches Ereignis mit Atemstörung, Dysarthrie und unterschiedlich ausgeprägten Paresen an allen Extremitäten erlitt. Zunächst bestand keine Beeinträchtigung der Bewußtseinslage – das kraniale CT etwa 1 Stunde nach dem Ereignis ließ keinen Hirninfarktbezirk nachweisen.
Im Angiogramm fehlt rechts die A. vertebralis vollständig, auch ein Kollateralkreislauf ist nicht sichtbar (Aplasie). Die linksseitige Vertebralisdarstellung zeigt einen proximalen Basilarisverschluß.

1 A. vertebralis – Atlassegment,
2 kraniozervikales Segment,
3 A. cerebelli inferior posterior,
4 A. vertebralis, intrakranielles Segment,
5 A. basilaris, proximaler Abschnitt,
6 Verschlußfigur,
7 PICA-PICA-Kollaterale,
8 PICA-SCA-(A.-cerebelli-superior-)Kollaterale

Kollateralkreislauf

Der Nachweis von Kollateralkreisläufen bei den obliterierenden Gefäßprozessen dokumentiert die Versorgungslage nach dem pathologischen Ereignis im Gefäßsystem (Abb. 5.**118**). Er dient prognostischen Aussagen, aber auch der Planung von Therapiemaßnahmen. Die Kollateralkreisläufe sind präformierte Anastomosen (Abb. 5.**119**, 5.**120**). Sie können auf jeder Ebene der hirnversorgenden Gefäßstrecken geöffnet werden. Man findet sie extrakraniell, intrakraniell im Bereich der Gefäßhauptstrecke (Circulus arteriosus Willisi) (Abb. 5.**121**), extra/intrakraniell (A. ophthalmica) (Abb. 5.**122**) und intrakraniell an den kortikalen Verzweigungen (leptomeningeale Anastomosen). Von der reichhaltigen Literatur sollen hier nur stellvertretend einige zusammenfassende Darstellungen erwähnt werden (80, 81, 179). Sonderform einer überschüssigen Kollateralenbildung bei proximalen intrakraniellen Gefäßverschlüssen ist das Moya-Moya-Syndrom (Abb. 5.**123**).

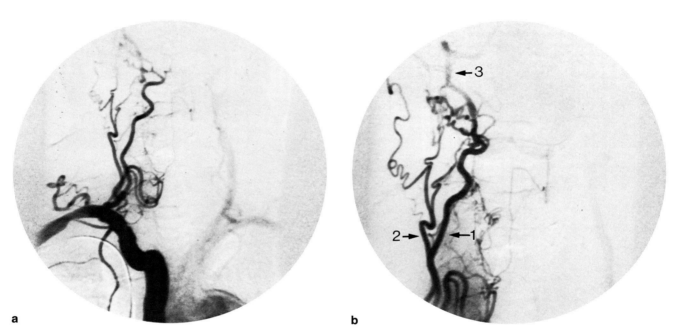

Abb. 5.**118** Kollateralen durch aszendierende Halsgefäße. 76jähriger Patient, dessen linke stenosierte Karotis vor 2 Jahren desobliteriert worden war. Jetzt wegen auffälliger tastbarer Pulsationen im Operationsbereich Kontrolluntersuchung zum Ausschluß eines Aneurysmas sowie zur Frage der Durchgängigkeit der A. carotis interna rechts.
Die Angiographie zeigt den Verschluß der A. carotis communis und der A. vertebralis in Abgangshöhe (**a**). Daneben finden sich ausgiebige Kollateralen aus kräftigen aszendierenden Halsgefäßen (1 und 2), die in beiden Bildern zu erkennen sind (**a**, **b**), mit Füllung der A. vertebralis im Atlasschleifensegment (3) über segmentale Äste (**b**)

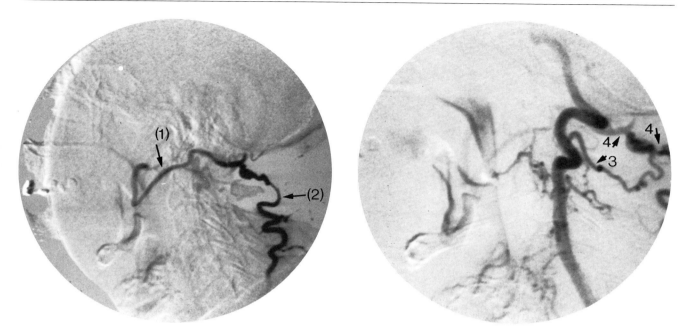

Abb. 5.**119** Anastomosen nach Unterbindung der A. carotis externa. 62jähriger Patient, mehrfach operiert wegen Mundhöhlenkarzinom u.a. mit Unterbindung der linken A. carotis externa. Jetzt ausgedehntes Tumorrezidiv im Bereich des linken Kieferwinkels – seit drei Tagen zunehmende Synkopen mit mehrere Minuten dauernder Bewußtlosigkeit.
Im Angiogramm sieht man als Zeichen des Verschlusses der A. carotis externa links die kollaterale Füllung des Externakreislaufes über aszendierende Halsgefäße. Anhaltspunkte für einen obstruierenden Gefäßprozeß der hirnzuführenden Arterien wurden hingegen nicht gefunden.
1 A. occipitalis, 2 A. cervicalis ascendens, 3 segmentaler spinaler Ast der A. vertebralis, 4 Anastomosen zur A. occipitalis und A. cervicalis profunda

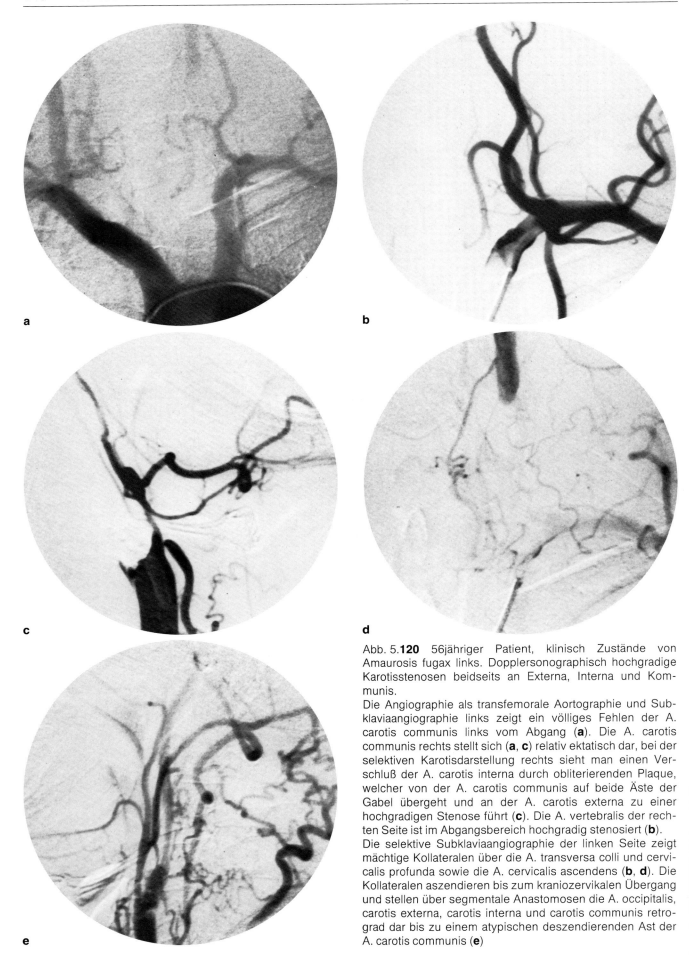

Abb. 5.**120** 56jähriger Patient, klinisch Zustände von Amaurosis fugax links. Dopplersonographisch hochgradige Karotisstenosen beidseits an Externa, Interna und Kommunis.
Die Angiographie als transfemorale Aortographie und Subklaviaangiographie links zeigt ein völliges Fehlen der A. carotis communis links vom Abgang (**a**). Die A. carotis communis rechts stellt sich (**a, c**) relativ ektatisch dar, bei der selektiven Karotisdarstellung rechts sieht man einen Verschluß der A. carotis interna durch obliterierenden Plaque, welcher von der A. carotis communis auf beide Äste der Gabel übergeht und an der A. carotis externa zu einer hochgradigen Stenose führt (**c**). Die A. vertebralis der rechten Seite ist im Abgangsbereich hochgradig stenosiert (**b**).
Die selektive Subklaviaangiographie der linken Seite zeigt mächtige Kollateralen über die A. transversa colli und cervicalis profunda sowie die A. cervicalis ascendens (**b, d**). Die Kollateralen aszendieren bis zum kraniozervikalen Übergang und stellen über segmentale Anastomosen die A. occipitalis, carotis externa, carotis interna und carotis communis retrograd dar bis zu einem atypischen deszendierenden Ast der A. carotis communis (**e**)

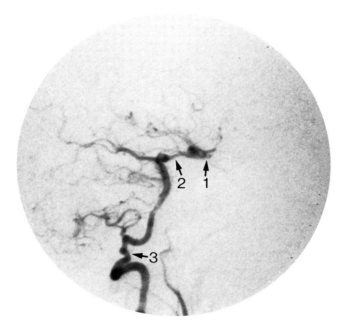 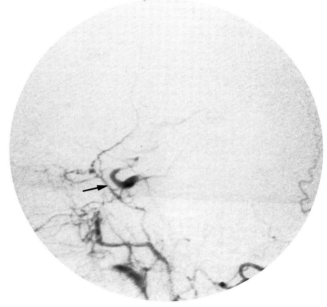

Abb. 5.**121** Kollaterale im basalen Gefäßkranz. 63jähriger Patient, der vor 2 Jahren einen schweren Mediainfarkt linkshirnig erlitten hat. Gute Stabilisierung der residualen Hemiparese rechts und anfangs ausgeprägten Aphasie. Jetzt erneute Klinikaufnahme wegen zerebralem Krampfanfall, dopplersonographisch Hinweis auf Gefäßstenose der rechten Seite.
Das intrakranielle Karotissystem, vorwiegend Äste der A. cerebri media (1), wird über den basalen Gefäßkranz bei extrakraniellem Verschluß der A. carotis interna rechts dargestellt. Präformierte Kollaterale ist die kaliberkräftige A. communicans posterior (2).
Die distale Atlasschleifenstrecke der A. vertebralis (3) ist atypisch geschlängelt, vermutlich im Sinne eines Elongationsphänomens

Abb. 5.**122** Ophthalmica-Kollaterale. 46jährige Patientin, die zunächst eine unklare Bewußtseinsstörung ohne sichtbare neurologische Ausfälle bot, im CT eine „Hemiatrophie" rechts, später ausgeprägte rechtsseitige Kopf-Nacken-Schmerzen.
Typisches Verschlußbild der A. carotis interna. In der späten arteriellen Phase sieht man einen reichen Externakollateralkreislauf einschließlich kollateraler Füllung der A. carotis interna im supraklinoidalen und kavernösem Segment über die A. ophthalmica (Pfeil)

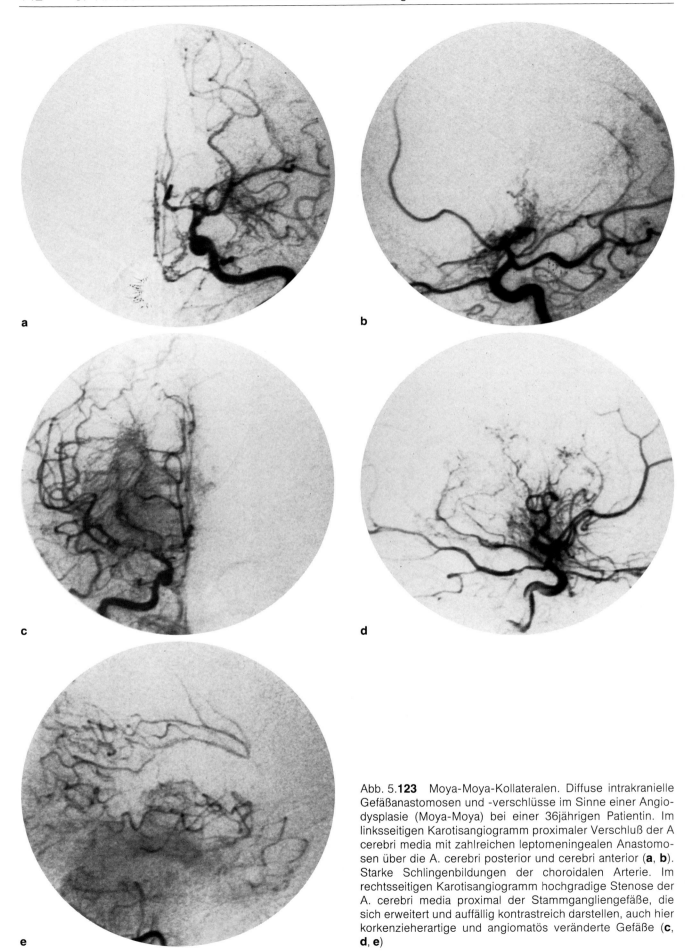

Abb. 5.**123** Moya-Moya-Kollateralen. Diffuse intrakranielle Gefäßanastomosen und -verschlüsse im Sinne einer Angiodysplasie (Moya-Moya) bei einer 36jährigen Patientin. Im linksseitigen Karotisangiogramm proximaler Verschluß der A cerebri media mit zahlreichen leptomeningealen Anastomosen über die A. cerebri posterior und cerebri anterior (**a**, **b**). Starke Schlingenbildungen der choroidalen Arterie. Im rechtsseitigen Karotisangiogramm hochgradige Stenose der A. cerebri media proximal der Stammgangliengefäße, die sich erweitert und auffällig kontrastreich darstellen, auch hier korkenzieherartige und angiomatös veränderte Gefäße (**c**, **d**, **e**)

Venöse Durchblutungsstörungen

Wenn auch die kraniale Computertomographie – insbesondere nach Einführung hochauflösender Techniken – die Diagnose der Sinusthrombose oder zentralen Hirnvenenthrombose bereits stellen läßt, wird für die letzte Sicherheit der Aussage selbst oder bei schwierigen Differentialdiagnosen die Angiographie noch gelegentlich gefordert.

Über die Indikation der i.v. DSA bei Sinusthrombosen s. o. Der Befund einer längerstreckigen Thrombose des Sinus sagittalis superior oder des Sinus transversus ist darstellbar einschließlich der Richtungsumkehr der venösen Abflüsse. Problematisch wird der Einsatz der i.v. DSA wegen ihrer komplexen panangiographischen Aussage bei diskreteren Manifestationsformen, etwa Teilthrombosen des Sinus sagittalis oder transversus (stump sign) oder bei umschriebenen Thrombosen großer aszendierender Venen. Sollen die Bilder auch noch differentialdiagnostische Aussagen über die Möglichkeiten eines hämorrhagischen Infarktes bei arterieller Durchblutungsstörung erlauben, kann nur eine Arteriographie weiterhelfen, die als arterielle DSA durchgeführt werden kann. Dabei ist lediglich wie bei der konventionellen Angiographie auf reichlich frühaterielle und spätvenöse Phasen zu achten. Die Darbietung der Bilder in Form fertiger Subtraktionen ist bei der Auswertung dieser Fragestellungen eine große Hilfe. Das Beispiel einer Sinusthrombose zeigt die Abb. 5.**124**.

Sonderform der Phlebographie im Kopfbereich ist die anterograde Darstellung der Orbitavenen und des Sinus cavernosus nach Punktion einer Stirnvene. Die Untersuchung war in der Vor-CT-Ära verbreitet zur Diagnostik von Raumforderungen der Orbita beim Syndrom des unilateralen Exophthalmus. Indikationen dieser Diagnosegruppe sind unterdessen vollständig verlassen und werden durch die Computertomographie abgedeckt. Lediglich für die venösen Durchblutungsstörungen im Orbitabereich kann die Untersuchung noch wertvoll sein, sowie für die Differentialdiagnose einer venösen Stauung bei nachgeschaltetem Hindernis im Bereich der Orbitaspitze oder des Sinus cavernosus gegenüber einer Varikosis der Orbitavenen. Da die konventionelle Orbitaphlebographie immer photographisch subtrahiert werden mußte, um schwächer kontrastierte Details oder zartere Gefäßstrukturen erst erkennen zu können, ist die DSA-Anwendung sehr hilfreich. Die Untersuchung ist einfach und wenig invasiv. Nach Punktion einer der Stirnvenen, die durch leichte Kopftieflagerung und Pressen hervortreten, werden durch ein Gummiband die frontalen und temporalen Galeavenen gestaut. Die V. angularis/V. facialis wird beidseits an der Nasenwurzel durch Zeige- und Mittelfinger des Patienten komprimiert. Injiziert wird Kontrastmittel in einer Konzentration von 200–240 mgJ/ml mit einer Flußrate von 0,5 ml/s 4 s lang. Man benötigt nur wenige Expositionen im Sekundenabstand, da das phlebographische Bild wenig dynamische Details bietet. Das Beispiel einer Phlebographie der Orbitavenen zeigt die Abb. 5.**125**.

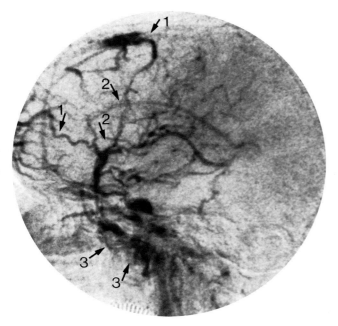
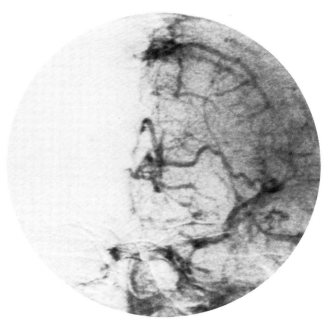

Abb. 5.**124** 32jährige Patientin, Einnahme von Ovulationshemmern, sonst keine Risikofaktoren. Klinischer Verlauf: Seit 4 Tagen Krankheitsgefühl mit Kopfschmerz, ein Grand-mal-Anfall, Wortfindungsstörungen.
CT: Hyperdense Darstellung des Sinus transversus links und hypodense Zone im Temporookzipitalbereich links, kleiner punktförmiger hyperdenser Herd (Blutung) rechts parietal.
Die DSA (Karotisangiographie links) zeigt den Befund einer Thrombosierung des Sinus transversus und der hinteren 2 Drittel des Sinus sagittalis superior, die bevorzugte Füllung frontaler Venen (1), die vermehrt geschlängelt sind und in Umkehrung des venösen Kreislaufes kaudal über den Sinus sphenoparietalis (2) zum Plexus pterygoideus (3) drainieren

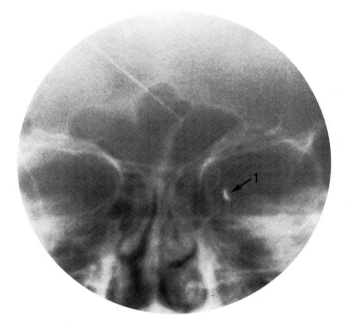
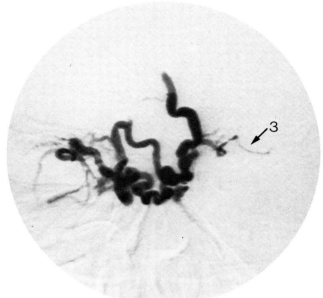
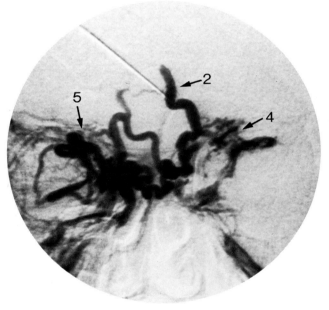

Abb. 5.**125** 60jähriger Patient. Zustand nach Granat-Stecksplitterverletzung im Bereich des linken Sinus cavernosus (1945). Damals Carotis-sinus-cavernosus-Fistel links, 1950 durch extrakranielle Unterbindung der A. carotis interna versorgt. Amaurose links, der Fremdkörper ist noch sichtbar.
Zustand nach Operation eines etwa kirschgroßen säckchenförmigen Aneurysmas der Gabelung der A. carotis interna. Klinikaufnahme wegen akut aufgetretenem Orbitaschmerz links mit nicht pulsierendem Exophthalmus. CT: unscharfe Zeichnung und Verdickung der V. orbitalis superior links (nicht abgebildet).
Das orbitale Phlebogramm zeigt eine Varikosis der Orbitavenen bds. und eine Thrombose der V. orbitalis links mit teils laminärer teils kollateraler Füllung der Vene durch ihre kleineren Zuflüsse.
1 = Metallischer Fremdkörper im Bereich des Sinus cavernosus links (Granatsplitter),
2 = paramediane frontale Vene links,
3 = in der frühen Phase laminäre, stark verspätete Füllung der linken V. orbitalis superior,
4 = in der späten Phase unregelmäßig, inkomplett und kollateral gefüllte V. orbitalis superior links,
5 = V. orbitalis superior rechts, ab dem 2. Segment varikös verändert

Arterielle Aneurysmen

Die DSA wurde zum Nachweis der arteriellen Aneurysmen als intravenöse und intraarterielle Methode (10, 18, 38, 40, 47, 58, 67, 74, 78, 96, 105, 106, 107, 118, 122, 137, 155, 156, 160, 161, 169, 170, 173, 178) angewandt. Große Vorteile gegenüber der konventionellen Angiographie bietet aber nur die intraarterielle DSA, vor allem, wenn es um die operative Indikation geht, die einer sorgfältigen Gefäßanalyse bedarf.

Die DSA hat die angiographische Diagnose der arteriellen Aneurysmen vereinfacht und schonender gemacht durch die kürzere Untersuchungszeit, geringere KM-Menge, leichtere Einstelltechnik und die Möglichkeit der nachträglichen Bildmanipulation. Von allen diesen Faktoren spielt die Verkürzung der Untersuchungszeit durch Sofortaufnahme und Wegfallen von Kassettentransport, Bildentwicklung usw. die wichtigste Rolle.

Die sackförmigen Aneurysmen sind bei weitem die häufigste Quelle von Subarachnoidalblutungen, die bevorzugt im Alter zwischen 40 und 60 Jahren auftreten. Es folgen Subarachnoidalblutungen durch arteriosklerotische Gefäßwanderkrankungen und die arteriovenösen Gefäßmißbildungen. Bei etwa 20–25% der Subarachnoidalblutungen läßt sich auch bei den heutigen fortschrittlichen Angiographietechniken keine sichere Blutungsquelle nachweisen (Abb. 5.**126**). Über den Zeitpunkt der Angiographie bei den Subarachnoidalblutungen herrschen auch heute noch unterschiedliche Meinungen, die sich allerdings durch die Anwendung der Computertomographie in den letzten Jahren zunehmend harmonisierten. Das Computertomogramm zeigt in vielen Fällen nicht nur die Subarachnoidalblutung, sondern auch die vermutliche Lage der Blutungsquelle, und hin und wieder sogar das Aneurysma selbst (116). Verbindet man diese Vorteile mit den Vorteilen der intraarteriellen DSA, so entsteht die immer häufiger vertretene Meinung, daß der angiographische Nachweis der Blutungsquelle so früh wie möglich erfolgen soll, damit der Zeitpunkt der Operation unbeeinflußt von diagnostischen Maßnahmen und den damit verbundenen Belastungen für die Patienten bestimmt werden kann. Für die Frage, ob die angiographische Untersuchung mit Lokalanästhesie oder in Intubationsnarkose durchgeführt werden soll, ist der allgemeine und psychische Zustand der Patienten gerade bei der DSA von Bedeutung. Die Untersuchungsergebnisse sind um so besser, je ruhiger die Patienten sind, so daß die Allgemeinanästhesie vor allem bei ängstlichen und unter starken Kopfschmerzen leidenden Patienten zu empfehlen ist. Andererseits kann die Untersuchung bei kooperativen Patienten oft auch in Lokalanästhesie durchgeführt werden. Was die Angiographietechnik anbetrifft, wird die selektive intraarterielle DSA immer häufiger angewandt, wobei als Zugangsweg sowohl der transfemorale als auch transbrachiale Weg gewählt werden kann.

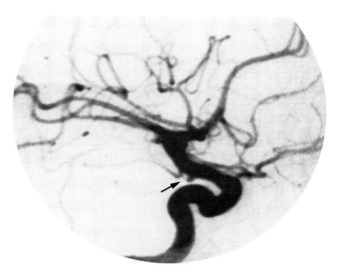

Abb. 5.**126** Weites Infundibulum der A. communicans posterior (Pfeil) als mögliche Quelle einer Subarachnoidalblutung. Die DSA-Viergefäßangiographie war negativ

Die direkte Karotisangiographie oder die retrograde Brachialisangiographie werden heute wegen der Nachteile der Überprojektion auch bei Anwendung der arteriellen DSA nur dann durchgeführt, wenn die Kathetertechnik wegen des hohen Alters oder anderer Gründe nicht indiziert ist.

Es gehört heute außerdem zur Selbstverständlichkeit, daß bei der Indikation zur Angiographie wegen Subarachnoidalblutung in jedem Falle ein Computertomogramm vorliegt. Im Falle einer größeren Raumbeengung, etwa durch ein intrazerebrales oder intraventrikuläres Hämatom, ändern sich auch das Vorgehen und vor allem der Zeitpunkt der angiographischen Untersuchung. Es ist ferner wichtig, daß bei jeder Subarachnoidalblutung auch an die Möglichkeit der multiplen Aneurysmen gedacht wird, die relativ häufig vorkommen (Abb. 5.**127**–5.**129**). Oft gibt das vorangegangene Computertomogramm Auskunft darüber, welches der angiographisch nachgewiesenen Aneurysmen als Blutungsquelle in Frage kommt. Bisher ließ sich diese Frage nur anhand der eventuellen Lokalsymptome oder der entsprechenden Gefäßspasmen im Bereiche der Blutungsquelle beantworten.

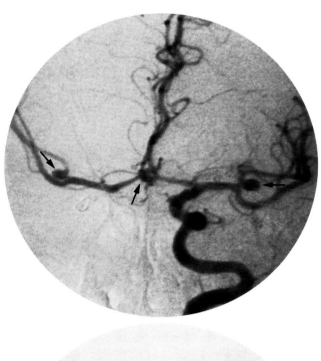

Abb. 5.**127** Multiple Aneurysmen bei einer 63 Jahre alten Patientin. Es sind zwei Mediaaneurysmen beidseits der Bifurkation der A. cerebri media und ein kleineres Aneurysma im Bereich der A. communicans anterior. Das 4. Aneurysma der rechten A. carotis interna war nach einer akuten Subarachnoidalblutung mit intrazerebraler Ausdehnung geklippt worden. Dabei Unterbindung der rechten A. carotis interna

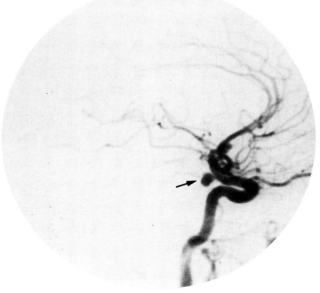

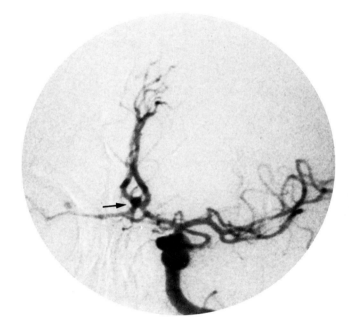

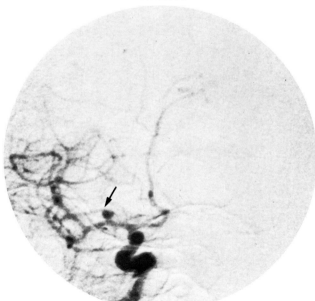

Abb. 5.**128** Multiple Aneurysmen bei einer 56jährigen Patientin. Es sind Aneurysmen der supraklinoidalen A. carotis interna, der A. communicans anterior und der A. cerebri media

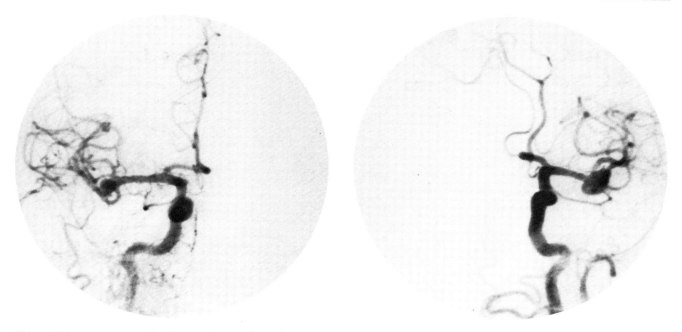

Abb. 5.**129** Aneurysma der A. cerebri media beiderseits an der Bifurkation des Gefäßes bei einer 51jährigen Patientin. Während rechts die topographische Beziehung des Aneurysmas zu dem Hauptgefäß gut zu erkennen ist, sieht man bei dem größeren Aneurysma links die Lage und Weite des Aneurysmahalses nicht

Die sackförmigen Aneurysmen gehen am häufigsten von der A. carotis interna aus. Selten sind extrakranielle Aneurysmen der A. carotis interna, relativ häufig extradurale Aneurysmen im Bereich des Sinus cavernosus (Abb. 5.**130**–5.**132**) und besonders häufig Carotis-interna-Aneurysmen des subarachnoidalen Anteiles dieses Gefäßes (Abb. 5.**133**). Die Prädilektionsstelle ist dort, wo die Carotis interna einen Ast abgibt, d. h. am Abgang der A. communicans posterior (Abb. 5.**134**–5.**136**), der A. choroidalis anterior, der A. ophthalmica (Abb. 5.**137**) und an der Karotisbifurkation (Abb. 5.**138**).
Die A. communicans anterior ist einer der häufigsten Ausgangspunkte der intrakraniellen Aneurysmen (Abb. 5.**139**–5.**142**). Es gibt keine Aneurysmagruppe, bei der die präoperative Gefäßdiagnostik mit derart zahlreichen topographisch-anatomischen Fragen verbunden ist wie bei den Communicans-anterior-Aneurysmen. Der Grund liegt in der Vielzahl der anatomischen Varianten im vorderen Anteil des basalen Gefäßkranzes. Bei der Angiographie dieser Aneurysmen kann, wenn keine Angiotomographie zur Verfügung steht, mit Hilfe unterschiedlicher Projektionsrichtungen optimal die Lage des Aneurysmas demonstriert werden. Es ist oft bei den nicht einwandfreien Befunden schwierig, ein kleines Aneurysma von einer ungünstig projizierten Gefäßschleife zu unterscheiden (Abb. 5.**143**).

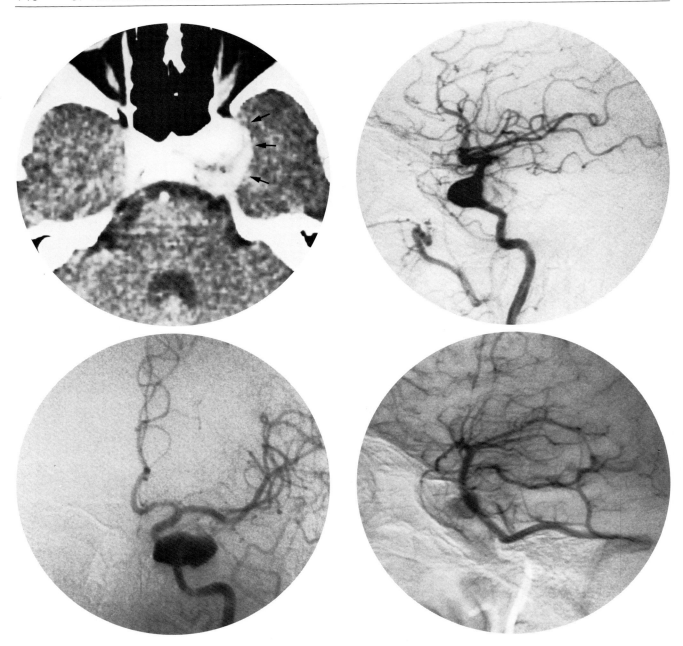

Abb. 5.**130** Infraklinoidales Aneurysma der linken A. carotis interna bei einer 23jährigen Patientin mit Parese der Hirnnerven III–IV. Im Computertomogramm nach intravenöser KM-Gabe Verbreiterung des linksseitigen Sinus cavernosus, vor allem im vorderen Abschnitt. Im seitlichen Karotisangiogramm werden die verschiedenen Abschnitte des Karotissiphons durch das große Aneurysma abgedeckt, so daß die Gefäßzugehörigkeit ungenau zu erkennen ist. Im a.-p. Strahlengang wird die laterale Ausdehnung des Aneurysmas sichtbar. In der frühvenösen Phase noch KM-Nachweis in den dorsalen Abschnitten des Aneurysmas

Arterielle Aneurysmen 149

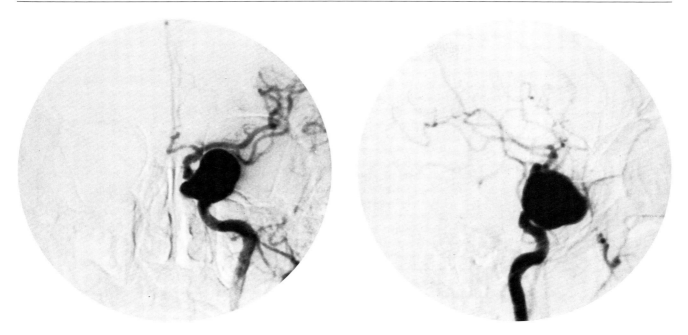

Abb. 5.**131** Großes, infraklinoidales Carotis-interna-Aneurysma bei einem 58 Jahre alten Patienten

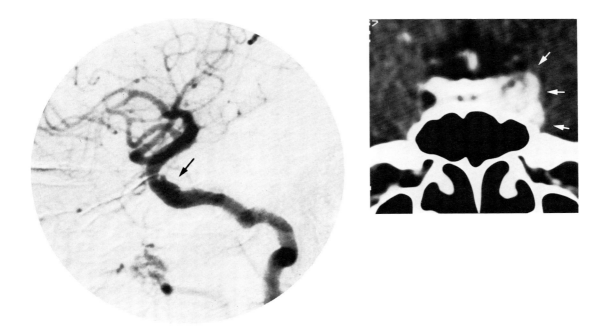

Abb. 5.**132** Teilthrombosiertes infraklinoidales Aneurysma der A. carotis interna bei einer 67 Jahre alten Patientin, bei der sich nach einem heftigen Kopfschmerzereignis der linken Schläfenregion allmählich eine linksseitige Abduzensparese entwickelt hatte. Das Computertomogramm zeigt auf der linken Seite nach der i.v. Kontrastmittelgabe deutliche Veränderungen i. S. einer Raumbeengung im Bereiche des Sinus cavernosus

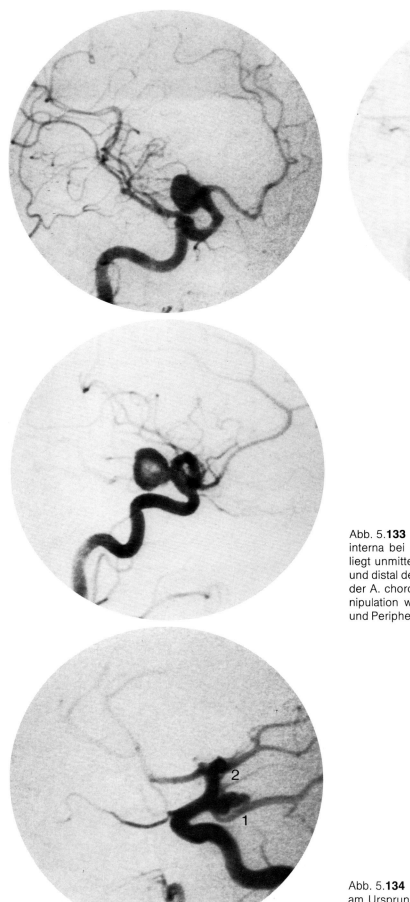

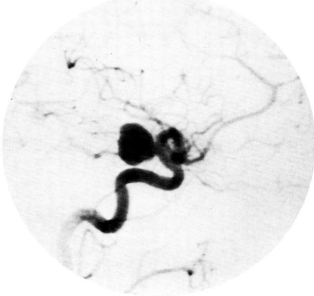

Abb. 5.**133** Supraklinoidales Aneurysma der A. carotis interna bei einer 61 Jahre alten Patientin. Das Aneurysma liegt unmittelbar an der Teilungsstelle der A. carotis interna und distal des Abganges der A. communicans posterior bzw. der A. choroidea anterior (Gabelaneurysma). Durch Bildmanipulation wird unterschiedliche Kontraststärke in Zentrum und Peripherie des Aneurysmas deutlich (unteres Bild)

Abb. 5.**134** Großes Aneurysma der linken A. carotis interna am Ursprung der A. cerebri posterior (1) und der A. choroidea anterior (2) bei einer 58 Jahre alten Patientin mit der 1. Subarachnoidalblutung

Abb. 5.**135** Arterielles Aneurysma der rechten A. carotis interna unmittelbar am Abgang der A. cerebri posterior bei einer 44 Jahre alten Patientin mit der 1. Subarachnoidalblutung und der damit entstandenen Okulomotoriusparese

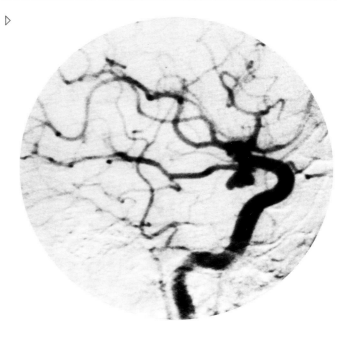

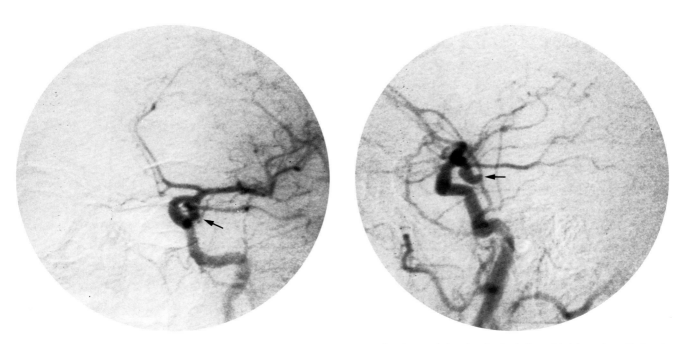

Abb. 5.**136** Supraklinoidales Carotis-interna-Aneurysma am Abgang der A. cerebri posterior bei einer 64 Jahre alten Patientin

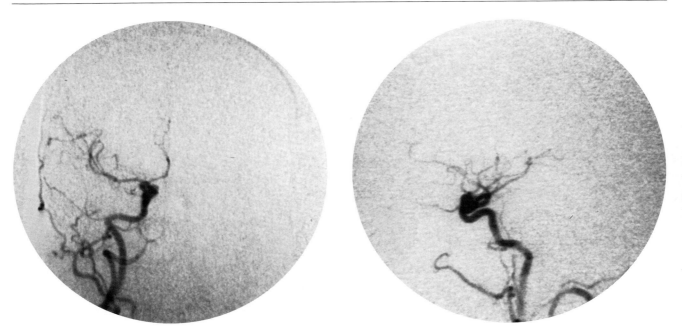

Abb. 5.**137** Supraklinoidales Aneurysma der A. carotis interna am Abgang der A. ophthalmica bei einer 61 Jahre alten Patientin

Die Aneurysmen der A. cerebri media können von dem proximalen Anteil dieser Arterie, unmittelbar nach ihrem Abgang aus der A. carotis interna, entspringen (s. auch Abb. 5.**138**). Erreichen sie bei dieser Lokalisation eine bestimmte Größe, so ist es schwierig, die genaue Gefäßzugehörigkeit zu bestimmen. In solchen Fällen spricht man in der Regel von einem Gabelaneurysma, das u. U. auch von der A. carotis interna oder A. cerebri anterior entspringen kann (s. auch Abb. 5.**133**). Bei den kleineren Mediaaneurysmen am distalen Keilbeinabschnitt kann das Aneurysma von dem Mediahauptgefäß oder einem der Bifurkations- oder Trifurkationsäste entspringen (Abb. 5.**144**–5.**146**). Bei Lokalisation der proximalen Mediaaneurysmen ist es oft schwierig, die Beziehung zu den perforierenden Stammganglienästen genau festzustellen (Abb. 5.**147**). Auch die Richtung der Mediaaneurysmen ist in verschiedenen Abschnitten unterschiedlich. An der Teilungsstelle sind sie entsprechend der Stromrichtung nach lateral gerichtet, während die proximalen nach oben zeigen. Eine weit distale Lokalisation eines Mediaaneurysmas zeigt die Abb. 5.**148**.

Unter den Aneurysmen im vertebrobasilären System besitzen die sackförmigen Aneurysmen des Basilariskopfes eine Sonderstellung. Sie können oft erhebliche Größe erreichen (Abb. 5.**149**, 5.**150**), sind gelegentlich aber auch so klein, daß ihre Beziehung zur Basilarisgabel nur durch eine optimale Einstellung in halbaxialer Richtung angegeben werden kann (Abb. 5.**151**). Besonders schwierig ist die Beantwortung der Frage, ob und wie weit Aneurysmen dieser Lokalisation Beziehung zu den dienzephalen Ästen der A. communicans posterior bzw. der A. cerebri posterior haben. Seltener sind subtentorielle Aneurysmen anderer Lokalisation, wobei hier die Prädilektionsstellen die A. cerebelli inferior posterior und ihre benachbarten Vertebralisabschnitte darstellen (Abb. 5.**152**, 5.**153**).

Arterielle Aneurysmen 153

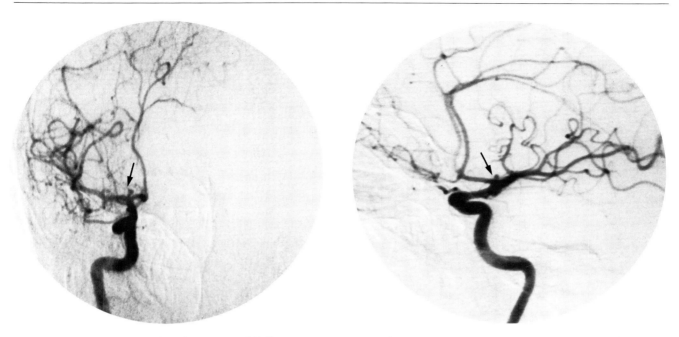

Abb. 5.**138** Kleines, gestieltes Aneurysma (Pfeil) ausgehend von der Gabelung der A. carotis interna oder dem proximalen Abschnitt der A. cerebri media bei einem 21 jährigen Patienten

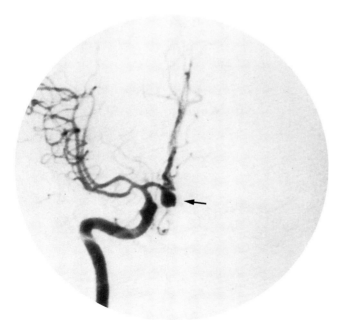

Abb. 5.**139** Sackförmiges arterielles Aneurysma der A. communicans anterior bei einem 34 Jahre alten Patienten mit der 1. Subarachnoidalblutung

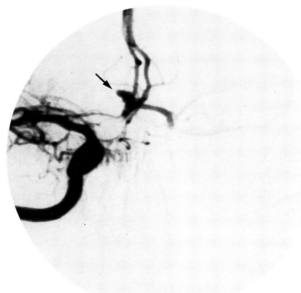

Abb. 5.**140** Fusiformes Aneurysma der A. communicans anterior bei einem 46 Jahre alten Patienten. Der präkommunikale Anteriorabschnitt ist auf der rechten Seite deutlich hypoplastisch, während er sich links bei der Arteriographie der rechten A. carotis interna unauffällig darstellt

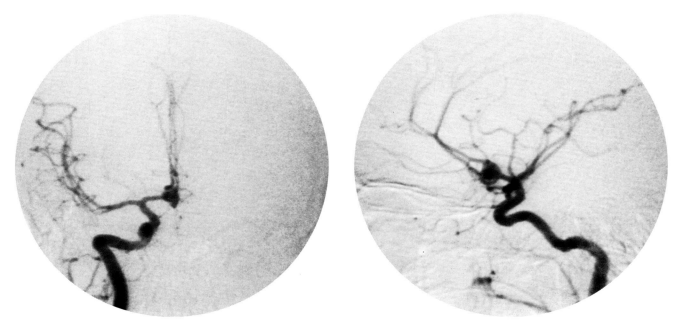

Abb. 5.**141** Aneurysma der A. communicans anterior bei einer 47 Jahre alten Patientin

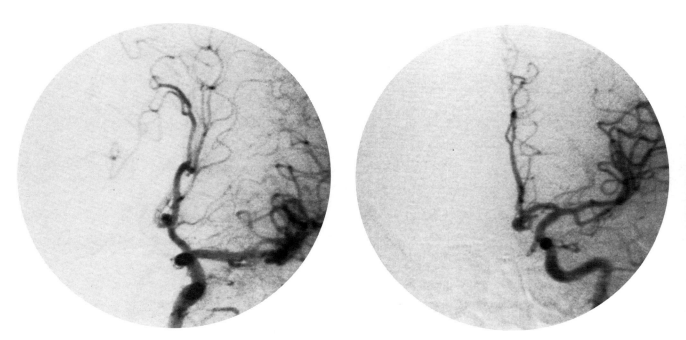

Abb. 5.**142** Aneurysma der A. communicans anterior bei einem 35 Jahre alten Patienten. Durch die unterschiedlichen Projektionsrichtungen kommt die topographische Lage des Aneurysmas und seine Beziehung zu den beiden vorderen Hirnarterien besser zur Darstellung

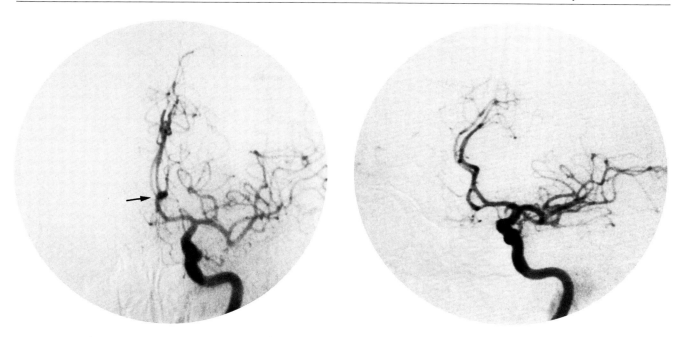

Abb. 5.**143** Eine als Aneurysma verdächtige Stelle (Pfeil) an der A. communicans anterior erweist sich bei optimaler Bildeinstellung als Gefäßschleife

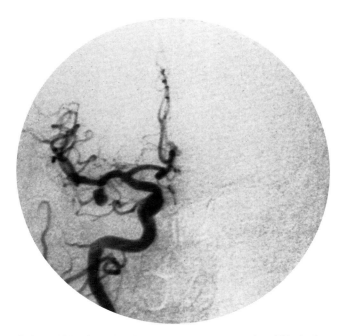

Abb. 5.**144** Sackförmiges Aneurysma an der Bifurkation der A. cerebri media rechts bei einem 66 Jahre alten Patienten

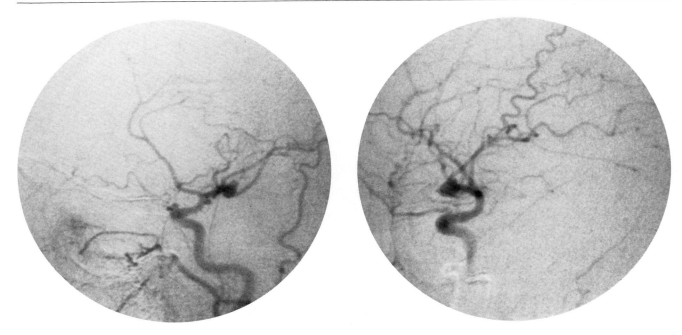

Abb. 5.**145** Kleines Aneurysma an der Trifurkationsstelle der A. cerebri media bei einem 39jährigen Patienten

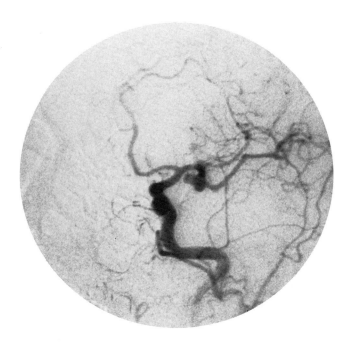

Abb. 5.**146** Aneurysma an der Bifurkation der A. cerebri media bei einer 70 Jahre alten Patientin

Arterielle Aneurysmen 157

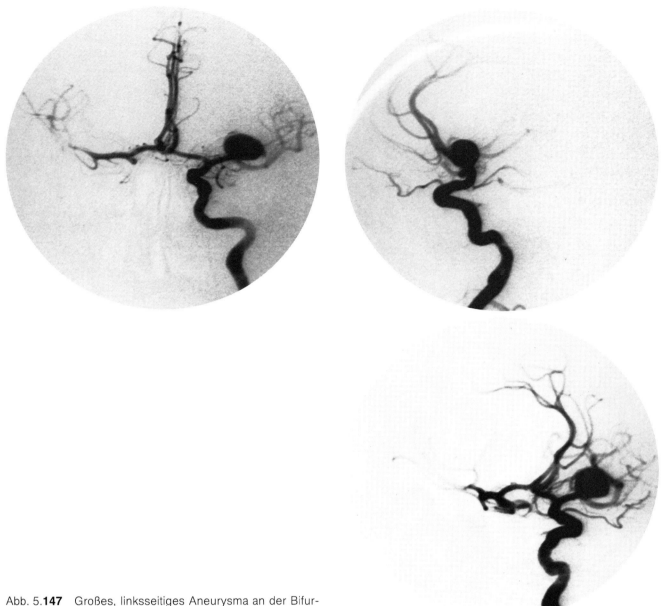

Abb. 5.**147** Großes, linksseitiges Aneurysma an der Bifurkation der A. cerebri media bei einer 60 Jahre alten Patientin

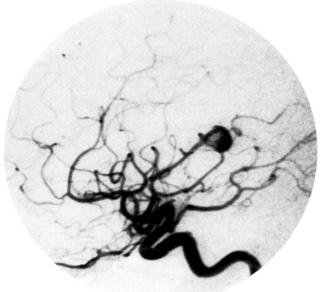

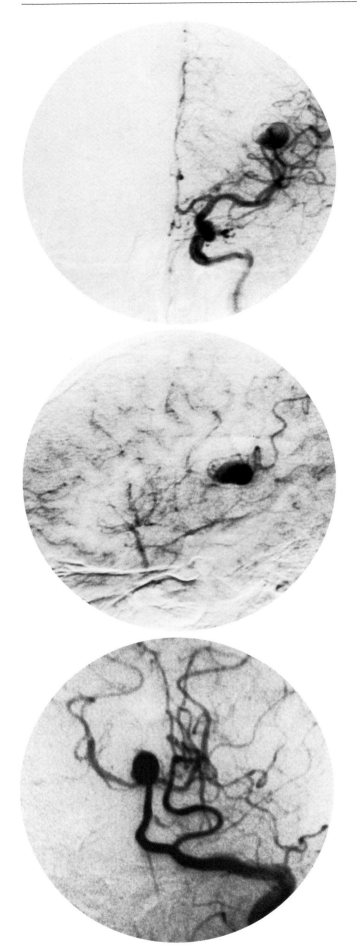

Abb. 5.**148** Großes, wahrscheinlich mykotisches Aneurysma der linken A. cerebri media bei einem 13 Jahre alten Patienten ohne Subarachnoidalblutung. Das Aneurysma war im CT-Befund anläßlich einer jugendpsychiatrischen Untersuchung wegen Unruhe und Angstzuständen aufgefallen und wurde anschließend durch DSA gesichert. Das Aneurysma entspringt aus einem weit kortikalen Abschnitt der linken A. cerebri media mit einer relativ langen Kreislaufzeit, die sich bis in die venöse Phase zieht

Abb. 5.**149** Relativ großes Aneurysma an der Bifurkation der A. basilaris bei einer 53 Jahre alten Patientin

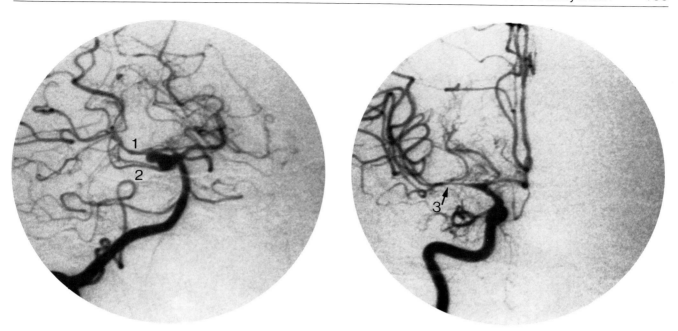

Abb. 5.**150** Schlauchförmiges gelapptes Aneurysma des Basilariskopfes bei einer 54 Jahre alten Patientin mit der ersten Subarachnoidalblutung. Das Aneurysma entspringt von der rechten Wand des Basilariskopfes und erstreckt sich zwischen der A. cerebri posterior (1) und der doppelangelegten A. cerebelli superior (2) lateralwärts. Bei massiver Subarachnoidalblutung in den basalen Zisternen diffuser Gefäßspasmus im Verlaufe der rechten A. cerebri media bis zur Trifurkation (3). Kräftige Kontrastdarstellung der Stammganglienäste rechts. Spastische Zeichen des präkommunikalen Abschnittes der rechten A. cerebri anterior

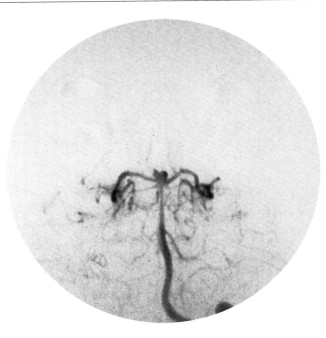
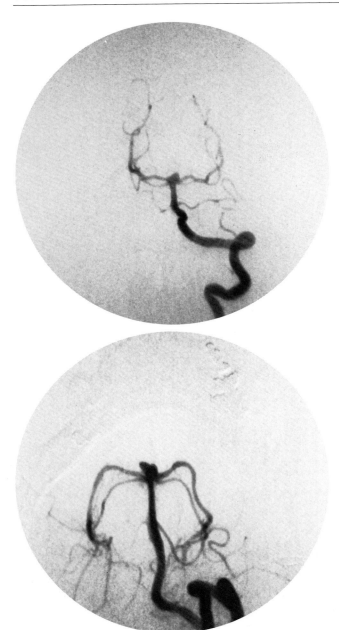

Abb. 5.**151** 38jährige Patientin mit einem gelappten Aneurysma des Basilariskopfes zwischen den Abgängen der A. cerebri posterior beiderseits. Abhängigkeit der Lage, Form und Größe des Aneurysmas von der verschiedenen Strahlenrichtung der axialen und halbaxialen Projektion

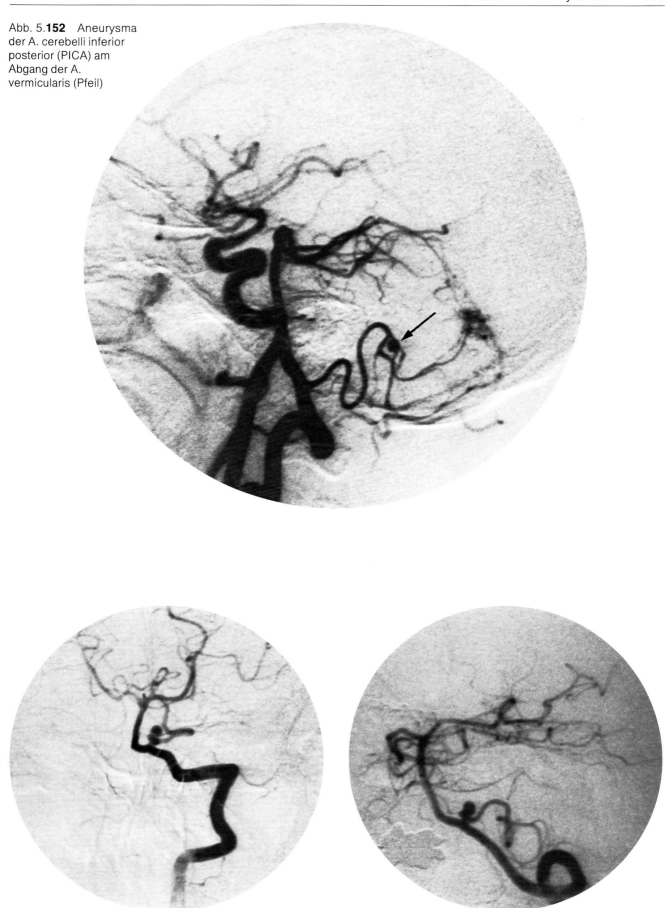

Abb. 5.**152** Aneurysma der A. cerebelli inferior posterior (PICA) am Abgang der A. vermicularis (Pfeil)

Abb. 5.**153** Sackförmiges Aneurysma der linken A. vertebralis unmittelbar am Abgang der A. cerebelli inferior posterior bei einer 43 Jahre alten Patientin mit der ersten Subarachnoidalblutung

Angiome

Angiome gehören zu den zerebralen Erkrankungen, deren angiographische Analyse im Hinblick auf die vielseitigen, auch therapeutischen Möglichkeiten größter Sorgfalt bedarf. Dafür hat sich die DSA aus vielerlei Gründen als nützlich erwiesen, auch wenn die zahlreichen Schrifttumsangaben (10, 18, 38, 47, 58, 67, 78, 96, 106, 107, 108, 118, 137, 156, 160, 161, 173, 178) nur über Einzelfälle berichten. Auch bei den Angiomen, ähnlich wie bei den Aneurysmen, bietet die DSA in ihrem jetzigen technischen Stand nur intraarteriell Vorteile gegenüber der konventionellen Angiographie.

Unter arteriovenösen Angiomen versteht man Mißbildungen, hauptsächlich im Versorgungsbereich der pialen Arterien mit nur gelegentlicher Beteiligung der duralen Gefäße. Sie sind zu unterscheiden von den Gefäßmißbildungen mit duraler Beteiligung, die häufiger unter dem Begriff „durale Fisteln" oder „durale

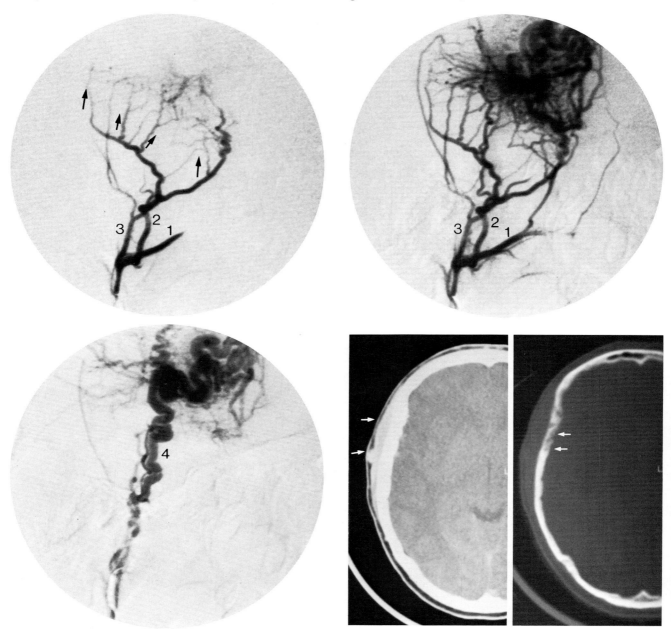

Abb. 5.**154** Durales Angiom versorgt über zahlreiche Äste (Pfeile) der A. meningea media mit großem Shuntvolumen und venöser Drainage transossär über galeale Venen. 1 A. maxillaris, 2 A. meningea media, 3 A. temporalis superficialis, 4 drainierende Venen. Bei der 21 Jahre alten Patientin war während der Schwangerschaft im 5. Monat eine Schwellung der rechten Schläfenregion aufgefallen. Die Computertomographie nach i.v. KM-Gabe zeigt die Verbindung des duralen intrakraniellen Angioms mit der angiomatös geschwollenen Kopfhaut über, bei der Knocheneinstellung sichtbare, ossäre Kanäle (Pfeile)

Angiome" oder „meningeale arteriovenöse Fisteln" (33) beschrieben sind. Sie werden eingeteilt in 2 Gruppen: die reinen meningealen arteriovenösen Fisteln und die gemischten meningealen arteriovenösen Fisteln mit Shunts aus meningealen, kutanen, knöchernen und kortikalen Gefäßen (Abb. 5.**154**). Eine exakte angiographische Analyse dieser Angiomformen ist heute durch die selektive und superselektive Angiographie möglich geworden. Sie stellt auch die Voraussetzungen dar für ein erfolgreiches therapeutisches Vorgehen, vor allem im Hinblick auf die Embolisierung von nichtoperablen oder schwer zugänglichen arteriovenösen Angiomen und meningealen Fisteln (s. auch Kap. 6: Interventionelle Neuroradiologie). Die topographische Einteilung der meningealen arteriovenösen Fisteln richtet sich hauptsächlich nach Lage der drainierenden Venen und Sinus; am häufigsten kommen jene Fisteln vor, die sich an der Wand des Sinus transversus befinden und in diesen drainieren. Im Gegensatz zu den intrazerebralen arteriovenösen Angiomen gehen die meningealen Fisteln klinisch mit anderen Symptomen als Blutungen und Anfällen einher. Leitsymptom bei den Fisteln des Sinus transversus ist ein Tinnitus, der in der Regel durch Ereignisse wie Trauma (oft Bagatell-), fieberhafte Erkrankungen, Schwangerschaft oder Narkose bei anderen Operationen erstmalig auftritt. Als mögliche Ursache ist auch eine Sinusthrombose diskutiert worden. Als zuführende Arterie kommt bei dieser Fistelgruppe in erster Linie die A. occipitalis vor, die häufig stark dilatiert ist und mit ihren meningealen und transossären Ästen mit dem Sinus transversus, gelegentlich auch mit der V. jugularis, in Verbindung steht (Abb. 5.**155**, 5.**156**).

An 2. Stelle beteiligt sich die A. meningea media mit ihren okzipitalen und temporalen Ästen an einer solchen Fistel (Abb. 5.**157**). Auch die Tentoriumäste der A. carotis interna (Abb. 5.**158**), die A. pharyngea ascendens und die A. vertebralis können entweder direkt oder über gefäßreiche basale Tumoren wie Glomustumoren mit dem Sinus transversus in Verbindung stehen. Eine Beteiligung der gleichen Arterien von der kontralateralen Seite her kommt ebenfalls vor, so daß eine genaue doppelseitige superselektive Angiographie erforderlich ist. Speziell bei hartnäckigem und psychisch oft stark belastendem Tinnitus kann durch Embolisierung der A. occipitalis eine rasche Abhilfe geschaffen werden. Hierbei muß vor allem vor jeder Embolisierung an eine gefahrbringende Anastomose zwischen der A. occipitalis und vertebralis über die Muskeläste gedacht werden (Abb. 5.**159**).

Die zweithäufigste Stelle der meningealen arteriovenösen Fisteln stellt der Sinus cavernosus dar. Fisteln dieser Lokalisation treten am häufigsten posttraumatisch auf (Abb. 5.**160**); sie können aber auch spontan entstehen. Das klinische Bild ist durch das Sinuscavernosus-Syndrom leicht ersichtlich. Die zuführenden Arterien stammen aus dem Kavernosusabschnitt der A. carotis interna und aus den meningealen Arterien der A. carotis externa, hauptsächlich der A. pharyngea ascendens.

Zu der 3. Gruppe gehören relativ seltene (33) arteriovenöse Fisteln des Sinus sagittalis superior. Wir können über einen Patienten berichten, bei dem eine arteriovenöse Fistel zwischen der A. meningea media und dem Sinus sagittalis superior bestand (Abb. 5.**161**).

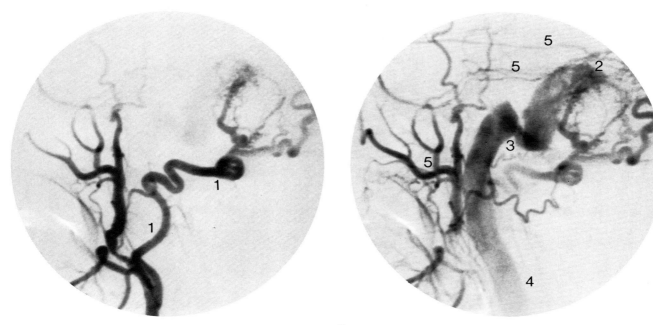

Abb. 5.**155** Arteriovenöse Fistel zwischen den meningealen Ästen der A. occipitalis und dem Sinus transversus mit einem relativ großen Shuntvolumen. Über die deutlich dilatierte A. occipitalis (1) stellen sich der Sinus transversus (2), sigmoideus (3) und die V. jugularis (4) nahezu vollständig innerhalb von weniger als 1 s dar. Weitere Zuflüsse aus der A. meningea media (5). Als Leitsymptom der Erkrankung plötzliches Auftreten eines pulssynchronen Geräusches links bei einer 56 Jahre alten Patientin

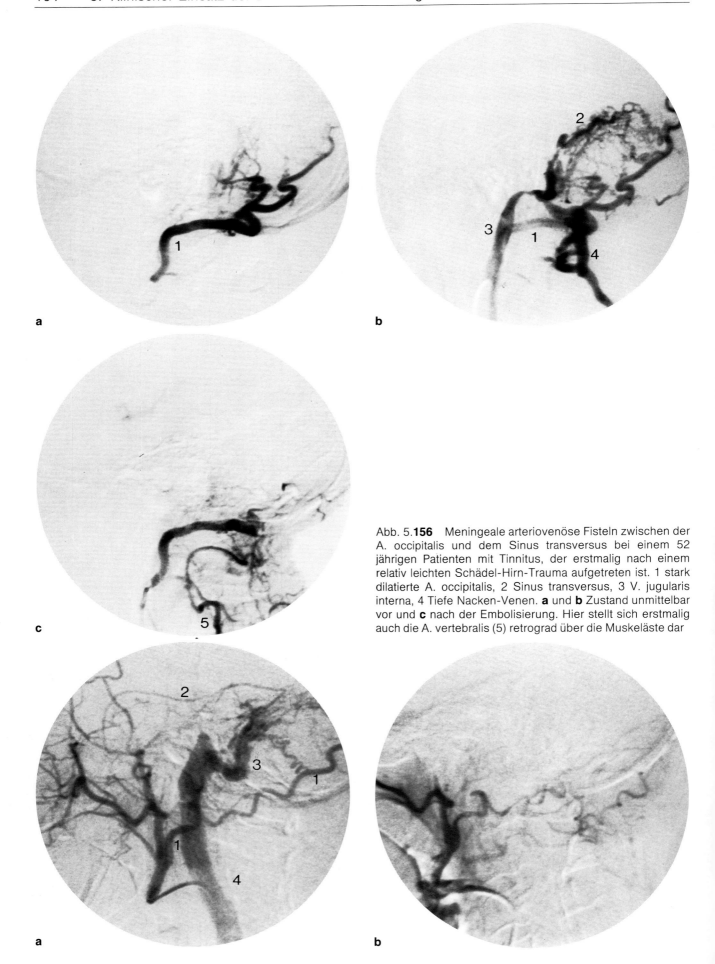

Abb. 5.**156** Meningeale arteriovenöse Fisteln zwischen der A. occipitalis und dem Sinus transversus bei einem 52 jährigen Patienten mit Tinnitus, der erstmalig nach einem relativ leichten Schädel-Hirn-Trauma aufgetreten ist. 1 stark dilatierte A. occipitalis, 2 Sinus transversus, 3 V. jugularis interna, 4 Tiefe Nacken-Venen. **a** und **b** Zustand unmittelbar vor und **c** nach der Embolisierung. Hier stellt sich erstmalig auch die A. vertebralis (5) retrograd über die Muskeläste dar

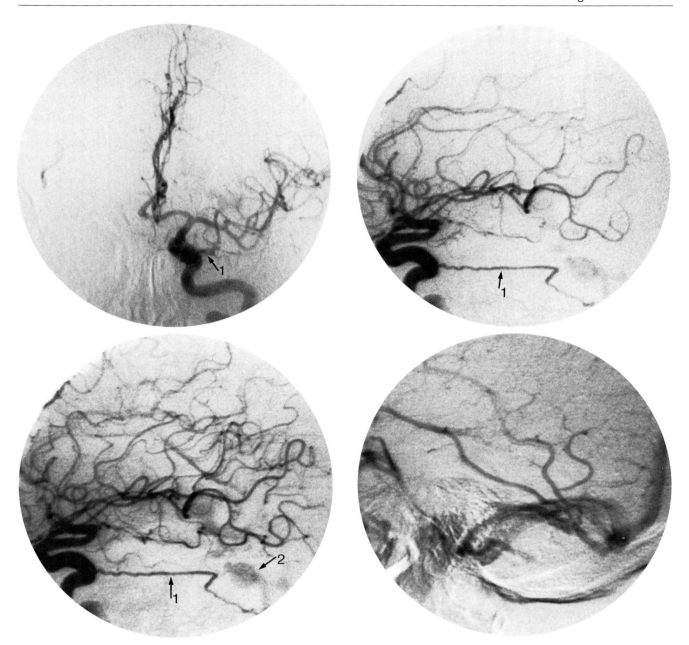

Abb. 5.**158** 63jähriger Patient mit arteriovenöser Fehlbildung (Fistel) hauptsächlich gespeist über eine meningeale Arterie der A. carotis interna im Kavernosusabschnitt (Rr. tentorii). Diese relativ kräftige hyperplastische Arterie (1) zieht dorsalwärts zum Fastigium tentorii und speist einen AV-Kurzschluß mit relativ großem Shuntvolumen und venöser Drainage (2) zum Sinus transversus

◁ Abb. 5.**157** Durales Angiom versorgt über die A. occipitalis (1) und den hinteren Ast der A. meningea media (2) mit frühzeitiger Darstellung des Sinus transversus (3) und der V. jugularis interna (4). Bei der 61 Jahre alten Patientin waren unmittelbar vor einem Herzinfarkt heftige pulssynchrone Geräusche im linken Ohr aufgetreten. **b** Zustand nach Embolisierung mit Ivalon

5. Klinischer Einsatz der DSA in der Neuroradiologie

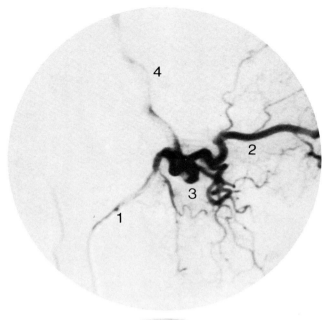

◁ Abb. 5.**159** Anastomosen zwischen den Muskelästen der A. occipitalis und A. vertebralis. Die Katheterspitze (1) befindet sich im distalen Anteil der A. occipitalis (2). Bei normalem Injektionsdruck sofortige Kontrastdarstellung der A. vertebralis in Atlashöhe (3) und A. basilaris (4)

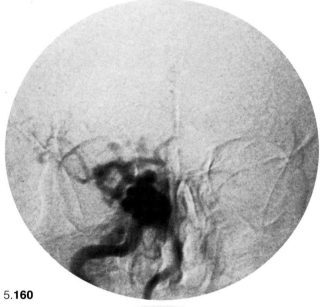

5.**160**

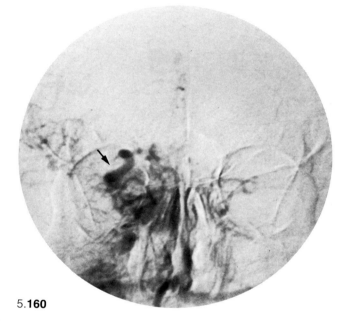

5.**160**

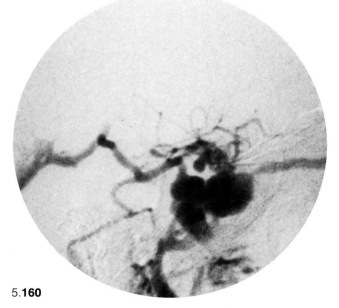

5.**160**

Abb. 5.**160** Nichttraumatische Sinus-cavernosus-Fistel bei einem 81 Jahre alten Patienten mit großem Shuntvolumen und starker Dilatation der V. ophthalmica superior (Pfeil). Weitere Drainage in die V. petrosa

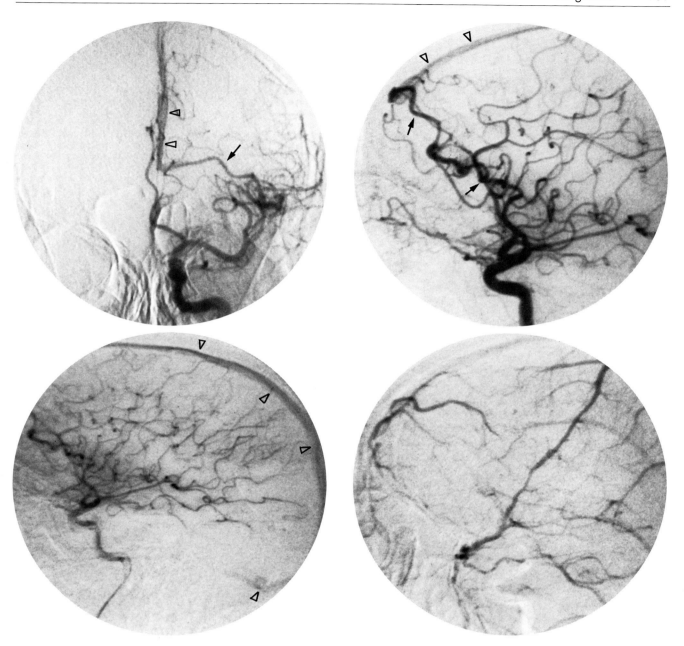

Abb. 5.**161** Arteriovenöse Fistel zwischen der A. meningea media links ((Pfeil) und dem Sinus sagittalis superior (Keile) ohne nachweisbares Angiom bei einem 57 Jahre alten Patienten. Bereits in der früharteriellen Phase stellt sich der mittlere Abschnitt des Sinus sagittalis superior bis zum hinteren Abschnitt einschließlich Sinus transversus dar. Der vordere Abschnitt des Sinus sagittalis superior kommt in der spätvenösen Phase zur Darstellung

Wesentlich häufiger sind die arteriovenösen Angiome, die hauptsächlich von den pialen Gefäßen ausgehen und zu deren sorgfältiger Diagnostik nahezu immer eine selektive Viergefäßangiographie gehört. Bei ihrer Durchführung sollen möglichst die kreislaufdynamischen Besonderheiten dieser zerebralen Mißbildungen berücksichtigt werden. Durch den verminderten peripheren Widerstand ist die Blutzirkulation in den arteriovenösen Angiomen stark beschleunigt, so daß eine Erhöhung der Bildfrequenz bei der DSA erforderlich ist. Wegen des größeren Shuntvolumens erhöht sich außerdem die angewandte KM-Menge um etwa 25%. Das angiographische Vorgehen richtet sich in der Regel nach der Art des Prozesses, seiner Ausdehnung und dem aktuellen klinischen Zustand der Patienten. In jedem Falle sollte vor Beginn der Angiographie ein nach i.v. KM-Gabe angefertigtes Computertomogramm vorliegen, aus dem in der Regel bei den nicht allzu kleinen Angiomen Lage, Form und Ausdehnung der Gefäßmißbildung ersichtlich sind. Das CT-Bild gibt außerdem Auskunft über die Ausdehnung der Blutung, die häufig kombiniert subarachnoidal, intrazerebral und intraventrikulär auftreten kann, besonders häufig bei den zentralen arteriovenösen Mißbildungen. Unabhängig von der Seite der Blutung sollte bei jedem Angiom auch die sog. gesunde Seite selektiv angiographiert werden, um eine eventuelle Mitbeteiligung der Arterien an der Angiomversorgung auszuschließen. Das gleiche gilt bei den supra- oder infratentoriellen Angiomen, an deren Versorgung die Grenzarterien, etwa am hinteren Abschnitt des basalen Gefäßkranzes, gleichermaßen beteiligt sein können (Abb. 5.162).

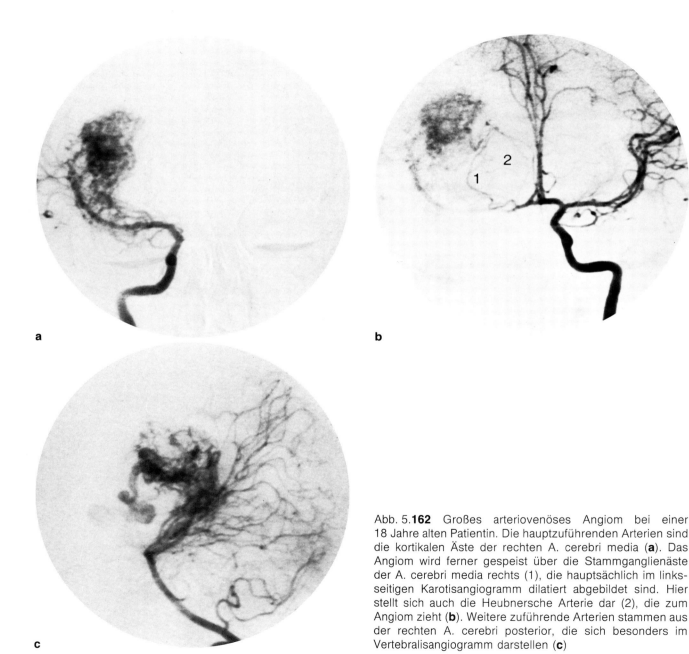

Abb. 5.**162** Großes arteriovenöses Angiom bei einer 18 Jahre alten Patientin. Die hauptzuführenden Arterien sind die kortikalen Äste der rechten A. cerebri media (**a**). Das Angiom wird ferner gespeist über die Stammganglienäste der A. cerebri media rechts (1), die hauptsächlich im linksseitigen Karotisangiogramm dilatiert abgebildet sind. Hier stellt sich auch die Heubnersche Arterie dar (2), die zum Angiom zieht (**b**). Weitere zuführende Arterien stammen aus der rechten A. cerebri posterior, die sich besonders im Vertebralisangiogramm darstellen (**c**)

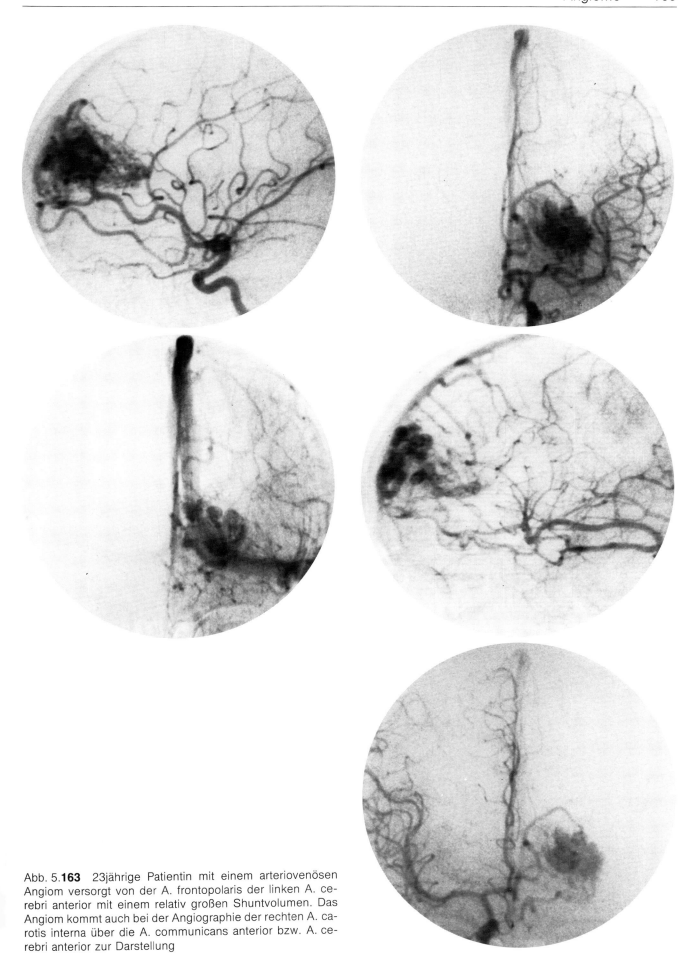

Abb. 5.**163** 23jährige Patientin mit einem arteriovenösen Angiom versorgt von der A. frontopolaris der linken A. cerebri anterior mit einem relativ großen Shuntvolumen. Das Angiom kommt auch bei der Angiographie der rechten A. carotis interna über die A. communicans anterior bzw. A. cerebri anterior zur Darstellung

Bei den arteriovenösen Angiomen, die hauptsächlich von der A. pericallosa bzw. cerebri anterior versorgt werden, lassen sich die anatomischen und hämodynamischen Fragen im vorderen Abschnitt des basalen Gefäßkranzes durch eine doppelseitige Carotis-interna-Angiographie einwandfrei beantworten. Diese Angiome stellen sich relativ häufig auch über die kontralaterale Halsschlagarterie ohne manuelle Kompression der kranken Seite dar (Abb. 5.**163**, 5.**164**). Die arteriovenösen Angiome im Versorgungsbereich der A. cerebri media können von den zentralen oder kortikalen Ästen gespeist werden. Nicht selten sind aber beide Gefäßgruppen beteiligt (s. auch Abb. 5.**162**). Das Beispiel eines arteriovenösen Angiomes, versorgt von den Stammganglienästen der A. cerebri media, zeigt die Abb. 5.**165**. Das computertomographische Bild gibt in der Regel vor der Angiographie wertvolle Information über Lage und Ausdehnung des Angiomes. Arteriovenöse Angiome, die hauptsächlich von den kortikalen Ästen der A. cerebri media versorgt werden, zeigen angiographisch im Gegensatz zu den Angiomen anderer Lokalisation ein relativ konstantes Bild (Abb. 5.**166**, 5.**167**). Die venöse Drainage erfolgt überwiegend über die V. Rolandi, daher auch der Begriff „Rolandic arteriovenous malformation" im angelsächsischen Schrifttum. Ihre operative Therapie kann mit neurologischen Komplikationen verbunden sein. Neben superselektiver Embolisierung werden auch operative Embolisationen bei diesen Angiomen empfohlen. Bei den arteriovenösen Angiomen im Versorgungsbereich der A. cerebri posterior können die zuführenden Äste ebenfalls von den zentralen oder kortikalen Arteriengruppen herstammen (Abb. 5.**168**–5.**170**). Neben den großen Gefäßmißbildungen kommen hier auch kleine Angiome vor, die von den choroidalen Arterien der A. cerebri posterior versorgt werden und im präangiographischen Computertomogramm durch subependymale oder intraventrikuläre Blutungen im Trigonumbereich den Hinweis auf die Lokalisation geben.

Arteriovenöse Angiome im vertebrobasilären System werden am häufigsten von der A. cerebelli inferior posterior gespeist (Abb. 5.**171**, 5.**172**). Bei den basalen Angiomen in diesem Bereich werden differentialdiagnostisch auch andere Prozesse am kraniozervikalen Übergang, etwa Hämangioblastome oder auch Glomustumoren, in Betracht gezogen. Neben der Vertebralisangiographie ist auch eine selektive Carotis-externa-Angiographie oft hilfreich (s. auch durale Angiome).

Gleichzeitiges Vorkommen der intrazerebralen arteriellen Aneurysmen und arteriovenösen Angiome ist ausgesprochen selten, vor allem, wenn beide Mißbildungen an der gleichen Stelle lokalisiert sind (Abb. 5.**173**). Beispiele der ebenfalls seltenen venösen oder kapillärvenösen Angiome zeigen die Abb. 5.**174** und 5.**175**. In beiden Fällen waren die arteriellen Phasen des Angiogrammes unauffällig. Es wurde in beiden Fällen auch keine Operation durchgeführt, da die Befunde mit der klinischen Symptomatik nicht übereinstimmten.

Extrakraniell werden die arteriovenösen Angiome im Gesichtsbereich von den Ästen der A. carotis externa versorgt (Abb. 5.**176**, 5.**177**). Ihre Angiographie erfolgt häufig mit der gleichzeitigen Embolisierung, die als Methode der Wahl gilt.

Seltener sind kavernöse Angiome. Ihr angiographisches Bild ist nicht einheitlich; in der Regel stellt sich keine eindeutige Gefäßanfärbung dar. Trotz der starken Vaskularisation dieser Geschwülste sind es lediglich hin und wieder leichte kapilläre Betonungen der Gefäße, die über frühzeitige und kräftig entwickelte Venen drainieren (s. auch Abb. 5.**176**). Die kavernösen Angiome kommen nicht selten auch im Bereiche der Orbita vor (Abb. 5.**178**).

Abb. 5.**164** Großes arteriovenöses Angiom rechts parietal parasagittal bei einer 30jährigen Patientin. Das Angiom besitzt ein ▷ relativ großes Shuntvolumem und wird im rechtsseitigen Karotisangiogramm von der stark dilatierten A. pericallosa versorgt mit zahlreichen drainierenden Venen, die hauptsächlich in den Sinus sagittalis superior münden. Im linksseitigen Karotisangiogramm Kontrastfüllung der beiden vorderen Hirnarterien mit gleichzeitiger Darstellung des Angiomes auf der kontralateralen Seite (untere Reihe).

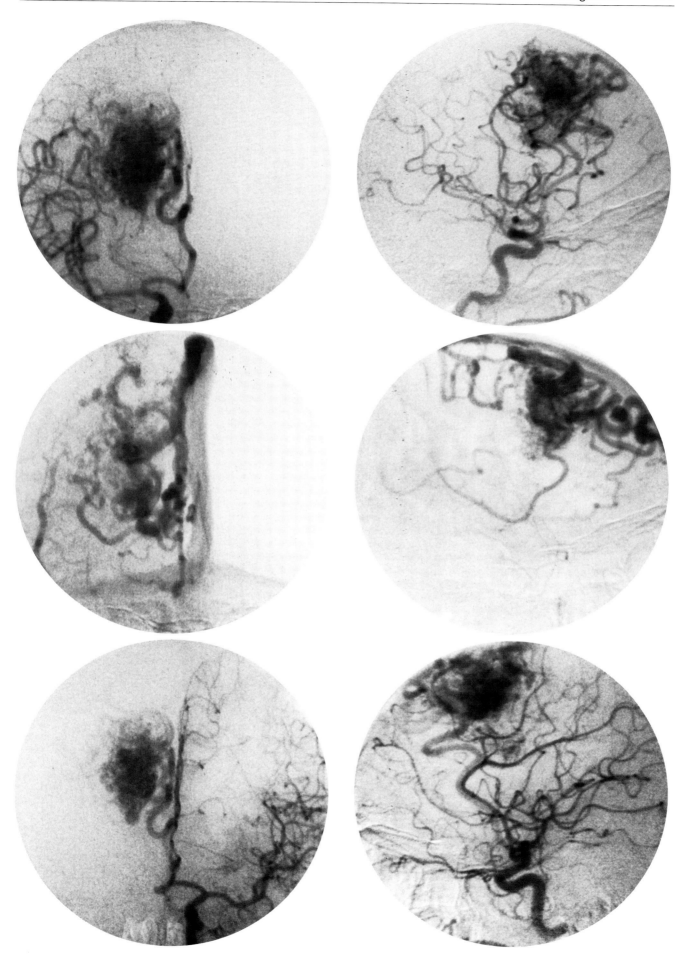

172   5. Klinischer Einsatz der DSA in der Neuroradiologie

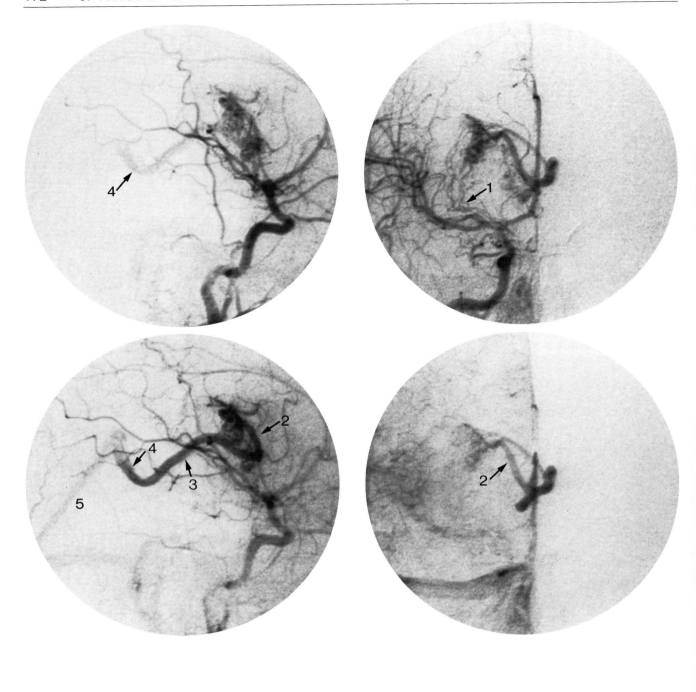

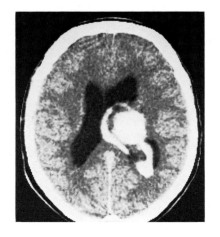

Abb. 5.**165** 19 Jahre alter Patient mit einem zentralen arteriovenösen Angiom mit arterieller Versorgung hauptsächlich über die Stammganglienäste der A. cerebri media rechts (1) und venöser Drainage über die V. thalamostriata (2), V. cerebri interna (3), V. magna Galeni (4) und Sinus rectus (5). Im Computertomogramm Zustand nach intraventrikulärer, subependymaler und intrazerebraler Blutung

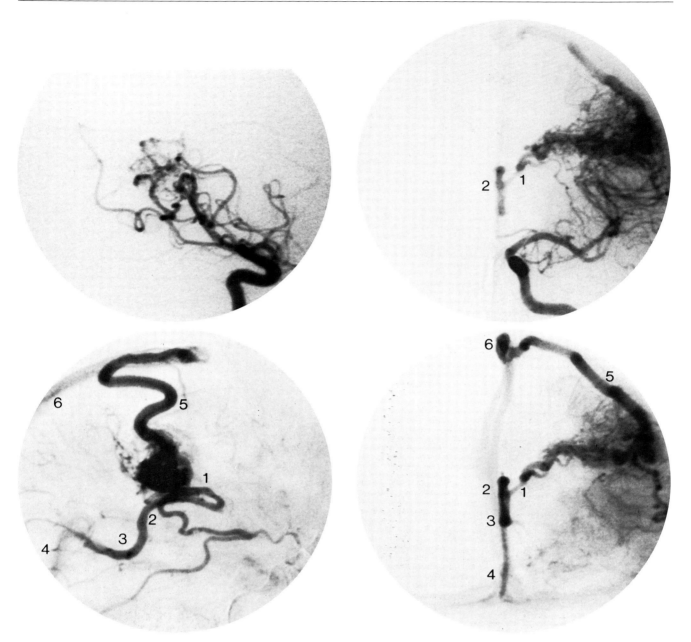

Abb. 5.**166** Arteriovenöses Angiom im Versorgungsbereich der A. cerebri media links. Die venöse Drainage erfolgt einerseits zentral über die V. thalamostriata (1) in die V. cerebri interna (2), V. magna Galeni (3) und Sinus rectus (4), andererseits kortikal über eine kräftige aszendierende Vene (5) – V. Rolandi – in den Sinus sagittalis superior (6)

174 5. Klinischer Einsatz der DSA in der Neuroradiologie

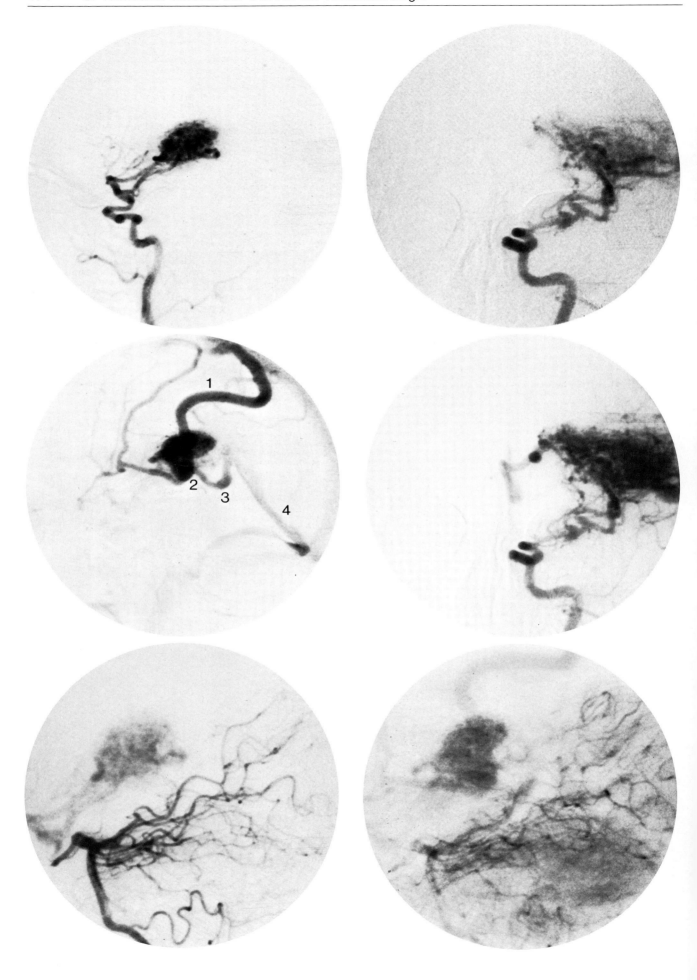

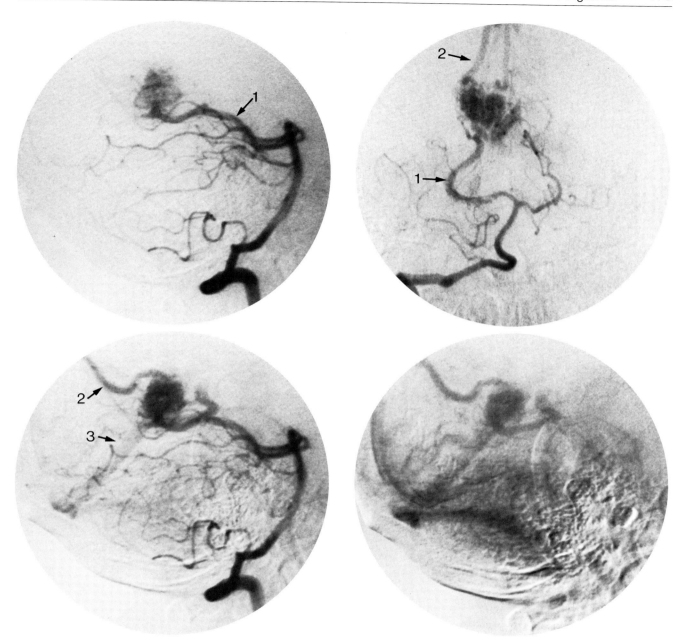

Abb. 1.**168** Arteriovenöses Angiom bei einem 59jährigen Patienten rechts okzipitobasal mit arterieller Versorgung über die A. cerebri posterior rechts (1) und venöser Drainage über eine aszendierende Vene (2), die in den Sinus sagittalis superior mündet, und über die zentralen Venen und den Sinus rectus (3). Im klinischen Bild stand eine linksseitige homonyme Hemianopsie im Vordergrund

◁ Abb. 5.**167** Arteriovenöses Angiom im Bereich der Sylvischen Furche links bei einer 30 Jahre alten Patientin. Im linksseitigen Karotisangiogramm fließt das gesamte Kontrastmittel in die linke A. cerebri media, die das Angiom versorgt. Die venöse Drainage erfolgt über eine kräftige aszendierende Vene (V. Rolandi), die in den Sinus sagittalis superior mündet (1) und über die zentralen Venen der V. cerebri interna (2), V. magna Galeni (3) und Sinus rectus (4). Auch im Vertebralisangiogramm fließt ein Teil des Kontrastmittels über den R. communicans posterior und die A. carotis interna indirekt in das Angiom mit gleicher venöser Drainage

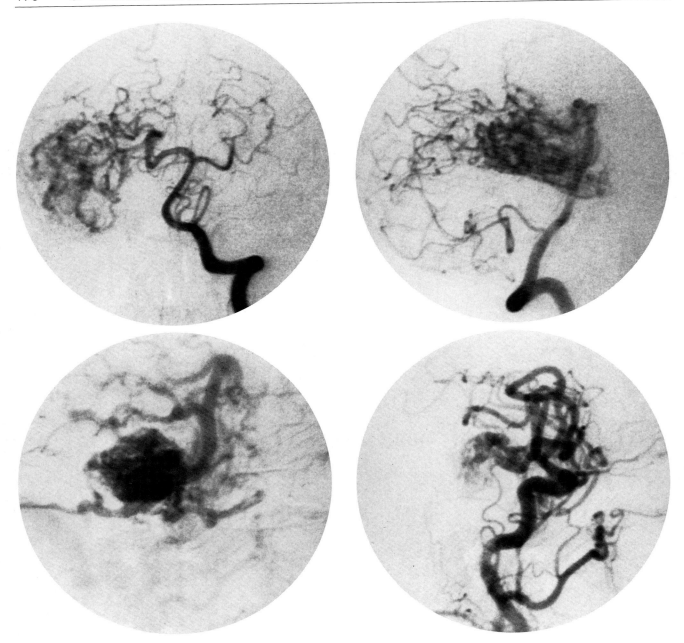

Abb. 5.**169** Großes arteriovenöses Angiom im Versorgungsbereich der stark dilatierten rechten A. cerebri posterior bei einem 44 Jahre alten Patienten. Im Karotisangiogramm wird das Angiom über die A. cerebri posterior teilweise dargestellt

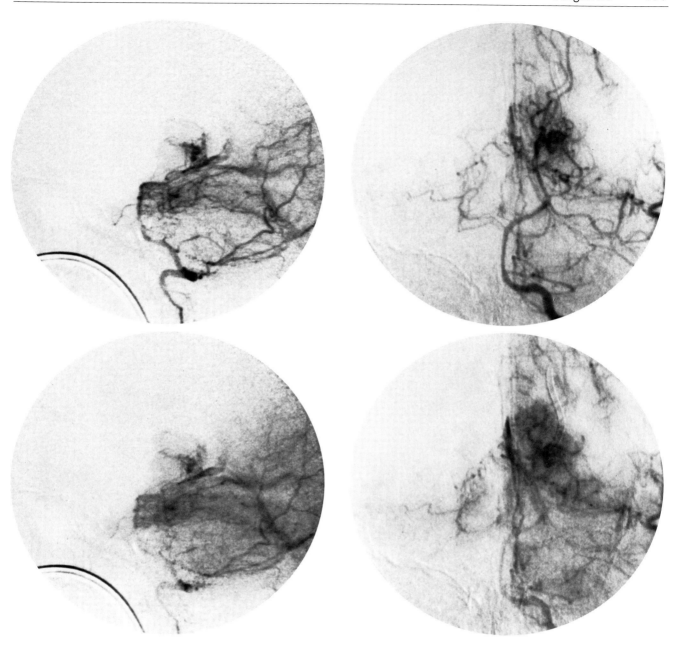

Abb. 5.**170** Zentrales arteriovenöses Angiom im Versorgungsbereich der A. choroidea posterior der A. cerebri posterior bei einer 15 Jahre alten Patientin

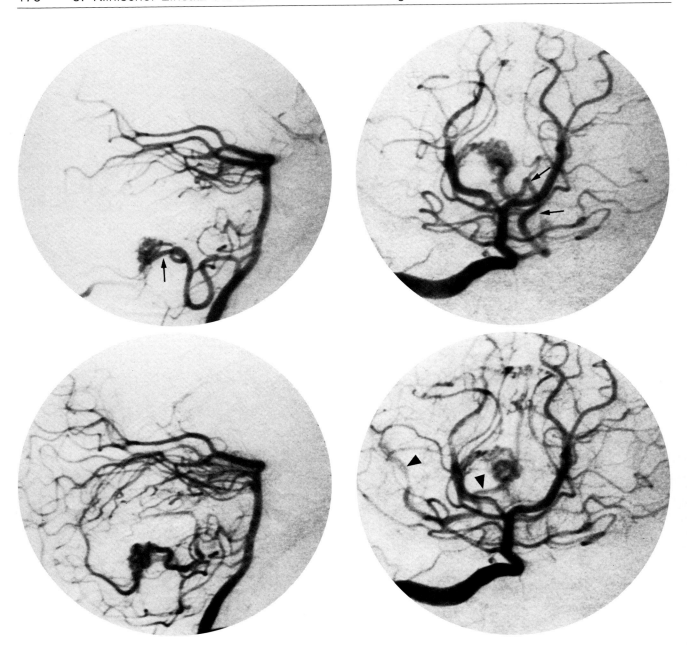

Abb. 5.**171** Arteriovenöses Angiom im Versorgungsbereich der linken A. cerebelli inferior posterior, die von der rechten A. vertebralis oder der proximalen A. basilaris entspringt. Die rechte A. vertebralis gibt keine A. cerebelli inferior posterior ab, dagegen kräftige Darstellung der A. cerebelli inferior anterior beidseits. Das median lokalisierte Angiom wird hauptsächlich vom Vermienast (Pfeil) der A. cerebelli inferior posterior versorgt, während die venöse Drainage durch kräftige Venen transzerebellär (Keile) in den Sinus transversus links erfolgt

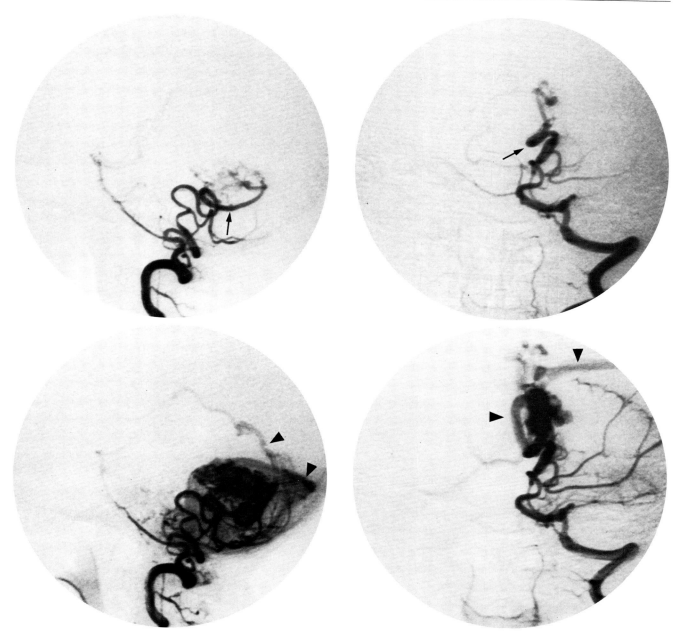

Abb. 5.**172** Arteriovenöses Angiom im Versorgungsbereich der A. cerebelli inferior posterior bei einer 30 Jahre alten Patientin. Das Angiom wird ausschließlich von der A. vermicularis (Pfeil) versorgt, während die venöse Drainage median über die V. vermicularis superior und lateral über den Sinus transversus (Keile) erfolgt. Das Angiom stellt sich über beide Vertebralarterien dar, links stärker als rechts

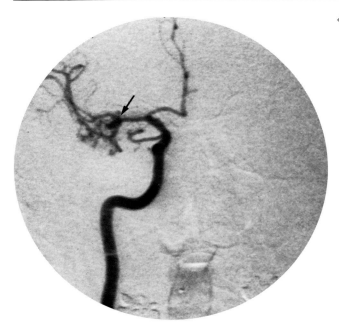

◁ Abb. 5.**173** Arteriovenöses Angiom in der rechten Sylvischen Furche mit frühzeitiger venöser Drainage über die V. Labbé in den Sinus transversus. Bei der 27jährigen Patientin liegt gleichzeitig an der Bifurkation der A. cerebri media ein sackförmiges Aneurysma vor (Pfeil)

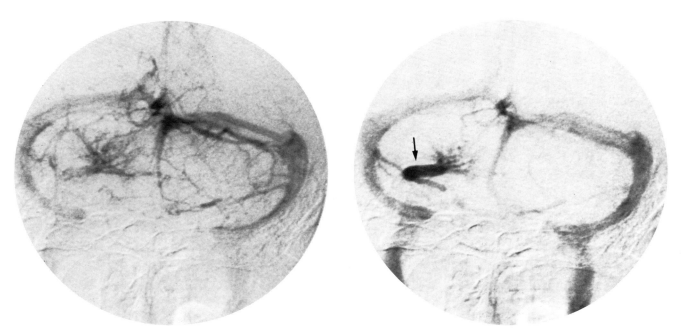

Abb. 5.**174** Kapilläres venöses Angiom in der rechten hinteren Schädelgrube mit venöser Drainage in den Sinus transversus

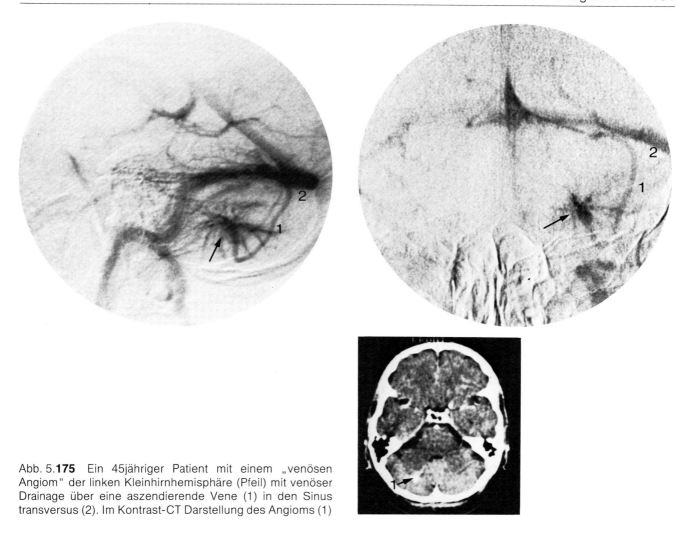

Abb. 5.**175** Ein 45jähriger Patient mit einem „venösen Angiom" der linken Kleinhirnhemisphäre (Pfeil) mit venöser Drainage über eine aszendierende Vene (1) in den Sinus transversus (2). Im Kontrast-CT Darstellung des Angioms (1)

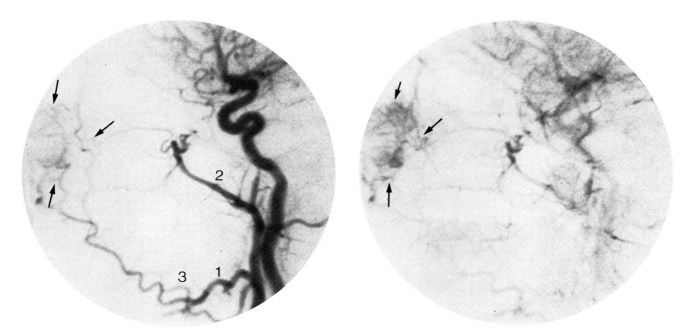

Abb. 5.**176** Ein 9jähriger Patient mit einem kavernösen Angiom im Bereich der linken Wangenschleimhaut (Pfeil) mit arteriellen Zuflüssen der A. facialis (1), maxillaris (2) und z. T. lingualis (3)

5. Klinischer Einsatz der DSA in der Neuroradiologie

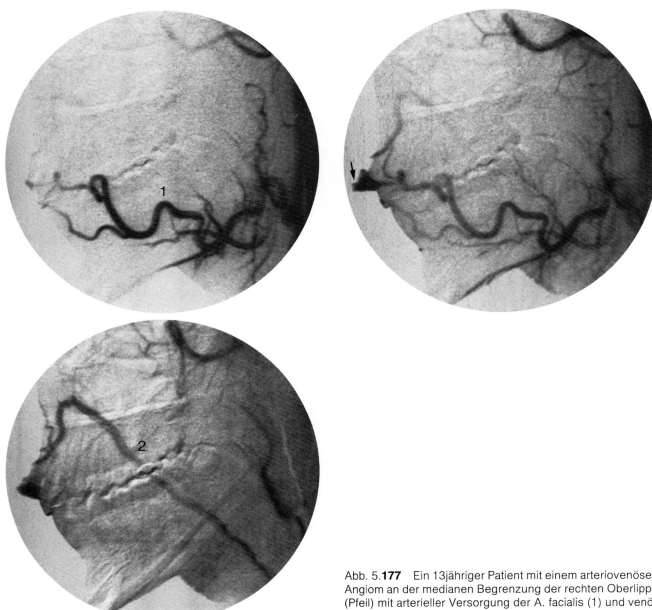

Abb. 5.**177** Ein 13jähriger Patient mit einem arteriovenösen Angiom an der medianen Begrenzung der rechten Oberlippe (Pfeil) mit arterieller Versorgung der A. facialis (1) und venöser Drainage über die V. facialis (2)

Angiome 183

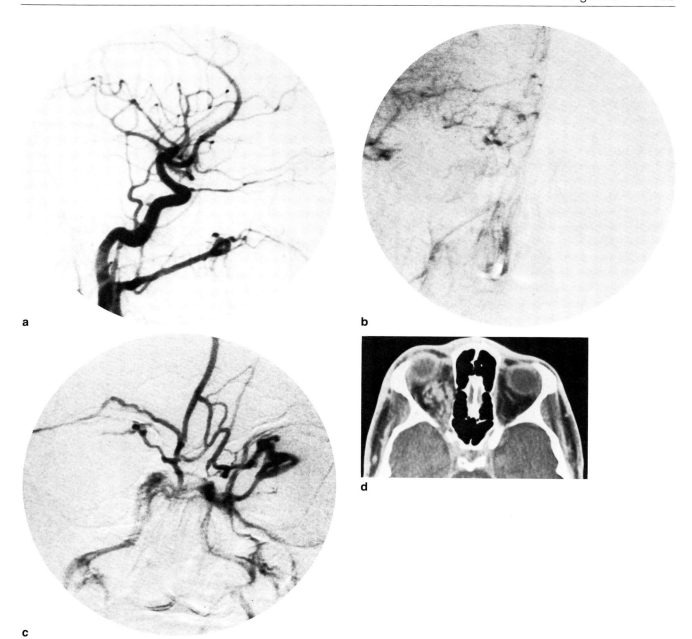

Abb. 5.**178** Ein 19jähriger Patient mit akuten rechtsseitigen Kopfschmerzen und Exophthalmus rechts bei einem thrombosierten kavernösen Angiom der rechten Orbita. In der intraarteriellen DSA kein auffälliger Befund in der arteriellen und venösen Phase (**a** und **b**). Bei der orbitalen Phlebographie fehlende Darstellung der V. ophthalmica superior rechts, während diese Vene linksseitig nahezu dilatiert dargestellt ist (**c**). Das Computertomogramm zeigt die verschiedenen, zum größten Teil thrombosierten Abschnitte des retrobulbären Gefäßprozesses (**d**)

Tumoren

Die zerebrale Angiographie erfüllt heute in der Tumordiagnostik andere Aufgaben als in der Ära vor der Einführung der Computertomographie. Während man damals den leisesten Tumorverdacht für ausreichend hielt, um diese invasive Untersuchung zu rechtfertigen, werden heute viele Fragen dank CT und MRI bereits im Vorfeld beantwortet. Dazu gehören Lage, Form und Ausdehnung des Tumors. Die Angiographie trägt vorwiegend zur besseren Artdiagnose bei und gibt die für Neurochirurgen wichtige Information über die Gefäßsituation in und um den Tumor. Die Angiographie hat sich daher von einer globalen Untersuchung zu einer mehr selektiven und daher präziseren Methode entwickelt, die sich auf das im CT verdächtige Gebiet konzentriert und den in Frage kommenden Gefäßbezirk (Carotis externa, interna, A. vertebralis) mit berücksichtigt. Zur besseren Information werden daher einige Abbildungen dieses Kapitels durch ein CT-Bild ergänzt.

Im Schrifttum wird die Bedeutung der DSA in der zerebralen Tumordiagnostik unterschiedlich beurteilt (10, 18, 40, 58, 67, 78, 89, 105, 106, 107, 116, 118, 157, 160, 161, 169, 173, 178). Die mit Hilfe der intravenösen KM-Gabe erzielten Ergebnisse reichen in der Regel nicht aus, um alle für die Angiographie wichtigen Fragen beantworten zu können. Die intraarterielle DSA ist dagegen in jeder Hinsicht der konventionellen Angiographie überlegen. Auf die Vorteile dieser Methode wird bei den jeweiligen Tumorkapiteln hingewiesen.

Meningeome

Unter allen Hirntumoren hat die präoperative angiographische Analyse der Meningeome seit der Einführung der Computertomographie am wenigsten an Bedeutung verloren. Es gibt dafür verschiedene Gründe. Die rasante Entwicklung der Mikrochirurgie stellt heute an die präoperative Diagnose dieser gutartigen und langsam wachsenden Tumoren Ansprüche, die nur durch eine exakte und selektive bzw. superselektive Angiographie realisiert werden können. Dazu gehört der möglichst getrennte Nachweis der arteriellen Zuflüsse, die bei den Meningeomen bekanntlich aus dem Versorgungsbereich der A. carotis externa stammen. Diese selektive und superselektive Gefäßdarstellung ist außerdem die Voraussetzung einer interventionellen Neuroradiologie, die gerade bei den Meningeomen in der letzten Zeit zunehmend durch die präoperative Embolisierung der zuführenden Arterien angewandt wird. Die A. carotis interna und ihre Äste sind selten an der Gefäßversorgung der Meningeome beteiligt, wenn man von den Tentoriumästen absieht, auf die wir bei der Behandlung der jeweiligen Tumorgruppen zurückkommen werden. Die A. meningea media kann auch von der A. ophthalmica oder dem Petrosaabschnitt der A. carotis interna entspringen. Abb. 5.**179** und 5.**180** zeigen Beispiele laterobasaler Meningeome mit abnormem Abgang der A. meningea media von der A. ophthalmica, die ausschließlich oder überwiegend das Meningeom versorgt. Bei medianer Lokalisation der frontobasalen Olfaktoriusmeningeome erfolgt die Versorgung direkt über die ethmoidalen Äste der A. ophthalmica (Abb. 5.**181**, 5.**182**). Eine weitere Möglichkeit der Beteiligung der A. ophthalmica zeigt die Abb. 5.**183** bei einem Optikusscheidenmeningeom.

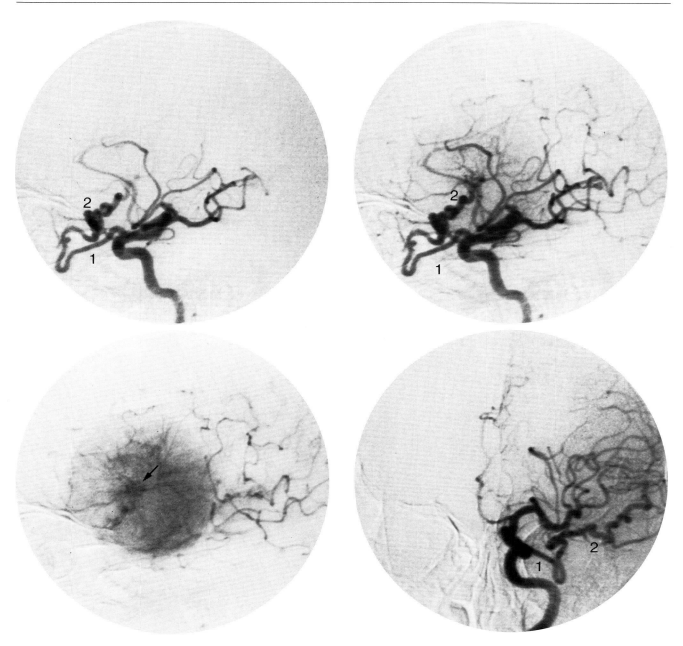

Abb. 5.**179** Laterobasales Konvexitätsmeningeom im Koronarbereich links bei einer 72 Jahre alten Patientin. Der Tumor wird ausschließlich von der dilatierten A. ophthalmica versorgt (1), aus der die A. meningea media (2) entspringt, die über den Hyrtlschen Kanal zieht und am Nabel des Meningeomes (Pfeil) endet

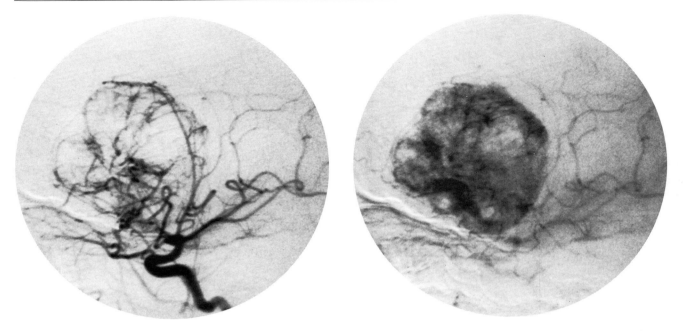

Abb. 5.**180** Frontolaterales, gefäßreiches (endotheliomatöses) Meningeom bei einer 52 Jahre alten Patientin. Der Tumor zeigt die typischen angiographischen Merkmale eines Meningeomes und wird hauptsächlich von der A. ophthalmica versorgt, aus der die A. meningea entspringt

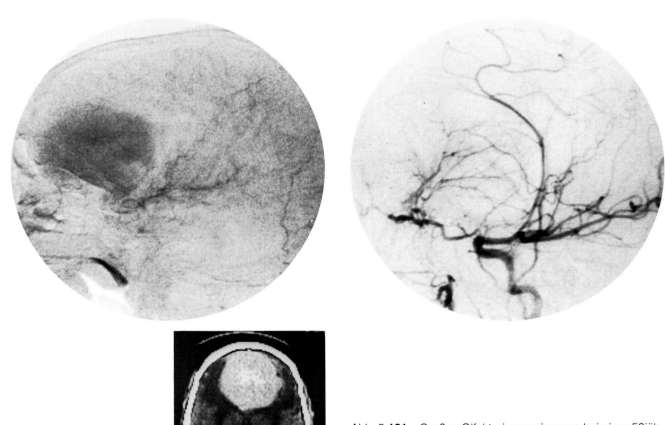

Abb. 5.**181** Großes Olfaktoriusmeningeom bei einer 58jährigen Patientin. Bogenförmige Verdrängung der A. pericallosa dorsalwärts und basale Verlagerung des supraklinoidalen Teiles der A. carotis interna. Der Tumor wird hauptsächlich frontobasal durch die Äste der A. ethmoidalis anterior der dilatierten A. ophthalmica versorgt. In der venösen und spätvenösen Phase homogene Tumoranfärbung

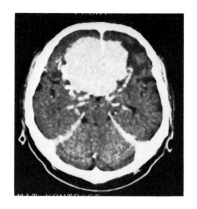
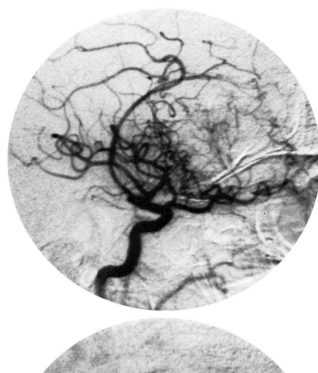
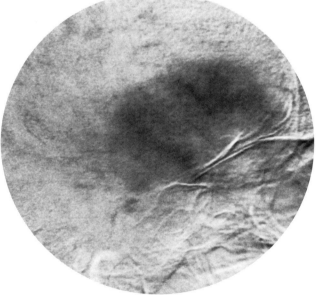

Abb. 5.**182** Gefäßreiches Olfaktoriusmeningeom bei einem 53 Jahre alten Patienten. Der Tumor wird hauptsächlich von den ethmoidalen Ästen der A. ophthalmica und der A. meningea media versorgt

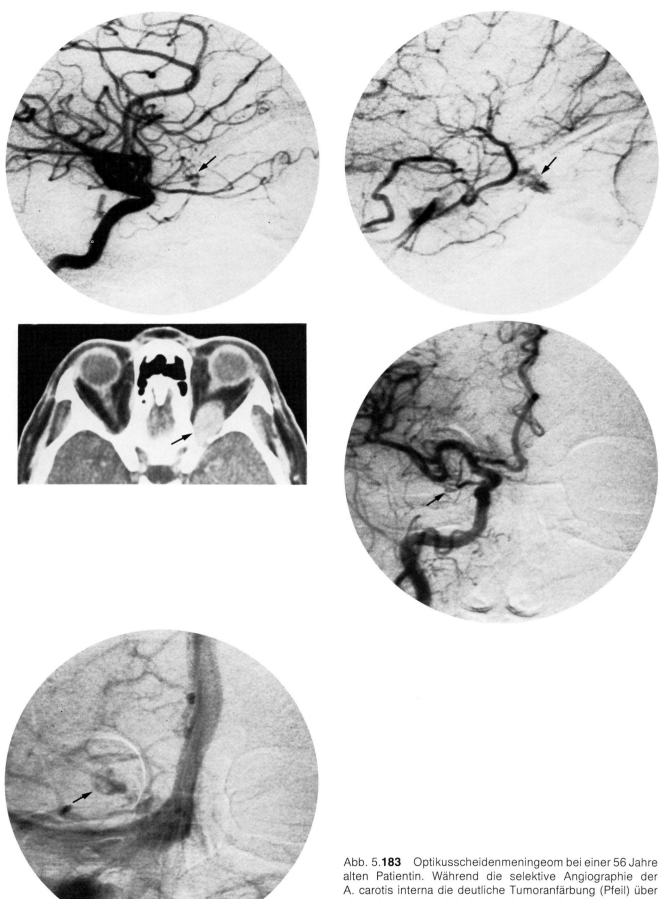

Abb. 5.**183** Optikusscheidenmeningeom bei einer 56 Jahre alten Patientin. Während die selektive Angiographie der A. carotis interna die deutliche Tumoranfärbung (Pfeil) über einen Ast der A. ophthalmica zeigt, war die selektive Angiographie der A. carotis externa negativ. Der Tumor hat, wie die Phlebogramme zeigen, eine relativ lange Kreislaufzeit

Meningeome 189

Obwohl die Artdiagnose eines Meningeoms in vielen Fällen bereits durch die Computertomographie gestellt werden kann, sind die typischen angiographischen Merkmale dieser Tumoren pathognomonisch für ihr anatomisch-pathologisches Bild. Es sind dies die sog. „sprühregen"-förmige Verteilung der Arterien (Abb. 5.**184**, 5.**185**) mit dichtem kapillärem Netz im Zentrum des Tumors, während die Hauptvenen sich an der Peripherie des Tumors verteilen und diesen abgrenzen. Darüber hinaus kann aber auch die Angiographie bei seltenen, uncharakteristischen Bildern dieser Tumoren im Computertomogramm zur endgültigen Diagnose beitragen. Dazu gehören die zystischen (Abb. 5.**186**) oder auch primär hypodensen Meningeome. Die letzteren zeigen im Nativ-CT hypodense Veränderungen, welche für Meningeome uncharakteristisch sind (Abb. 5.**187**). Tumorbedingte Gefäßstenosen kommen bei den basalen Meningeomen nicht selten vor (s. auch Abb. 5.**195**, 5.**199**). Das gilt vor allem für die verschiedenen Abschnitte der A. carotis interna an der Schädelbasis sowohl extra- als auch intradural. Schließlich gehört zu den wichtigsten Aufgaben der Angiographie bei den Meningeomen die venöse bzw. Sinusdarstellung in der Nachbarschaft des Tumors (s. auch Abb. 5.**198**).

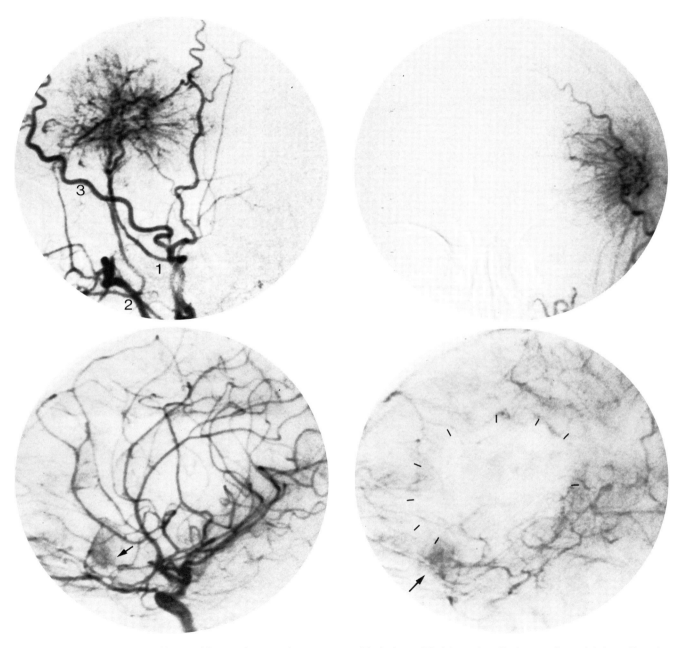

Abb. 5.**184** Laterobasales Konvexitätsmeningeom frontotemporal bei einem 39 Jahre alten Patienten. Im selektiven Carotis-externa-Angiogramm über die A. femoralis wird der Tumor überwiegend durch die A. meningea media (1) versorgt. Man sieht hier die sog. „sprühregen"-artige Gefäßversorgung des Tumors im lateralen und a.-p. Strahlengang. Im selektiven Angiogramm der A. carotis interna relativ große Gefäßaussparung, die auf die Größe des Tumors hinweist. Lediglich an den basalen Anteilen (Pfeil) geringgradige Tumoranfärbung, die über die meningealen Äste der A. ophthalmica zustandegekommen ist. 2 A. maxillaris, 3 A. temporalis superficialis

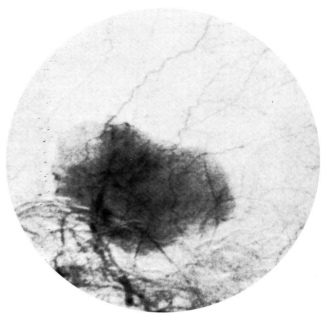
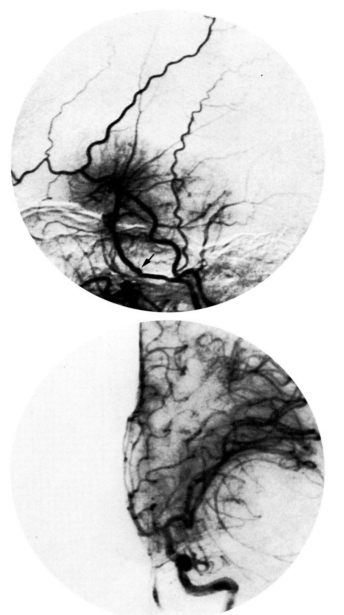

Abb. 5.**185** Großes laterobasales Konvexitätsmeningeom im Temporalbereich mit frontaler Ausdehnung bei einer 34 Jahre alten Patientin. Im selektiven Angiogramm der A. carotis externa über die A. femoralis wird der Tumor hauptsächlich von einer stark hyperplastischen A. meningea media versorgt (Pfeil). Im selektiven Angiogramm der A. carotis interna scharf begrenzte Gefäßaussparung, die der Meningeomausdehnung entspricht

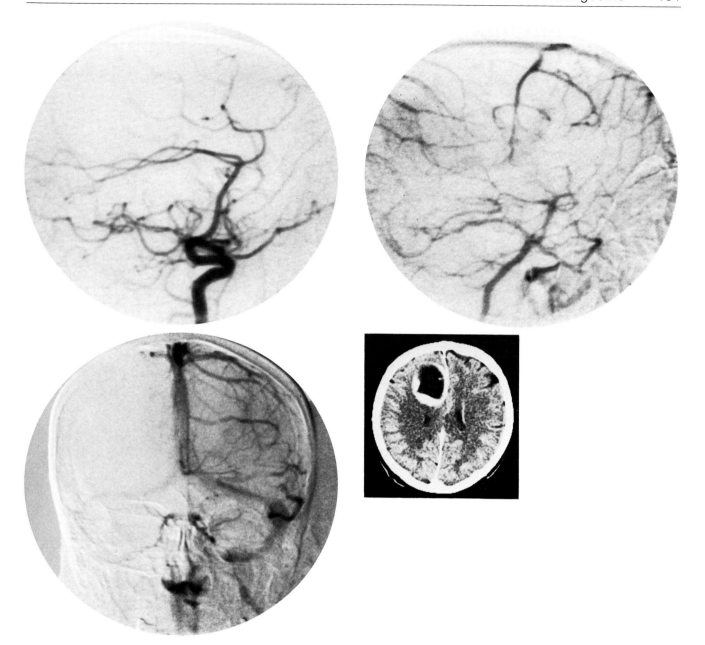

Abb. 5.**186** Linksfrontaler, zystischer Tumor bei einem 44 Jahre alten Patienten mit enger Beziehung zur Falx cerebri. Nachdem im Angiogramm keine Zeichen im Sinne eines Meningeomes nachgewiesen wurden, wurde differentialdiagnostisch auch an ein Ependymom gedacht. Der histologische Befund zeigte jedoch ein zystisches Meningeom

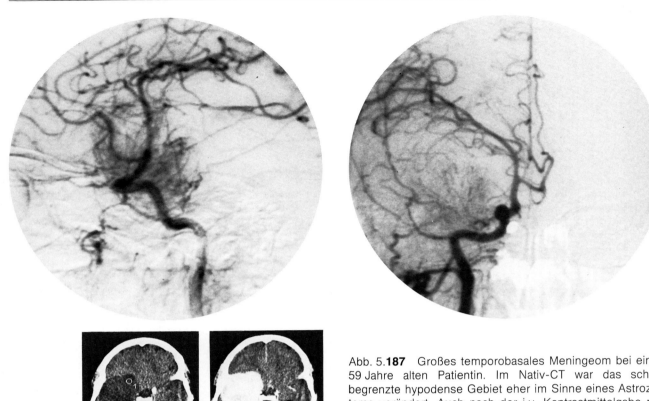

Abb. 5.**187** Großes temporobasales Meningeom bei einer 59 Jahre alten Patientin. Im Nativ-CT war das scharf begrenzte hypodense Gebiet eher im Sinne eines Astrozytoms verändert. Auch nach der i.v. Kontrastmittelgabe mit starker und auffällig homogener Dichtezunahme wurde ein extrazerebraler Prozeß für unwahrscheinlich gehalten. Das Angiogramm zeigte aber typische Gefäßveränderungen im Sinne eines Meningeomes, das auch histologisch bestätigt wurde

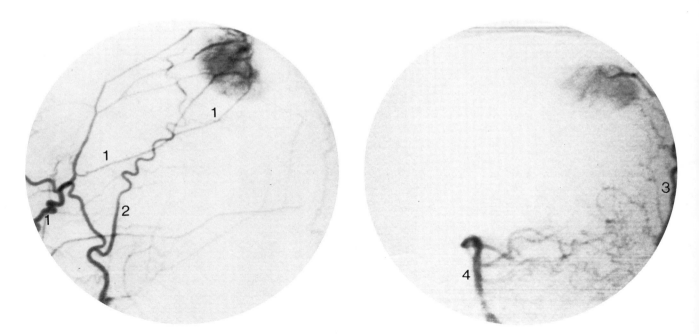

Abb. 5.**188** Parasagittales Meningeom, dessen vordere zwei Drittel von der A. meningea media (1) und deren hinterer Abschnitt von der A. occipitalis (3) versorgt werden. Die kontrastreich dargestellte A. temporalis superficialis (2) hat keine direkte Beziehung zu dem Tumor. Bei der selektiven Angiographie der A. occipitalis kontrastreiche Darstellung des vertebrobasilären Systems (4) über die Muskeläste der A. vertebralis und der A. occipitalis

Lokalisatorisch werden Meningeome in 2 Hauptgruppen eingeteilt: supratentorielle und infratentorielle Meningeome. Dazwischen liegt die besonders wichtige Gruppe der Tentoriummeningeome, die sich supra-, infra- oder auch transtentoriell entwickeln können. Einer der Hauptsitze der supratentoriellen Meningeome ist die Parasagittalregion (Abb. 5.**188**–5.**190**). Diese Tumoren haben in der Regel eine enge Beziehung zu den verschiedenen Abschnitten des Sinus sagittalis superior und den aszendierenden parasagittalen Venen. Wichtig ist auch ihre Beziehung zur Falx cerebri. Hier können viele anatomische Fragen durch Hinzuziehung der hochauflösenden Computertomographie mit sagittalen oder koronaren Bildrekonstruktionen besser beantwortet werden. Genauso wie die Tentorium- können sich auch die Falxmeningeome doppelseitig entwickeln (Abb. 5.**191**).

Beispiele von lateralen Konvexitätsmeningeomen zeigen die Abb. 5.**184** und 5.**192**.

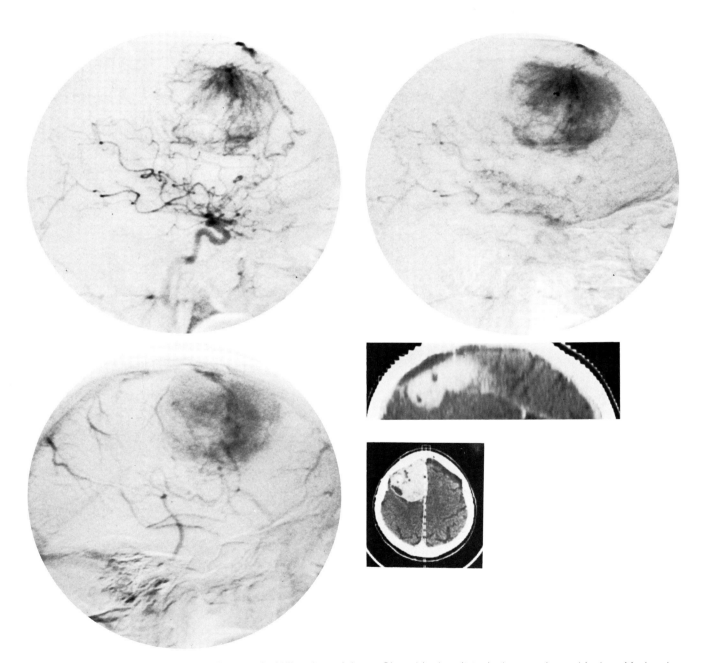

Abb. 5.**189** Parasagittales Falxmeningeom in Höhe des mittleren Sinusdrittels mit typischen angiographischen Merkmalen und enger Beziehung zum Sinus sagittalis superior bei einer 59 Jahre alten Patientin. Der Tumor wird hauptsächlich von der A. meningea media versorgt

5. Klinischer Einsatz der DSA in der Neuroradiologie

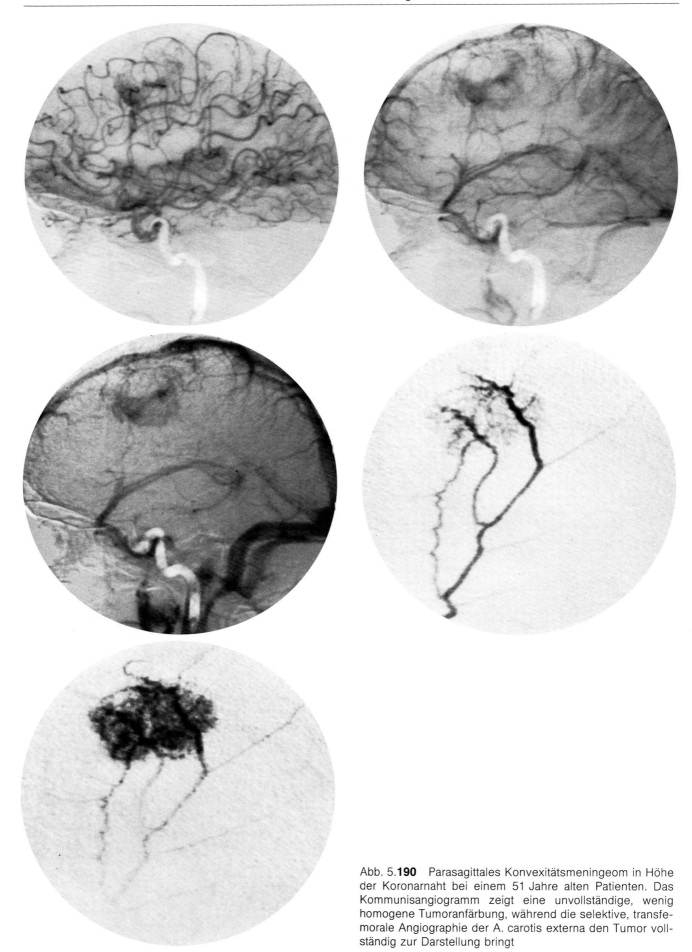

Abb. 5.**190** Parasagittales Konvexitätsmeningeom in Höhe der Koronarnaht bei einem 51 Jahre alten Patienten. Das Kommunisangiogramm zeigt eine unvollständige, wenig homogene Tumoranfärbung, während die selektive, transfemorale Angiographie der A. carotis externa den Tumor vollständig zur Darstellung bringt

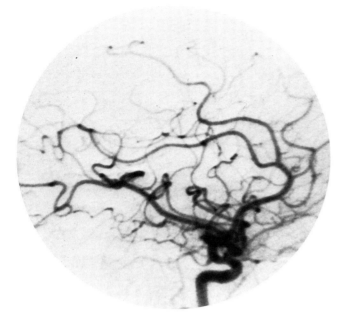
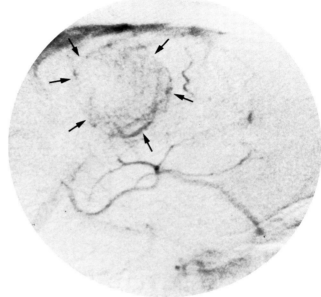
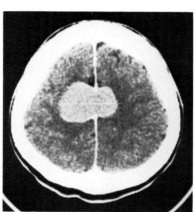

Abb. 5.**191** Parietales Falxmeningeom mit doppelseitiger Ausdehnung, rechts stärker als links bei einer 59 Jahre alten Patientin. Bei fehlenden Verdrängungserscheinungen der Gefäße im frontalen Strahlengang zeigt die A. pericallosa im Parietalbereich eine starke bogenförmige basale Verlagerung. Auch die V. cerebri interna, der innere Venenwinkel und vor allem die V. thalamostriata sind deutlich basalwärts verlagert

5. Klinischer Einsatz der DSA in der Neuroradiologie

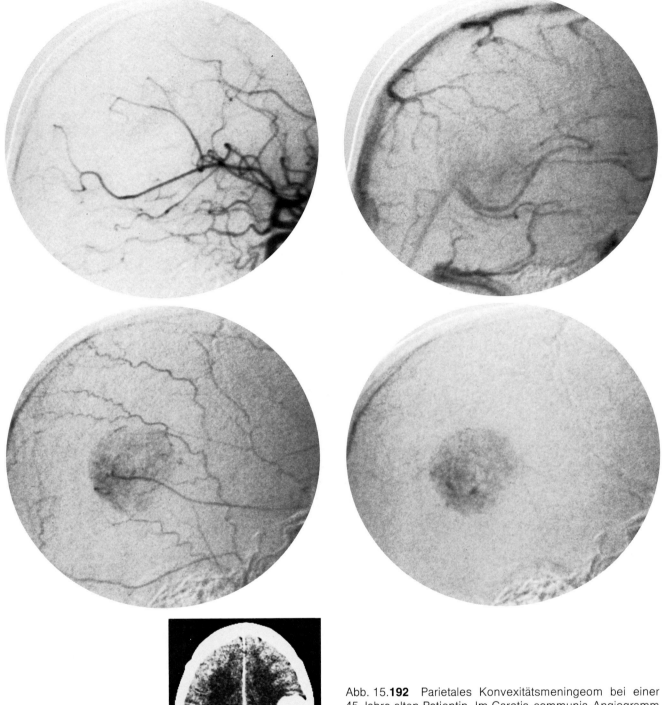

Abb. 15.**192** Parietales Konvexitätsmeningeom bei einer 45 Jahre alten Patientin. Im Carotis-communis-Angiogramm Spreizung der parietalen Mediaäste ohne nennenswerte Tumoranfärbung. Erst die selektive Angiographie der A. carotis externa zeigt den homogen angefärbten, scharf begrenzten Tumor, der hauptsächlich von der A. meningea media versorgt wird

An der Schädelbasis verteilen sich die Meningeome von den frontobasalen Abschnitten über die mittlere Schädelgrube bis zum Tentorium und Foramen magnum. Zu den häufigsten frontobasalen Meningeomen gehören die Olfaktoriusmeningeome, die hauptsächlich von der A. meningea anterior, einem Ast der A. ethmoidalis anterior, bzw. der A. ophthalmica versorgt werden. Die letztere ist in der Regel erweitert und zeigt stärkere Aufzweigungen (s. auch Abb. 5.**179**–5.**182**). Verkalkungen und vor allem Arrodierungen der Schädelbasis sind bei diesen Meningeomen relativ häufig. Die A. cerebri anterior ist im seitlichen Strahlengang bogenförmig dorsalwärts verlagert, während die A. frontobasalis und frontopolaris angehoben oder bei größeren Tumoren auch der Verlagerungsform der A. pericallosa angepaßt sein können.

Die sellanahen Meningeome haben bei der präsellären Lokalisation enge Beziehung zu Planum sphenoideum, Sulcus chiasmatis oder Tuberculum sellae. Es ist oft schwierig, präoperativ ihren eigentlichen duralen Ansatz auch unter Zuhilfenahme der Computertomographie nachzuweisen. Auch sie werden oft von den Ästen der A. ophthalmica versorgt. Bei den Keilbeinflügelmeningeomen und basalen Meningeomen der mittleren Schädelgrube erfolgt die arterielle Versorgung – wie bereits erwähnt – hauptsächlich über die Äste der A. meningea media (Abb. 5.**193**, 5.**194**), während die Verdrängungserscheinungen je nach der medialen oder lateralen Lokalisation des Tumors recht unterschiedlich sind. In der Regel ist der Keilbeinabschnitt der A. cerebri media im a.-p. Strahlengang angehoben und der supraklinoidale Teil der A. carotis interna je nach der Ausdehnung elongiert oder dorsalwärts verdrängt. Kleine Meningeome können enge Beziehung zu dem Sinus cavernosus bzw. Cavum Meckeli haben und lassen sich nur durch eine gezielte, auf der klinischen Symptomatik basierende Untersuchung nachweisen (Abb. 5.**195**).

Seltener sind im supratentoriellen Bereich die zentralen Meningeome mit enger Beziehung zum Sinus sagittalis inferior, dem freien Falxrand, der V. magna Galeni und dem Tentoriumschlitz (Abb. 5.**196**). An ihrer Gefäßversorgung können Choroidalarterien, die Rr. tentorii der A. carotis interna oder auch die A. meningea posterior, ein Ast der A. vertebralis, beteiligt sein. Die Tentoriummeningeome und Meningeome der hinteren Schädelgrube gehören klinisch zu den ausgesprochen symptomarmen Tumoren und werden daher oft erst dann diagnostiziert, wenn sie eine erhebliche Größe erreicht haben. Sie können sich am Dach der hinteren Schädelgrube befinden und haben bei verschiedenen Lokalisationen entlang des Tentoriumschlitzes von den hinteren Klinoidfortsätzen bis zum Tentoriumdach oder basal vom oberen Klivusrand über den Kleinhirnbrückenwinkel bis zum Sinus transversus immer enge Beziehung zum Tentorium cerebelli. Da das Tentorium aber hauptsächlich von der A. carotis interna über die Rr. tentorii versorgt wird, sollte bei jedem Meningeom der hinteren Schädelgrube mit enger Beziehung zum Tentorium auch eine Carotis-interna-Angiographie durchgeführt werden (Abb. 5.**197**–5.**199**). An zweiter Stelle steht die selektive Angiographie der A. carotis externa, vor allem der A. occipitalis (Abb. 5.**200**–5.**202**), während die Vertebralisangiographie selbst für die direkte Gefäßversorgung dieser Tumoren keine große Bedeutung hat und lediglich durch die Verlagerung ihrer Hauptgefäße auffällt. Die frühere Annahme, daß die Meningeome der hinteren Schädelgrube und des Tentoriums sich im Angiogramm wenig darstellen oder gefäßarm sind, beruht auf der Tatsache, daß man sich in vielen Fällen auf die Vertebralisangiographie beschränkte, ohne die oben erwähnte wichtige Karotisangiographie durchzuführen. Wir haben in den letzten Jahren kein Meningeom dieser Region festgestellt, welches nicht eine tumoreigene, intensive Kreislaufversorgung im Angiogramm zeigte wie bei den Meningeomen im supratentoriellen Bereich.

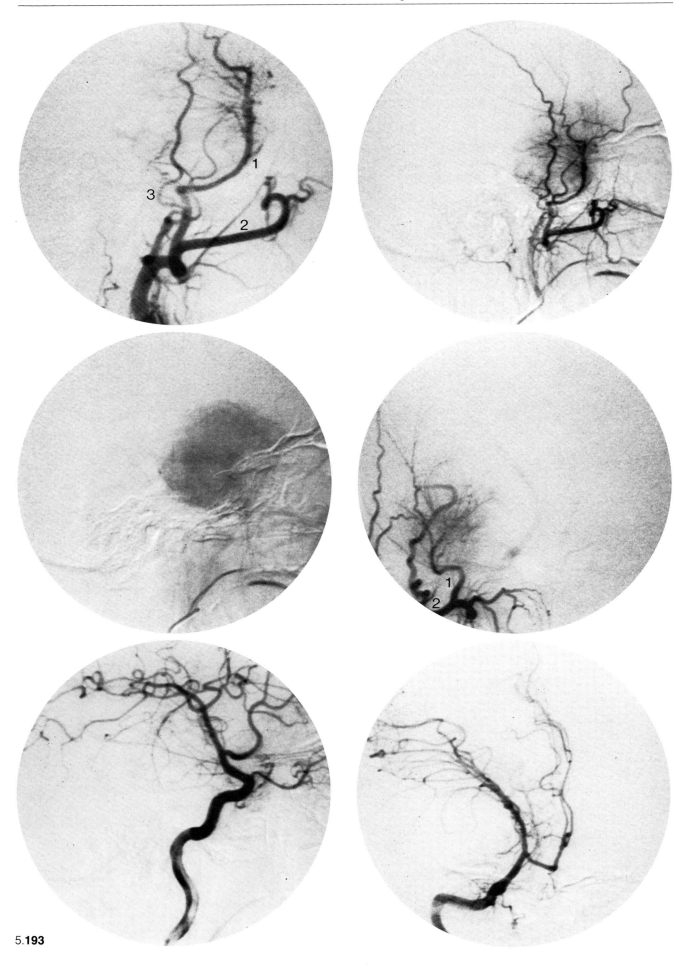

5.**193**

Abb. 5.**193** Laterales Keilbeinflügelmeningeom bei einer 42 Jahre alten Patientin. Im selektiven Carotis-externa-Angiogramm über die A. femoralis wird der Tumor hauptsächlich von der hyperplastischen A. meningea media (1) versorgt; weitere hier dargestellte Äste sind A. maxillaris (2) und A. temporalis superficialis (3). Im selektiven Angiogramm der A. carotis interna starke Anhebung und mediane Verlagerung des Keilbeinabschnittes der A. cerebri media. Keine Tumoranfärbung, lediglich die Gefäßaussparung weist auf die Größe des Tumors hin. V. Labbé (4) stark angehoben ▷

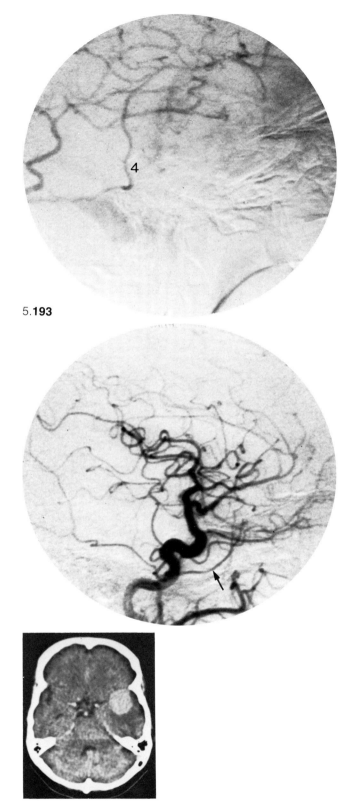

5.**193**

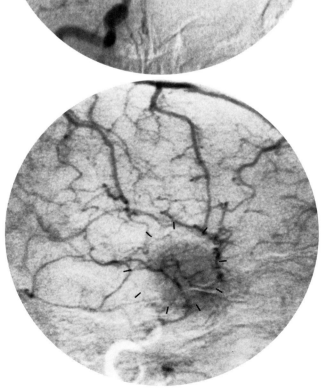

Abb. 5.**194** Laterales Keilbeinflügelmeningeom bei einer 69 Jahre alten Patientin im Carotis-communis-Angiogramm. Der Tumor wird hauptsächlich von der A. meningea media (Pfeil) versorgt

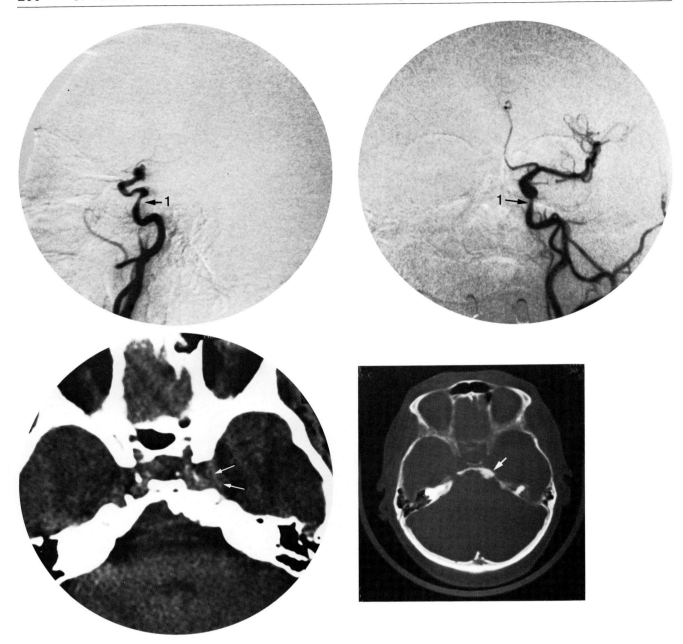

Abb. 5.**195** Kleines Meningeom im hinteren Abschnitt des Sinus cavernosus bei einer 59 Jahre alten Patientin. Der Tumor hat zu einer deutlichen Stenosierung der A. carotis interna geführt. Im Computertomogramm fällt der Tumor sowohl durch eine benachbarte Hyperostose in der Tumorregion bei der Knocheneinstellung, als auch durch Konstrastmittelenhancement auf

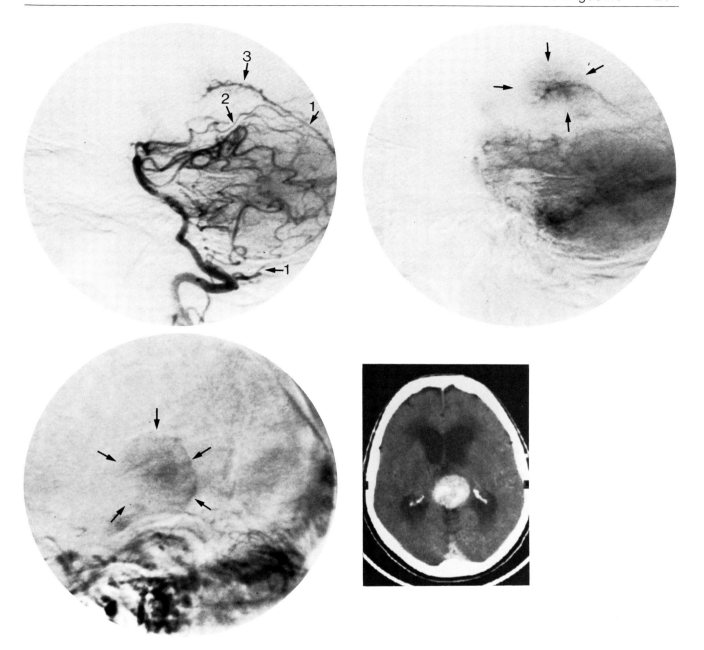

Abb. 5.**196** Zentrales supratentorielles Meningeom mit enger Beziehung zum Tentoriumdach, zum Tentoriumsschlitz, dem Sinus sagittalis inferior und dem dorsalen Abschnitt des III. Ventrikels bei einer 65 Jahre alten Patientin. Der Tumor wird arteriell hauptsächlich versorgt von der A. meningea posterior (1), einem Ast der A. vertebralis und der A. choroidea posterior (2), einem Ast der A. cerebri posterior. Während Plexus choroideus (3) des III. Ventrikels sich in der frührarteriellen Phase kräftiger darstellt, kommen die zentralen kapillären Äste in der frühvenösen und die peripheren Tumorvenen in der spätvenösen Phase besonders gut zur Darstellung (Pfeile)

202   5. Klinischer Einsatz der DSA in der Neuroradiologie

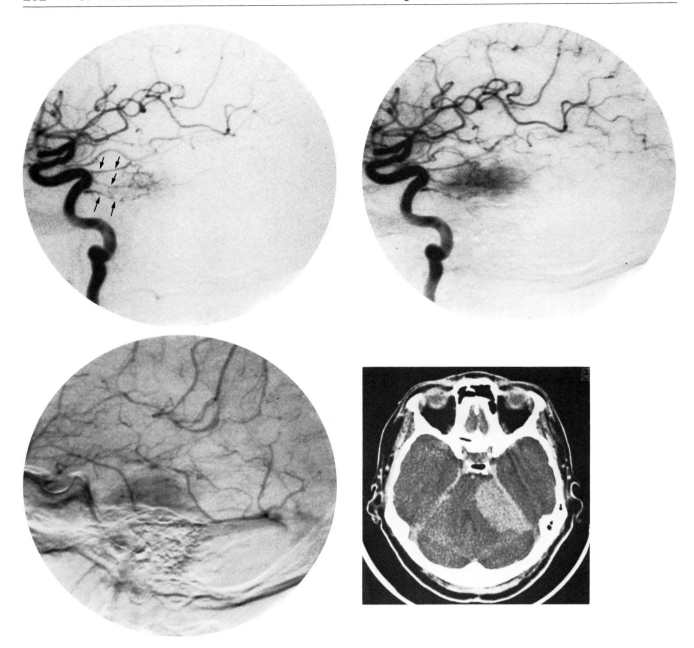

Abb. 5.**197** Infratentorielles Tentoriummeningeom bei einer 40jährigen Patientin. Der Tumor wird ausschließlich versorgt von mehreren Rr. tentorii der A. carotis interna (Pfeile)

Abb. 5.**198** Großes linksseitiges supra- und infratentorielles Meningeom bei einer 62jährigen Patientin. Der Tumor wird von der A. occipitalis der linken A. carotis externa (1), dem hinteren Ast der A. meningea media links (2) und der A. meningea posterior (3) der rechten A. vertebralis versorgt, während die linke A. vertebralis wegen starker Hypoplasie sich nicht darstellen läßt. Die Tumoranfärbung kommt vor allem im rechtsseitigen Vertebralisangiogramm. Die supra- und infratentoriellen Venen sind links stark komprimiert, der Sinus transversus hat sich auf dieser Seite nicht dargestellt, war aber, wie durch die Operation bestätigt wurde, lediglich komprimiert

Meningeome 203

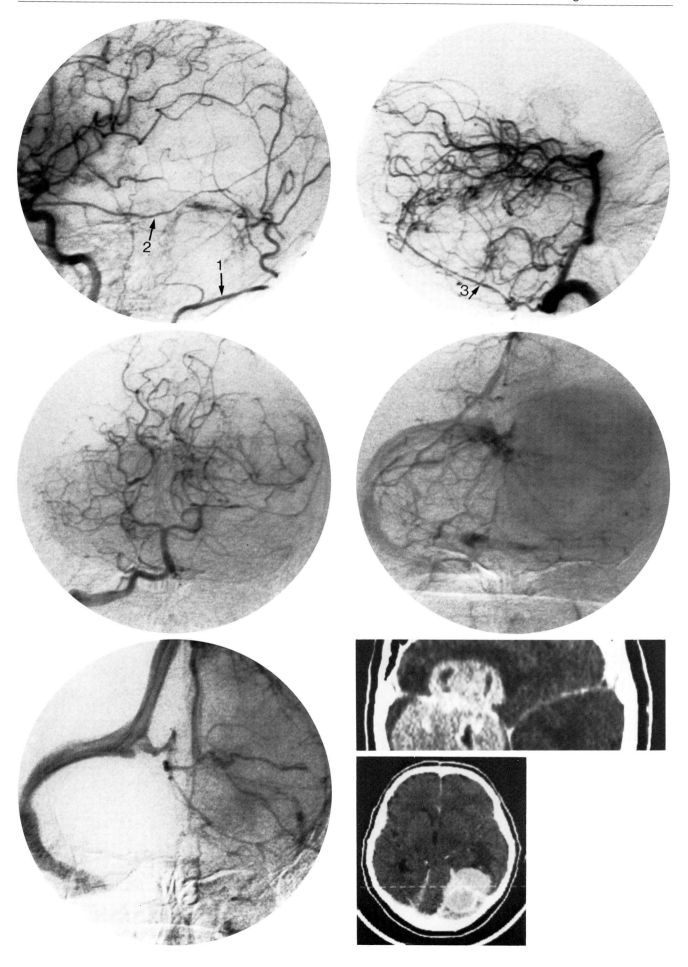

204   5. Klinischer Einsatz der DSA in der Neuroradiologie

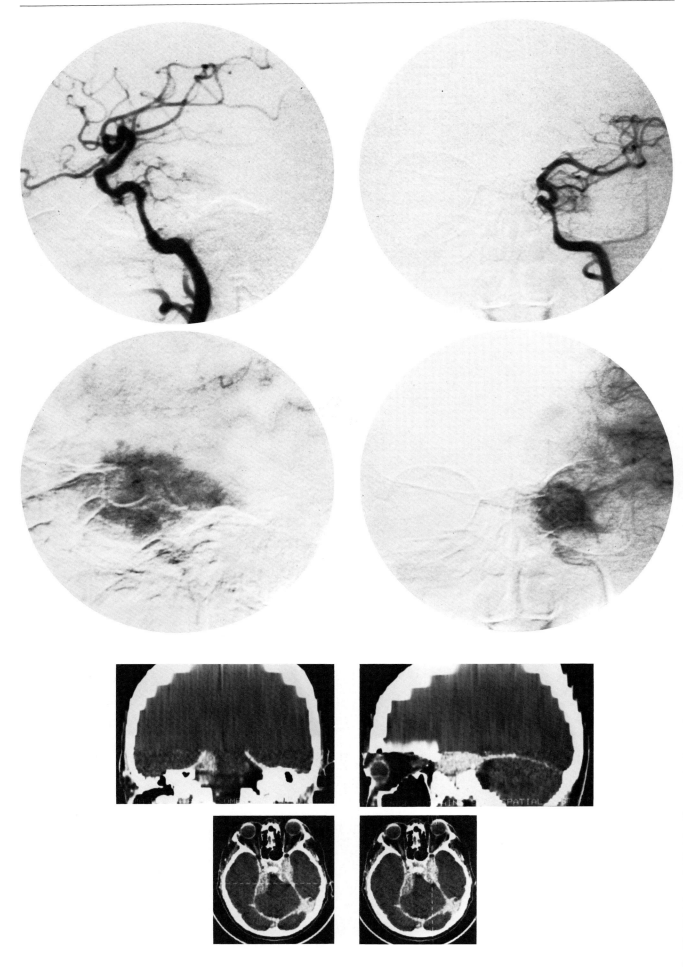

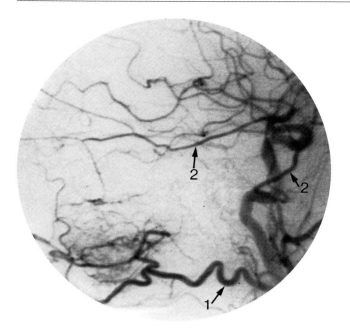
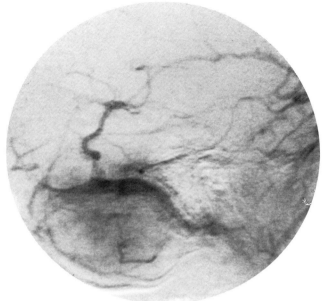
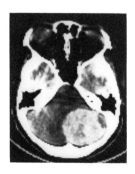

Abb. 5.**200** Großes, infratentorielles Tentoriummeningeom bei einer 58 Jahre alten Patientin. Der Tumor wird hauptsächlich von der stark dilatierten A. occipitalis (1) der A. carotis externa und durch den hinteren Ast der A. meningea media versorgt (2). Im Phlebogramm deutliche diffuse Tumoranfärbung unterhalb des Sinus transversus

◁ Abb. 5.**199** Basales diffus wachsendes petroclinoidales Meningeom der mittleren und hinteren Schädelgrube bei einer 64 Jahre alten Patientin. Der Tumor dehnt sich von dem rechten infratentoriellen Raum über den basalen Teil des Tentoriumsschlitzes und den Sinus cavernosus in die linke mittlere Schädelgrube aus, auch hier mit enger Beziehung zum Sinus cavernosus. Versorgt wird der Tumor hauptsächlich von den tentoriellen Ästen der A. carotis interna, die in ihrem Kanalabschnitt stark eingeengt und verdrängt ist

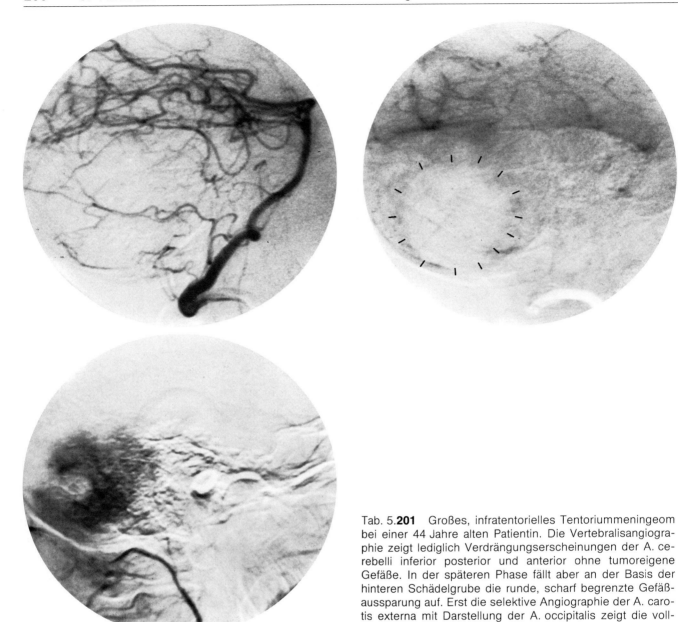

Tab. 5.**201** Großes, infratentorielles Tentoriummeningeom bei einer 44 Jahre alten Patientin. Die Vertebralisangiographie zeigt lediglich Verdrängungserscheinungen der A. cerebelli inferior posterior und anterior ohne tumoreigene Gefäße. In der späteren Phase fällt aber an der Basis der hinteren Schädelgrube die runde, scharf begrenzte Gefäßaussparung auf. Erst die selektive Angiographie der A. carotis externa mit Darstellung der A. occipitalis zeigt die vollständige Tumorvaskularisation

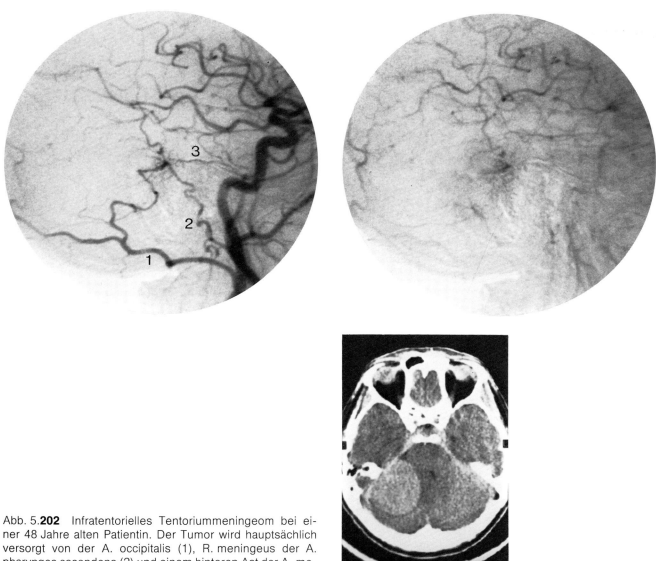

Abb. 5.**202** Infratentorielles Tentoriummeningeom bei einer 48 Jahre alten Patientin. Der Tumor wird hauptsächlich versorgt von der A. occipitalis (1), R. meningeus der A. pharyngea ascendens (2) und einem hinteren Ast der A. meningea media (3)

Seltene extrazerebrale Tumoren

Der häufigste intrakranielle Tumor mesodermalen Ursprungs ist das bereits ausführlich erwähnte Meningeom. Wesentlich seltener innerhalb dieser Gruppe sind die Chondrome und Chordome. Ihre Diagnose wird heute hauptsächlich durch die Computertomographie gestellt; für eine eventuelle operative Indikation ist aber nach wie vor ihre Gefäßdarstellung wichtig. Die chondrogenen Tumoren (Chondrome) sind im Schädelbereich selten, etwa unter 0,5% aller kraniozerebralen Tumoren. Sie werden am Gesichtsschädel häufiger als am Hirnschädel beobachtet. Die Prädilektionsstellen sind die Nasenhaupt- und -nebenhöhlen. Von hier aus können die Chondrome sekundär in die Schädelhöhle einwachsen. Ihre intrakraniellen Ursprungsstellen sind entweder die Dura, die als inneres Periost die Fähigkeit zur Knorpelbildung behalten hat, oder die Synchondrosen der Schädelbasis. Chondrome wachsen äußerst langsam, sie sind histologisch gutartig, maligne Entartung kommt nicht vor.

Die Chordome sind in der Lokalisation und ihrer Symptomatik den Chondromen ähnlich, kommen allerdings seltener vor. Sie entwickeln sich aus Resten der Chorda dorsalis und können an allen Stellen entstehen, wo Chordagewebe nicht von Knorpel umhüllt ist, z. B. am Dorsum sellae, am Klivus, Nasopharynx, am kraniozervikalen Übergang und im Kreuzbein- und Steißbeinbereich. Sie neigen im Gegensatz zu den Chondromen zur Knocheninfiltration und -destruktion und können bösartig entarten. Das typische angiographische Bild vom Klivuschordom ist die starke bogenförmige Verdrängung der A. basilaris dorsalwärts (Abb. 5.203) ohne sichere tumoreigene Vaskularisation. Von den anderen seltenen extrazerebralen Tumoren innerhalb des Schädels kann das Osteosarkom gelegentlich das Bild eines Meningeoms vortäuschen, während Osteome oder Lipome heute ausschließlich mit Hilfe der Computertomographie diagnostiziert werden. Bei den zystischen Tumoren, den Dermoiden und Epidermoiden, wird die Angiographie hauptsächlich zur Differentialdiagnose vor allem gegenüber den Lindau-Tumoren durchgeführt (s. S. 224, Hämangioblastome).

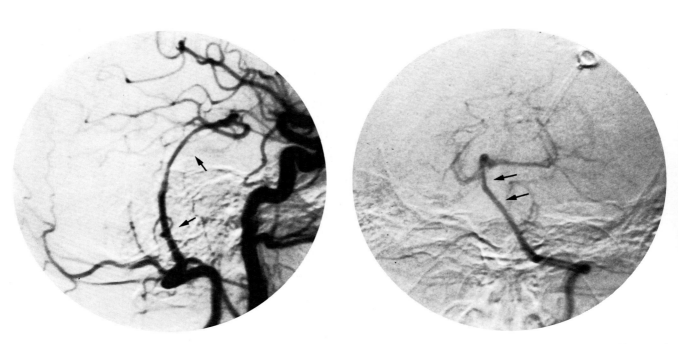

Abb. 5.203 Großes Klivuschordom bei einer 36 Jahre alten Patientin mit starker Abdrängung der A. basilaris vom Klivus und Seitenverdrängung der Arterie nach rechts (Pfeile)

Glioblastome und andere Gliome

Die Glioblastome besitzen typische angiographische Merkmale, die auch im Zeitalter der Computertomographie relativ häufig als differentialdiagnostische Hilfsmittel gegenüber anderen Gehirntumoren in Betracht gezogen werden. Es sind dies: frühzeitige Darstellung der an der Tumorversorgung beteiligten Arterien, neu gebildetes kapilläres Zwischennetz und periphere Anordnung der pathologischen Arterien, vorzeitige Darstellung der abführenden Venen und nekrotischen zentralen Zonen (Abb. 5.**204**). Diese auf der Basis der anatomischen Pathologie entstandenen angiographischen Definitionen der Tumormerkmale sind inzwischen durch die primäre Anwendung der Computertomographie durch andere Begriffe wie Ringbildungen, solide Tumoranteile, zentrale Hypodensität usw. ersetzt worden, die im Grunde die gleichen morphologischen Veränderungen in einer anderen Form zum Ausdruck bringen. Die Angiographie ist dort wertvoll, wo die sog. typischen CT-Merkmale unvollständig vorhanden sind wie im Beispiel der Abb.

5.**205**. Das Angiogramm dieses Falles zeigt neben der peripheren Anordnung der Tumorgefäße und gefäßfreien zentralen Regionen – beide im Sinne des sog. Ringes im CT – zusätzlich noch in der früharteriellen Phase das kapilläre Zwischennetz (Pfeile), ein für Glioblastome typisches angiographisches Zeichen. Hier hätte das Computertomogramm für eine einigermaßen sichere Artdiagnose nicht ausgereicht, zumal klinisch ein Hirnabszeß ebenfalls zur Diskussion stand. Ähnlich ist die Situation im Falle der Abb. 5.**206**, wo das Angiogramm keinen Zweifel an dem Vorliegen eines suprasylvischen Glioblastomes im hinteren Parietalbereich läßt, während das CT-Bild wenig charakteristisch ist. Die Frage der Angiographie bei den im CT-Bild glioblastomverdächtigen Patienten hängt unter anderem auch davon ab, ob ein solcher Tumor operiert, operiert und bestrahlt oder nur bestrahlt werden soll. Auch aus diesen Gründen ist die Kombination dieser beiden Untersuchungsmethoden oft unvermeidbar. Schließlich hängt die Notwendigkeit der Angiographie vom Vorgehen des Neurochirurgen ab, mit dem der Neuroradiologe zusammenarbeitet.

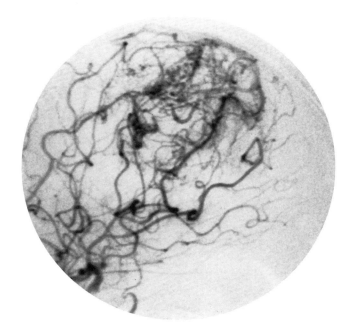

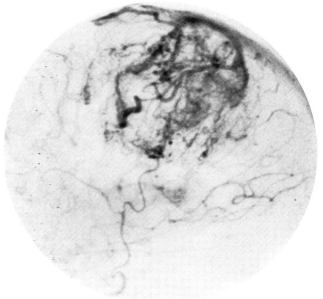

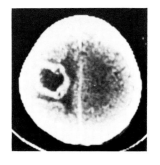

Abb. 5.**204** Das typische angiographische Bild eines Glioblastoms links parietal bei einer 70 Jahre alten Patientin. Das Angiogramm zeigt frühzeitige Darstellung der an der Tumorversorgung beteiligten Arterien mit kapillärem Zwischennetz und peripherer Anordnung der pathologischen Arterien. Die abführenden Venen sind frühzeitig dargestellt und drainieren in den Sinus sagittalis superior

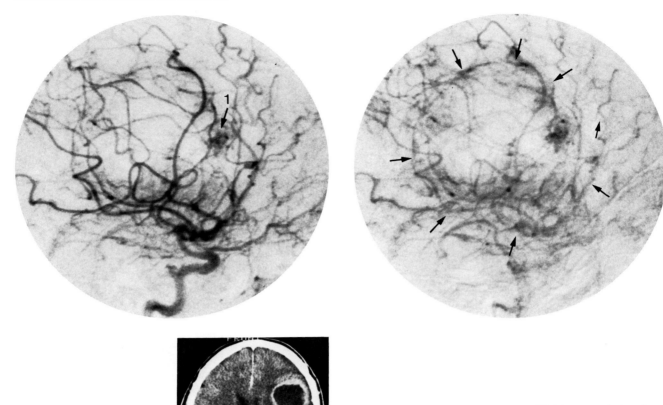

Abb. 5.**205** Temporoparietales Glioblastom bei einem 56 Jahre alten Patienten. Das Angiogramm zeigt stark periphere Anordnung der Tumorgefäße (Pfeile) und entsprechend dem computertomographischen Bild auch die gefäßarme zentrale Region, darüber hinaus in der früharteriellen Phase das kapilläre Zwischennetz (1), für die Glioblastome typisches angiographisches Merkmal

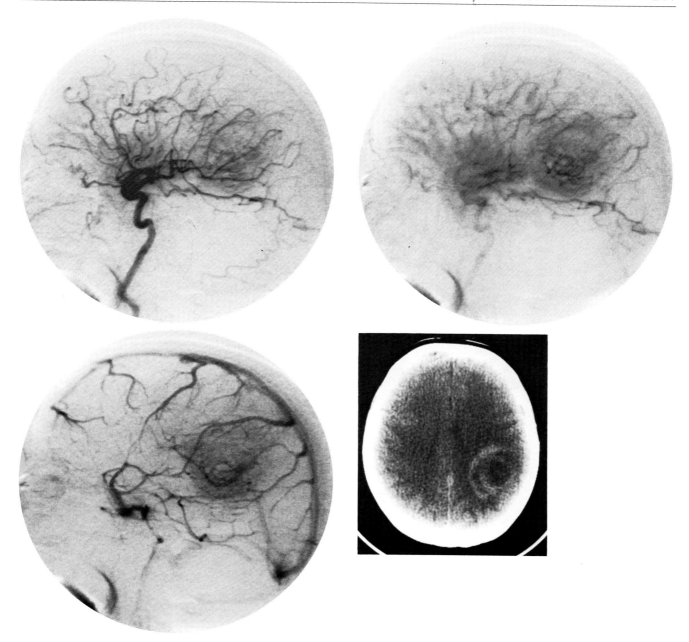

Abb. 5.**206** Suprasylvisches Glioblastom der linken Parietalregion bei einer 54 Jahre alten Patientin mit wenig charakteristischem CT-Bild. Das Angiogramm zeigt alle typischen Merkmale eines Glioblastoms. Auffällig ist lediglich eine relativ lange Kreislaufzeit. Die Tumoranfärbung ist in der spätvenösen Phase noch relativ deutlich zu erkennen

Manchmal trägt die Angiographie wenig Zusätzliches zur Artdiagnose bei. Bei den zentralen Glioblastomen kann die arterielle Phase sogar vollkommen normale Verhältnisse zeigen, während das venöse Bild pathologische Veränderungen, vor allem durch Verlagerung der zentralen Venen, aufweist (Abb. 5.**207**).

Eines der wichtigsten angiographischen Merkmale der Glioblastome ist ihre relativ kurze Kreislaufzeit, vor allem im Vergleich zu den Meningeomen. Es gibt aber auch Glioblastome, die eine lange Kreislaufzeit haben und gelegentlich sogar die venöse Phase überdauern und damit Anlaß zu Fehlinterpretationen geben, vor allem, wenn sie eine für die Meningeome typische Lokalisation aufweisen. Die nächsten Abb. (Abb. 5.**208** u. 5.**209**) bringen zwei Beispiele solcher Tumoren.

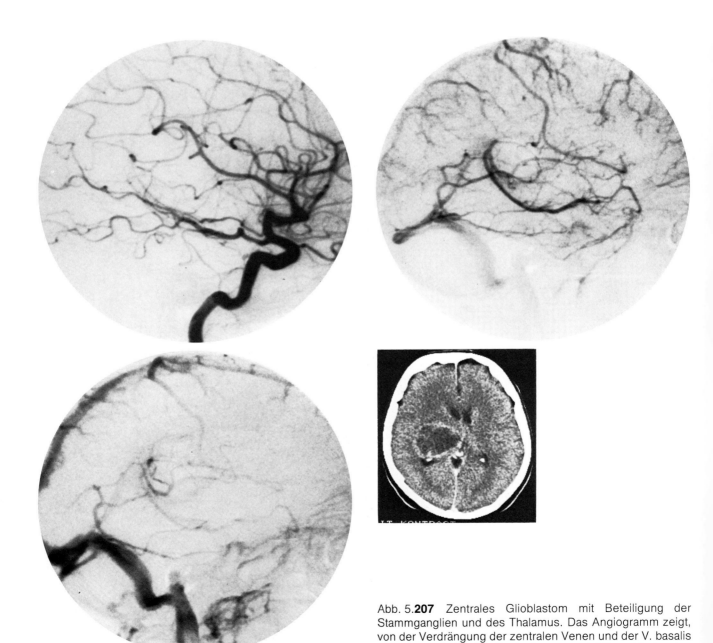

Abb. 5.**207** Zentrales Glioblastom mit Beteiligung der Stammganglien und des Thalamus. Das Angiogramm zeigt, von der Verdrängung der zentralen Venen und der V. basalis abgesehen, keine für die Artdiagnose wichtigen Merkmale

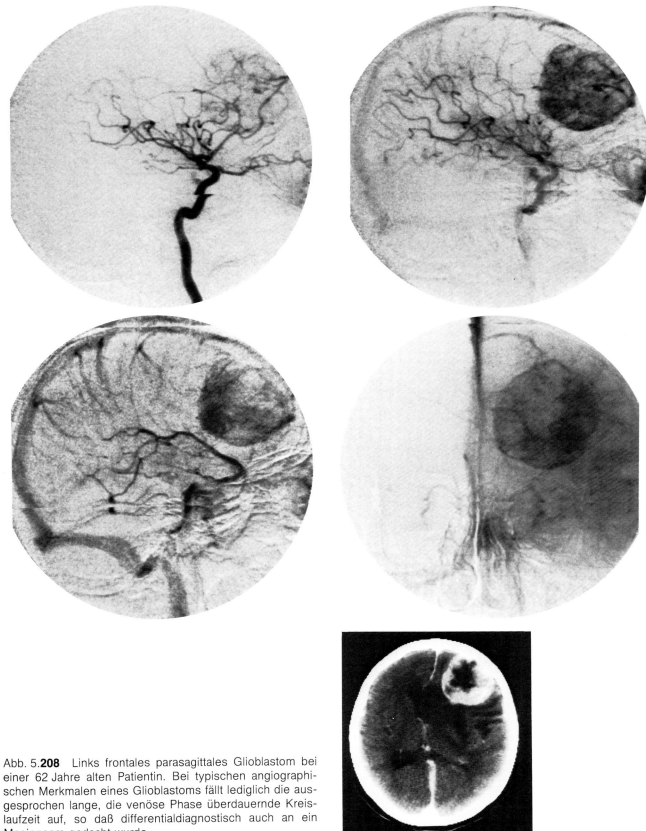

Abb. 5.**208** Links frontales parasagittales Glioblastom bei einer 62 Jahre alten Patientin. Bei typischen angiographischen Merkmalen eines Glioblastoms fällt lediglich die ausgesprochen lange, die venöse Phase überdauernde Kreislaufzeit auf, so daß differentialdiagnostisch auch an ein Meningeom gedacht wurde

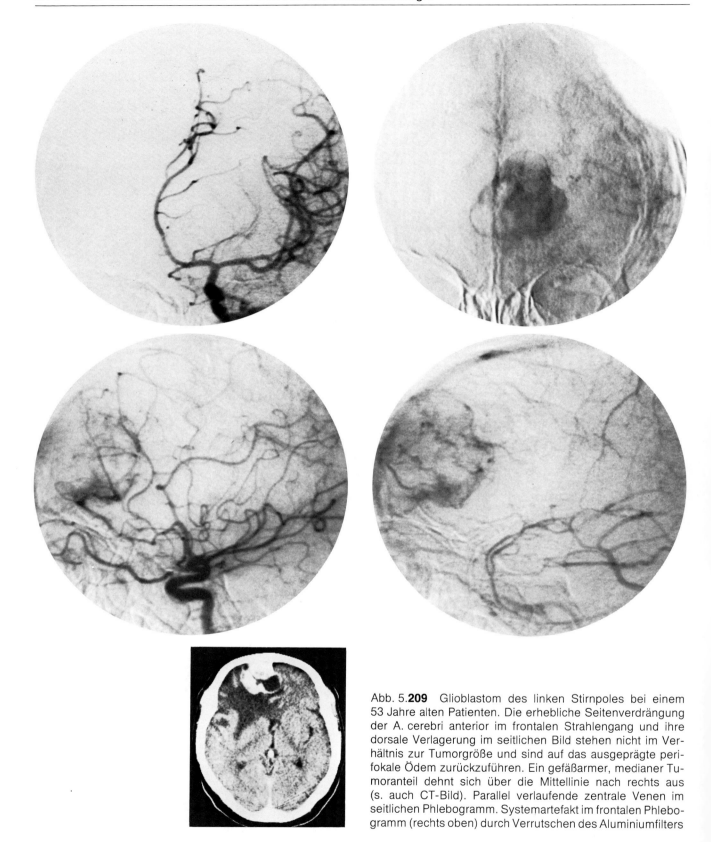

Abb. 5.**209** Glioblastom des linken Stirnpoles bei einem 53 Jahre alten Patienten. Die erhebliche Seitenverdrängung der A. cerebri anterior im frontalen Strahlengang und ihre dorsale Verlagerung im seitlichen Bild stehen nicht im Verhältnis zur Tumorgröße und sind auf das ausgeprägte perifokale Ödem zurückzuführen. Ein gefäßarmer, medianer Tumoranteil dehnt sich über die Mittellinie nach rechts aus (s. auch CT-Bild). Parallel verlaufende zentrale Venen im seitlichen Phlebogramm. Systemartefakt im frontalen Phlebogramm (rechts oben) durch Verrutschen des Aluminiumfilters

Glioblastome und andere Gliome 215

Bei den gutartigen Gliomen, Astrozytom I und II sowie bei den Oligodendrogliomen sind die angiographischen Bilder durch fehlende oder spärliche pathologische Gefäßanfärbungen wenig charakteristisch. Beim Astrozytom II ist das Angiogramm in der früharteriellen Phase oft unauffällig, in der kapillären und spätkapillären Phase bilden sich dann am Tumorrand Gefäße, die durch eine frühzeitige venöse Drainage als pathologische Gefäße auffallen (Abb. 5.**210**). Die Abb. 5.**211** u. 5.**212** zeigen zwei Beispiele von Oligodendrogliomen.

Die Ependymome des Großhirnes zeigen unterschiedliche angiographische Bilder und nicht selten eine tumoreigene Vaskularisation, die aber uncharakteristisch ist (Abb. 5.**213**).
Uncharakteristische CT-Befunde mit noch weniger typischen angiographischen Bildern reichen in der Regel nicht aus, um bei ungünstiger zentraler Tumorlokalisation eine zuverlässige Tumorartdiagnose zu stellen, aufgrund derer die Frage einer Röntgenbestrahlung oder zytostatischen Therapie beantwortet werden kann. In solchen Fällen ist eine Biopsie nach der Kraniotomie oder eine stereotaktische Biopsie unentbehrlich (Abb. 5.**214**). Eine wertvolle ergänzende Untersuchung für die Lokalisation der Hirnstammgliome stellt heute die Kernspintomographie dar, während die Angiographie keine artdiagnostische Aussagen ermöglicht (Abb. 5.**215**). Differentialdiagnostische Schwierigkeiten bereiten nicht selten die malignen Lymphome des Gehirnes, vor allem gegenüber den Gliomen und Metastasen. In vielen Fällen kann die Computertomographie artdiagnostische Hinweise geben, während das angiographische Bild von den Verdrängungserscheinungen abgesehen uncharakteristisch bleibt (Abb. 5.**216**).

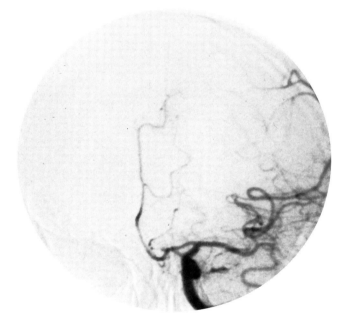
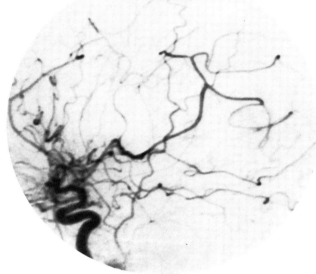
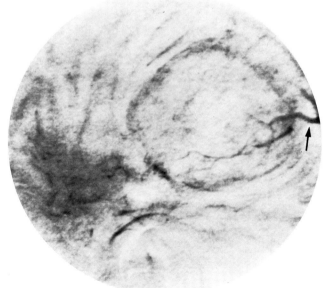

Abb. 5.**210** Großes Astrozytom II links parietal bei einem 44 Jahre alten Patienten. Bei der fehlenden pathologischen Gefäßanfärbung in der arteriellen Phase fallen lediglich in der kapillären Phase feine pathologischen Randgefäße auf, die durch eine frühe Vene (Pfeil) in den hinteren Abschnitt des Sinus sagittalis superior drainieren

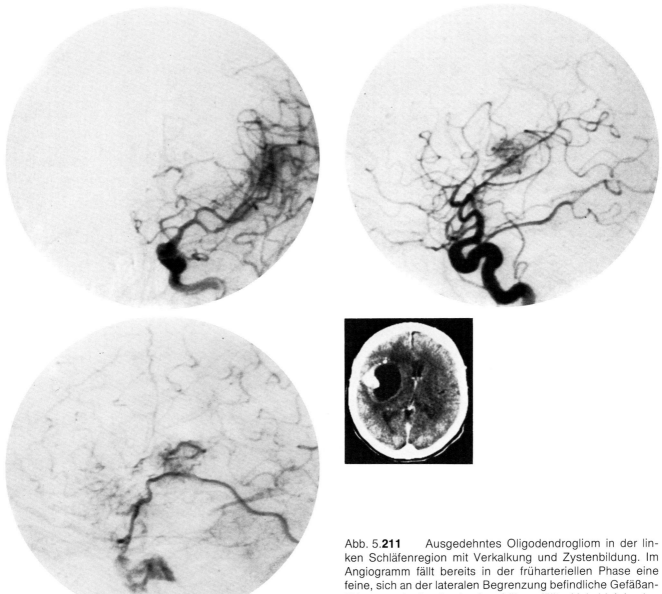

Abb. 5.**211** Ausgedehntes Oligodendrogliom in der linken Schläfenregion mit Verkalkung und Zystenbildung. Im Angiogramm fällt bereits in der frühaterriellen Phase eine feine, sich an der lateralen Begrenzung befindliche Gefäßanfärbung auf, die durch eine früh gefüllte V. Labbé in den Sinus transversus drainiert

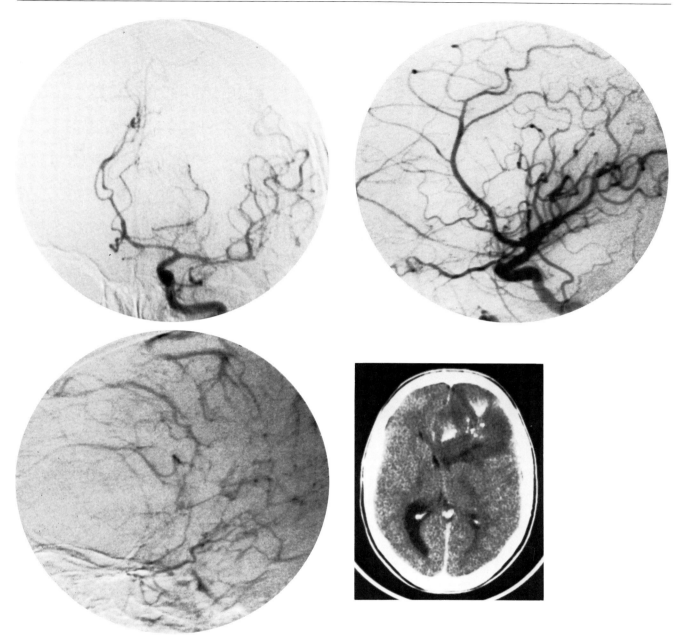

Abb. 5.**212** Großes, linksfrontales Oligodendrogliom bei einer 36 Jahre alten Patientin. Im a.-p. Strahlengang erhebliche Seitenverdrängung des freien Anteriorteiles nach rechts. Auf den seitlichen Bildern ist die A. pericallosa dorsalwärts verlagert ohne sichere tumoreigene Vaskularisation. Das Computertomogramm zeigt neben hyperdensen Bezirken nach der Kontrastmittelgabe zentrale Tumorverkalkungen und erhebliches perifokales Ödem

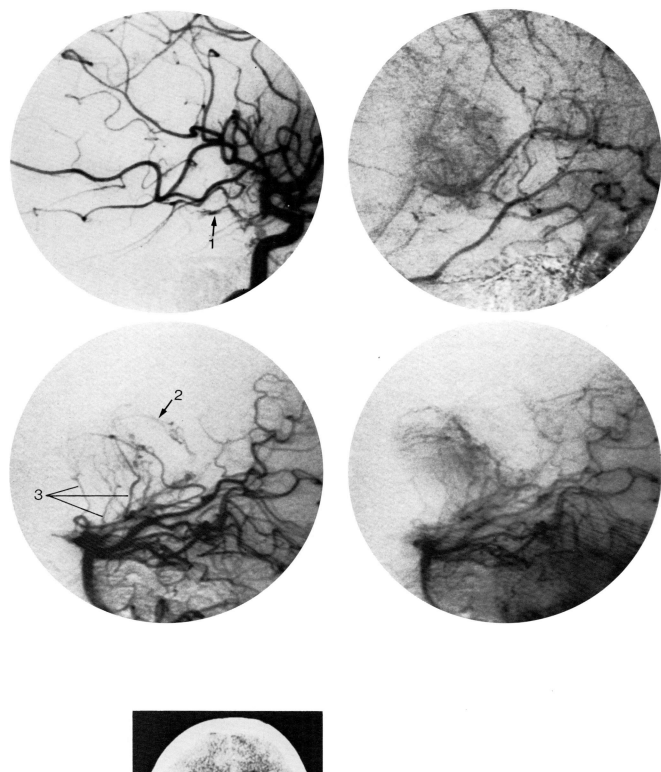

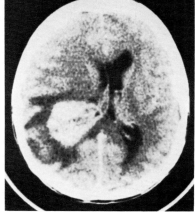

Abb. 5.**213** Rechtshirniges Ependymom mit zentraler Ausdehnung im rechten Thalamus bei einer 42 Jahre alten Patientin. Im Karotisangiogramm wird der Tumor hauptsächlich von der A. choroidea anterior (1) gespeist, im Vertebralisangiogramm von den Ästen der A. choroidea posterior (2) und dilatierten dienzephalen Arterien der A. cerebri posterior und communicans posterior (3)

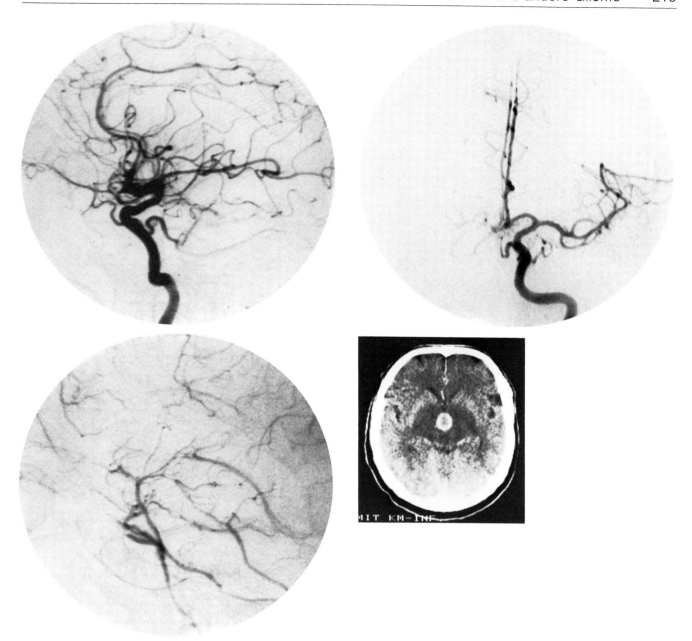

Abb. 5.**214** Zentraler Tumor im Bereiche des III. Ventrikels mit ausgedehntem Perifokalödem der benachbarten Thalami und Stammganglien bei einem 50 Jahre alten Patienten. Das Angiogramm zeigt bei unauffälliger arterieller Phase im Phlebogramm eine dorsale Verlagerung des inneren Venenwinkels und Streckung der V. cerebri interna. Die histologische Diagnose des stereotaktisch entnommenen Tumorgewebes lautete: Primitiver ektodermaler Tumor. Als anatomische Normvariante Darstellung der A. primitiva trigemini als karotidobasiläre Anastomose

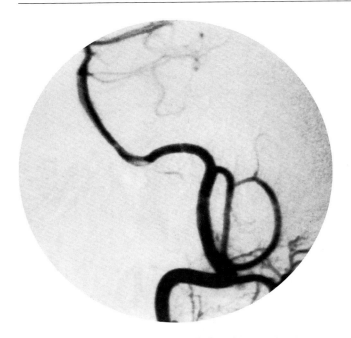
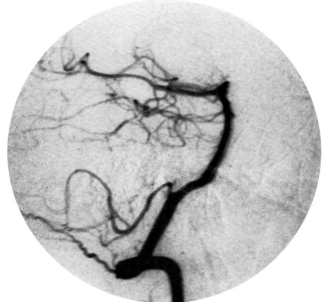
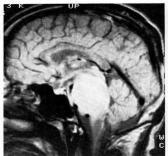
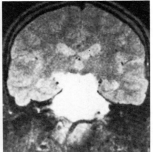

Abb. 5.**215** Ausgedehntes Hirnstammgliom bei einem 40 Jahre alten Patienten. Die doppelseitige Vertebralisangiographie zeigt neben einer ventralen Verlagerung der A. basilaris pathologischen Verlauf der A. cerebelli inferior posterior. Der prätonsilläre Abschnitt ist auf beiden Seiten ventrobasalwärts verlagert und zeigt einen auffällig engen Abstand zu der A. vertebralis. Tiefer Stand des Tonsillenabschnittes links stärker als rechts. Keine pathologische Tumoranfärbung. Im Kernspintomogramm genaue Ausdehnung des Hirnstammglioms sichtbar

Glioblastome und andere Gliome 221

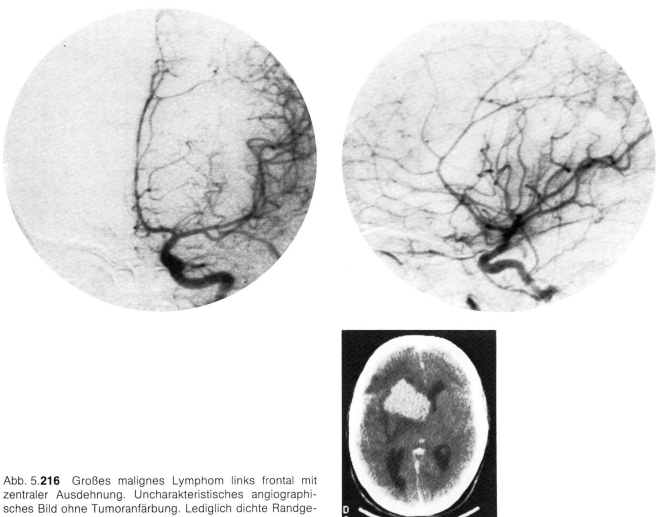

Abb. 5.**216** Großes malignes Lymphom links frontal mit zentraler Ausdehnung. Uncharakteristisches angiographisches Bild ohne Tumoranfärbung. Lediglich dichte Randgefäße in der kapillären Phase

Metastasen

Neben Meningeomen und Glioblastomen gehören Gehirnmetastasen zu den Tumorgruppen, für deren Artdiagnose nicht selten die zerebrale Angiographie hinzugezogen wird, vor allem, wenn im Computertomogramm nur ein als Metastase verdächtiger Herd nachgewiesen wurde. Etwa die Hälfte aller zerebralen Metastasen stammt von Bronchialkarzinomen. Es folgen Mammakarzinome, Hypernephrome, Intestinalkarzinome, Melanome, Genitalkarzinome und Schilddrüsenkarzinome. Bronchialkarzinome gehören allerdings nicht zu den bösartigen Tumoren mit stärkster Tendenz zu Hirnmetastasierung. Während nur jedes 5. Bronchialkarzinom zerebrale Metastasen bildet, werden bei über 50% der Melanome Metastasen im Gehirn nachgewiesen. Damit liegen die Melanome an der Spitze aller Malignome, die zu Hirnmetastasen tendieren. Das angiographische Bild der Metastasen ist der anatomisch-pathologischen Heterogenität dieser Tumorgruppe entsprechend vieldeutig. Wie im Computertomogramm ist auch im Angiogramm der Beweis einer Metastasierung letztlich nur durch die Multiplizität der Befunde möglich. Liegen im Computertomogramm multiple Herde im Sinne von Metastasen vor, so erübrigt sich in der Regel die zerebrale Angiographie. Im Angiogramm werden Metastasen am häufigsten in der kapillären und der venösen Phase sichtbar. In solchen Fällen zeigen sie eine homogene, oft scharf begrenzte Anfärbung, die im Gegensatz zu den Meningeomen nicht das Tumorzentrum bevorzugt (Abb. 5.**217**, 5.**218**). Werden die pathologischen Gefäße bereits in der präkapillären Phase sichtbar, so wird am häufigsten ein Glioblastom in Erwägung gezogen.

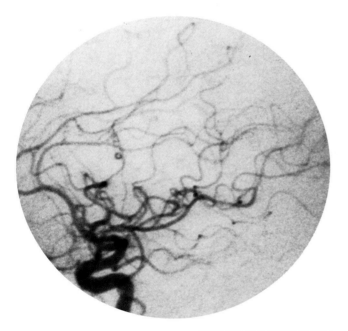

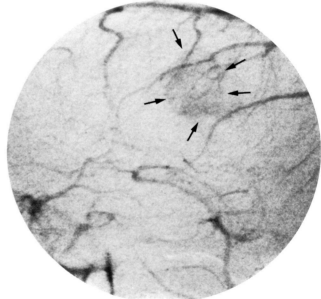

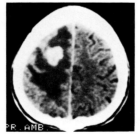

Abb. 5.**217** Links parietale Metastase eines Hypernephroms bei einem 57 Jahre alten Patienten. Die Tumoranfärbung entsteht erst in der spätarteriellen Phase, lange Kreislaufzeit bis zur spätvenösen Phase

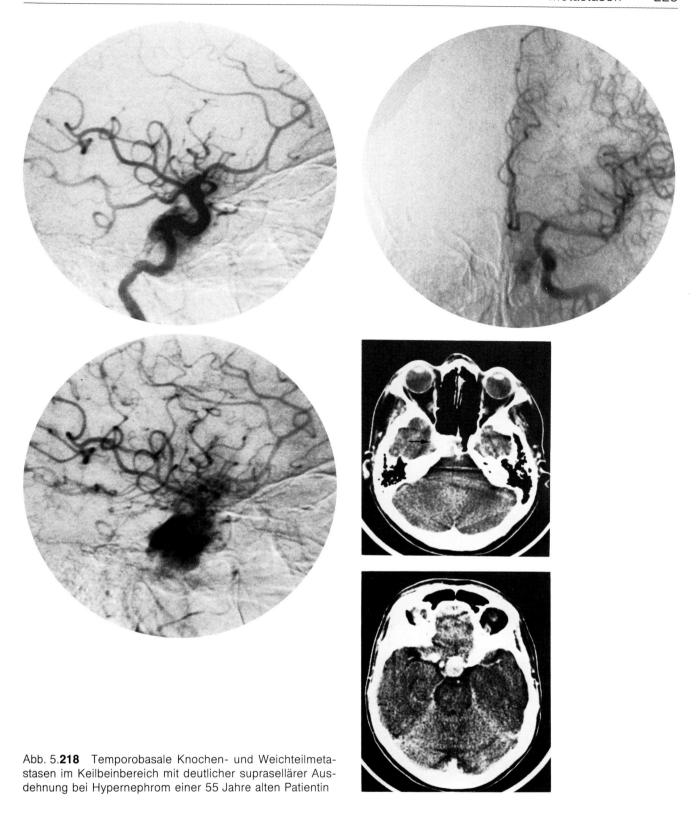

Abb. 5.**218** Temporobasale Knochen- und Weichteilmetastasen im Keilbeinbereich mit deutlicher prasellärer Ausdehnung bei Hypernephrom einer 55 Jahre alten Patientin

Hämangioblastome und andere zystische Tumoren

Es gibt in der Ära der Computertomographie wenige Hirntumoren, für deren Artdiagnose die zerebrale Angiographie nach wie vor so unentbehrlich geblieben ist wie bei den Hämangioblastomen. Im Prinzip kann man sagen, daß jede im CT nachgewiesene Zyste, vor allem in der hinteren Schädelgrube, auf ein Hämangioblastom verdächtig ist. Das angiographische Bild der Hämangioblastome kann man in 2 Gruppen einteilen. Es sind einmal relativ kleine und dicht vaskularisierte solide Tumoranteile, die sich am Rande einer in der Regel wesentlich größeren Zyste befinden (Abb. 5.**219**, 5.**220**). In solchen Fällen kann das Computertomogramm relativ zuverlässig auch die exakte Artdiagnose stellen. In der zweiten Gruppe sind die soliden Tumoranteile oft relativ klein und befinden sich am Rande der Zyste und können dadurch übersehen werden. Es ist daher zu empfehlen, bei jeder Zyste und jedem zystischen Tumor der hinteren Schädelgrube eine doppelseitige Vertebralisangiographie durchzuführen, um nicht nur den Basilariskreislauf, sondern den Versorgungsbereich der A. cerebelli inferior posterior beidseits komplett darzustellen. In unserem Krankengut – es sind inzwischen 26 Hämangioblastome, die durch klassische Angiographie diagnostiziert sind – konnte die arterielle Versorgung in allen Fällen durch Tumoranfärbung im Angiogramm nachgewiesen werden, die vorwiegend über die A. cerebelli inferior posterior, die A. cerebelli superior oder auch gemeinsam aus beiden Gefäßen erfolgte. Die zuführenden Arterien waren nahezu immer kräftiger entwickelt als der gegenseitige symmetrische Ast. Die Tumoranfärbung kam bereits in der früharteriellen Phase und reichte stets bis in die venöse und spätvenöse Phase und überdauerte gelegentlich sogar den eigentlichen Hirnkreislauf.

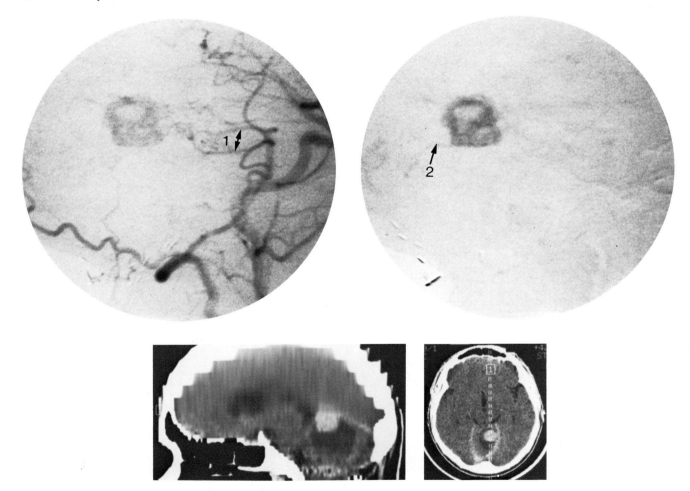

Abb. 5.**219** Großer medianer und links paramedianer Lindau-Tumor der hinteren Schädelgrube bei einem 51 Jahre alten Patienten. Der gefäßreiche solide Anteil des Tumors befindet sich unmittelbar unterhalb des Tentoriums, während die große Zyste sich median im Vermienbereich bis unmittelbar oberhalb des Foramen magnum ausdehnt. Der solide Tumoranteil wird arteriell von den Aa. cerebelli superiores beiderseits versorgt (1), frühe venöse Drainage (2), während die Tumoranfärbung bis in die spätvenöse Phase nachzuweisen ist. Der Patient war 6 Jahre vorher bereits an einem Lindau-Tumor in der Nähe des Foramen magnum operiert worden. Der jetzige solide Tumorteil war im früheren Angiogramm nicht nachweisbar, so daß es sich hier um ein Tumorrezidiv handelt

Zystische Tumoren

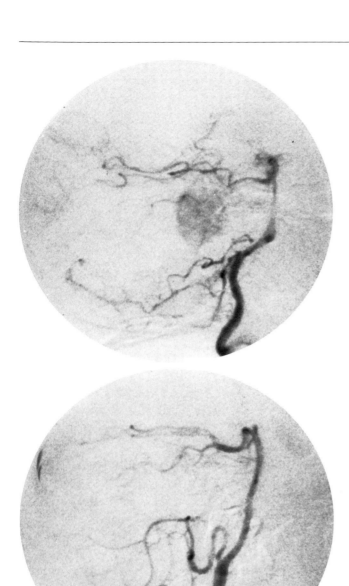

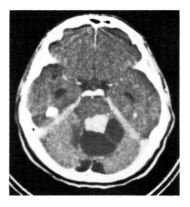

Abb. 5.**220** 51 Jahre alte Patientin mit einem zentralen Hämangioblastom der hinteren Schädelgrube, hauptsächlich versorgt von der A. cerebelli superior. Starke basale Verlagerung der A. cerebelli inferior anterior und A. cerebelli inferior posterior durch die relativ große, gekammerte Zyste (s. CT)

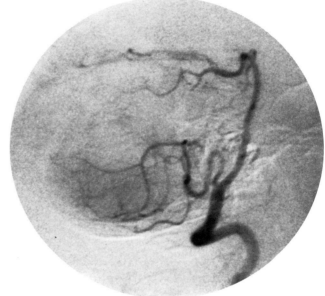

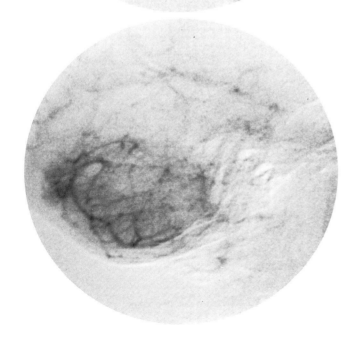

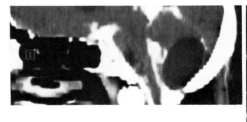
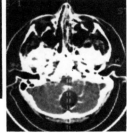

Abb. 5.**221** Große Arachnoidalzyste in der hinteren Schädelgrube bei einem 41 Jahre alten Patienten. In der DSA keine sicheren Anhaltspunkte für einen Lindau-Tumor. Das Computertomogramm nach intrathekaler Kontrastmittelgabe zeigt sowohl den komprimierten und verlagerten IV. Ventrikel als auch die benachbarten Subarachnoidalräume der hinteren Schädelgrube; die Lage der medianen Zyste entspricht dem Unterwurm

Bei anderen Zysten und zystenähnlichen Befunden im Computertomogramm, wie den Arachnoidalzysten, den Epidermoiden usw. (Abb. 5.221–5.223), ist das Angiogramm, wie bereits erwähnt, für die Differentialdiagnose gegenüber den Lindau-Tumoren erforderlich.

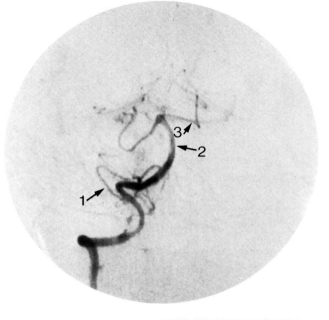

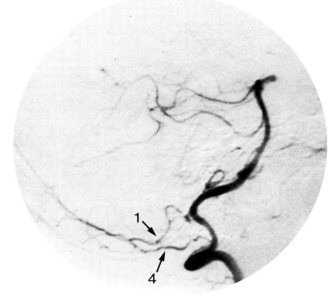

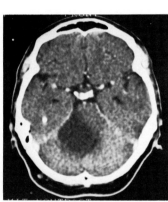

Abb. 5.**222** Epidermoid des linken Kleinhirnbrückenwinkels bei einem 55 Jahre alten Patienten. In der DSA deutliche basale Verlagerung der A. cerebelli inferior posterior (1). Der distale Anteil der A. basilaris ist nach rechts verlagert (2), die A. cerebelli superior (3) auf der linken Seite angehoben; (4) A. meningea posterior der A. vertebralis

Zystische Tumoren 227

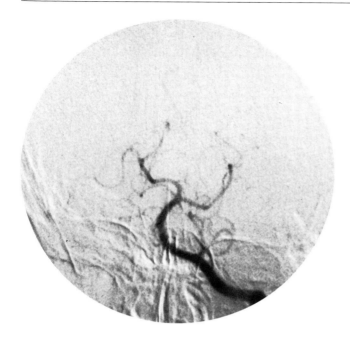
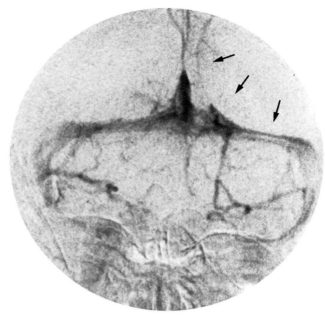
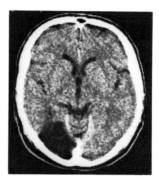

Abb. 5.**223** Links okzipitale Arachnoidalzyste bei einem 33 Jahre alten Patienten. Als Differentialdiagnose wurde der Zustand nach einem Posteriorinfarkt oder ein Epidermoid diskutiert. In der DSA kein Anhaltspunkt für einen Tumor oder Verschluß der A. cerebri posterior. Im Phlebogramm gefäßfreie Zone okzipitobasal (Pfeile)

Extrakranielle Kopf- und Halstumoren

Die für die Angiographie wichtigen Tumoren dieser Region stammen hauptsächlich aus dem Gebiete der Otolaryngologie. Die klinischen Symptome sind häufig pulssynchrone Geräusche oder pulsierende Schwellungen; als Ursache von pulsierendem Tinnitus kommen neben Glomustumoren auch andere seltene Ätiologien, wie etwa durale Fisteln oder auch kleine Tentoriummeningeome in Frage (s. auch Abb. 5.155–5.157). Gefäßreiche Tumoren des Halses werden von der A. carotis externa, den aszendierenden Ästen der A. subclavia und selten auch der A. vertebralis und carotis interna versorgt. Die letzteren sind hauptsächlich an der Versorgung der ausgedehnten arteriovenösen Angiome im Halsbereich beteiligt. Die intravenöse DSA kann in vielen Fällen, vor allem bei größeren Prozessen, nützlich sein (19, 46, 67, 160). In vielen Fällen kommt man aber ohne exakte selektive und superselektive angiographische Analyse nicht aus (11, 23, 33, 118, 160, 161), vor allem im Hinblick auf die Möglichkeit der interventionellen Neuroradiologie.

Zu den wichtigsten Tumoren des Halses mit enger Beziehung zur A. carotis externa gehören die Chemodektome, die von Chemorezeptoren ausgehen, welche in verschiedenen Körperteilen vorkommen und Zellstrukturen enthalten, die für die sensorische Perzeption der chemischen Zusammensetzung des arteriellen Blutes verantwortlich zu machen sind. Eines der besonders stark vaskularisierten Chemorezeptororgane befindet sich an der Karotisbifurkationsstelle, von der der sog. „carotid body tumor" ausgeht. Er ist wie die anderen Chemodektome gutartig und wächst langsam. Die Frauen werden häufiger davon befallen als die Männer. Der „carotid body tumor" macht in der Regel keine Beschwerden und fällt durch pulsierende Raumbeengung im Halsbereich auf, oft mit auskultatierbaren Geräuschen. Dadurch wird differentialdiagnostisch auch ein Aneurysma in Betracht gezogen. Der Tumor wächst in der Bifurkation zwischen der A. carotis interna und externa, die auseinander gedrängt werden (Abb. 5.**224**). Die A. carotis interna wird seitlich und nach hinten verlagert, während die A. carotis externa lateral und ventralwärts verlagert wird. Da die Chemodektome nicht selten

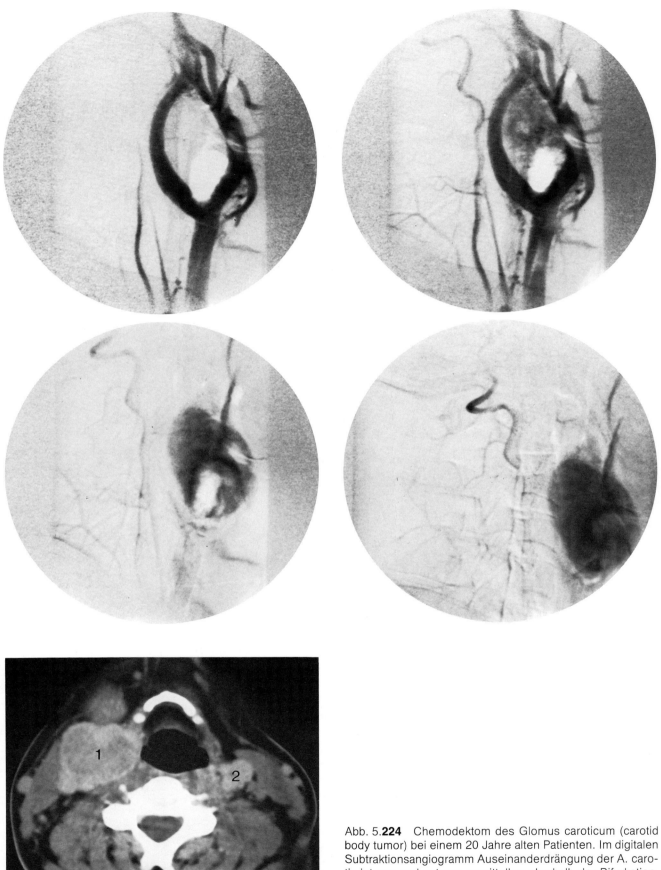

Abb. 5.**224** Chemodektom des Glomus caroticum (carotid body tumor) bei einem 20 Jahre alten Patienten. Im digitalen Subtraktionsangiogramm Auseinanderdrängung der A. carotis interna und externa unmittelbar oberhalb der Bifurkation. In der früharteriellen Phase diffuse Tumoranfärbung, die in der späteren Phase deutlich homogen wird. Im Computertomogramm Tumor (1) und kontralateral normale Carotis interna und externa (2)

doppelseitig vorkommen, besteht neben der Möglichkeit der doppelseitigen Karotisangiographie auch die der CT-Untersuchung, durch die kleinere Tumoren der kontralateralen Seite ausgeschlossen werden können. Das häufige familiäre Vorkommen von Chemodektomen ist ebenfalls bekannt.

Zu den weiteren Tumoren dieser Gruppe gehören Chemodektome von Glomus vagale, „vagal body tumor", Glomus jugulare und Glomus tympanicum.

Zu den weiteren im Halsbereich von der A. carotis externa versorgten gefäßreichen Tumoren gehören die juvenilen Nasen-Rachen-Fibrome oder Angiofibrome. Sie sind gutartig und kommen im jugendlichen Alter des männlichen Geschlechtes vor. Das angiographische Bild ist charakteristisch: Die KM-Anfärbung des Tumors kommt bereits in der früharteriellen Phase (Abb. 5.225) in Form von feinen, parallel verlaufenden Gefäßen. Nach kurzer Zeit (3–4 s) entsteht eine sehr stark kontrastierte diffuse Tumoranfärbung. Die den Tumor versorgende Arterie, häufig A. maxillaris interna, ist dilatiert, frühe Venen sind selten.

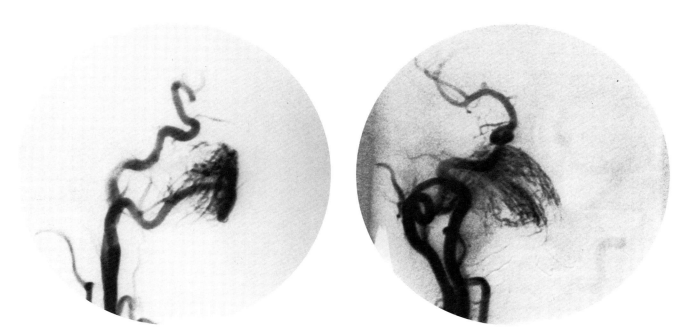

Abb. 5.**225** Juveniles Nasenrachenfibrom bei einem 11 Jahre alten Patienten. Der Tumor wird versorgt von der dilatierten A. maxillaris interna. Feine arterielle Gefäßanfärbung in der frühen Phase. Nach 3–4 s diffuse homogene Tumoranfärbung

Spinale Tumoren

Die DSA hat sich inzwischen auch im Bereiche der spinalen Diagnostik fest etabliert, vor allem dort, wo eine interventionelle Neuroradiologie angewandt wird: bei den arteriovenösen Gefäßmißbildungen im intra- oder extramedullären Bereich, bei den Hämangioblastomen, den gefäßreichen spinalen Tumoren wie Metastasen oder auch Hämangiomen des Wirbelkörpers. Mit diesem Thema befaßt sich hauptsächlich das Kapitel der interventionellen Neuroradiologie (Kap. 6). Im Schrifttum liegen über die Anwendung der DSA im spinalen Bereich einige Mitteilungen vor (6, 7, 23, 60, 118, 119, 126, 160, 161, 173), u. a. auch mit der intravenösen Methode. Die Aussagekraft der spinalen Angiographie erhöht sich aber zweifelsohne mit der Anwendung der intraarteriellen DSA, die gegenüber der konventionellen Angiographie durch die hohe Kontrastauflösung, Bildfrequenz und Verkürzung der Untersuchungsdauer wesentliche Vorteile bietet. Die Abb. 5.**226** u. 5.**227** zeigen zwei Beispiele von spinalen arteriovenösen Angiomen, wobei im ersten Fall differentialdiagnostisch auch ein Hämangioblastom in Frage kommt; hier handelt es sich um einen 59 Jahre alten Patienten, der in den letzten Jahren dreimal Symptome einer Subarachnoidalblutung gezeigt hatte, bei denen der Patient aber eine Angiographie zerebral oder spinal ablehnte. Nach der letzten Subarachnoidalblutung vor einem halben Jahr entwickelte sich bei ihm eine spastische Tetraparese, so daß der Patient sich nicht mehr ohne Hilfe bewegen konnte. Die spinale Angiographie erfolgte selektiv über die linke und rechte A. brachialis. Bei der linksseitigen Angiographie entsprang aus der linken A. subclavia eine relativ kräftige radikulomedulläre Arterie, die in Höhe von C 5/6 median einen gefäßreichen Tumor versorgte. Diese Region lag zwei Segmente höher als der myelographische Befund mit einem KM-Stopp in Höhe Th 1.

Beim Fall der Abb. 5.**227**, bei einer 18 Jahre alten Patientin, kam es in der Schule plötzlich zu einer Tetraparese, die einige Stunden nach der stationären Aufnahme spastische Zeichen zeigte. Die Patientin war bewußtseinsklar, die spinale Computertomographie ergab eine zentrale Blutung im Halsmark in verschiedenen Segmenten, am stärksten in Höhe C 5/6. Die selektive spinale DSA erfolgte über die rechte und linke A. brachialis bzw. subclavia. Bei der linksseitigen Angiographie entsprang von dem linken Truncus thyreocervicalis eine relativ kräftige aszendierende Arterie, die in Höhe C 5/6 medianwärts zog und einen gefäßreichen Tumor versorgte. Die zweite Versorgungsarterie entsprang von der A. subclavia und erreichte ebenfalls den stark vaskularisierten Tumor. Von dieser Stelle aus zog ein korkenzieherartiges Gefäß medianwärts nach oben und erreichte im Bereich der mittleren Halswirbelsäule mehrere kleine gefäßreiche Tumoren (Hämangioblastome), die auch in der spätvenösen Phase im Angiogramm deutlich zu sehen sind. Die Angiographie der rechten Seite zeigte keine Beziehung dieses Gefäßes zu dem pathologischen Gebiet. Die klinischen Symptome dieser Patientin haben sich relativ rasch zurückgebildet, so daß sie einige Wochen später wieder entlassen werden konnte. Eine Operation oder Embolisierung wurde bis jetzt nicht durchgeführt.

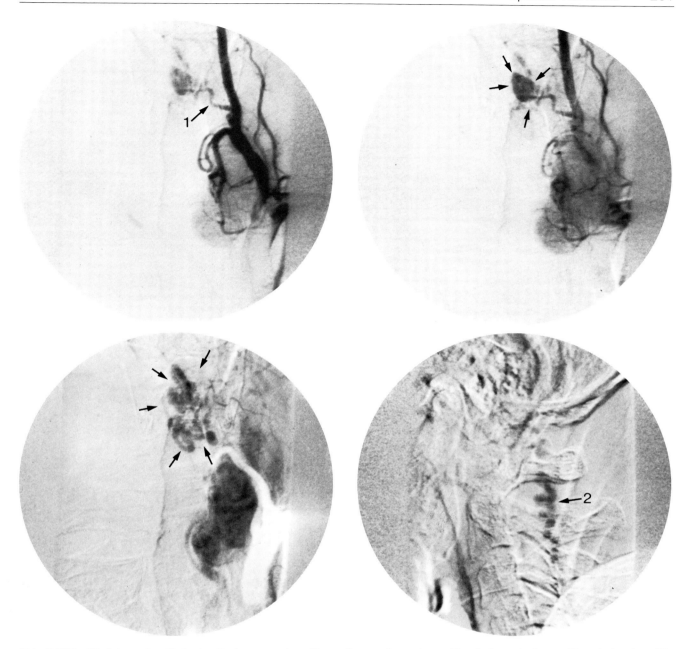

Abb. 5.**226** 59 Jahre alter Patient mit einem angiomatösen Tumor der unteren Zervikal- und oberen Thorakalregion. Die Gefäßversorgung erfolgt hauptsächlich über die Äste des Truncus thyrocervicalis und der A. subclavia (1), links stärker als rechts. Eine kräftige drainierende Vene zieht dorsal des Rückenmarkes aufwärts bis zur Höhe des Atlasbogens (2). Das aszendierende Myelogramm zeigt einen kompletten Kontrastmittelstop in Höhe der oberen Thorakalregion

232   5. Klinischer Einsatz der DSA in der Neuroradiologie

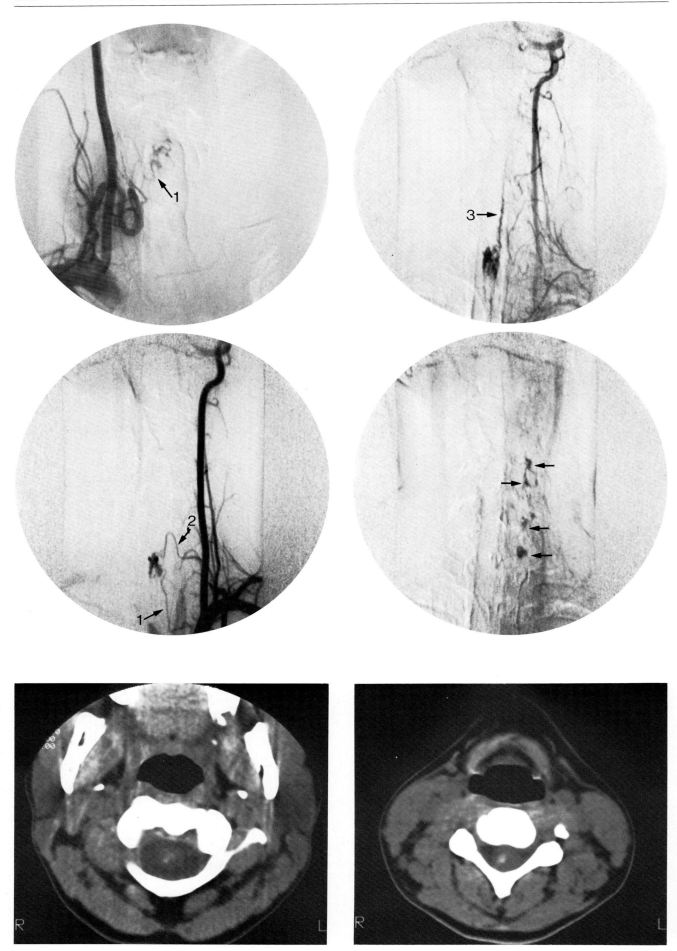

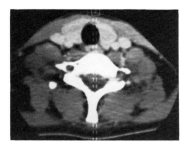
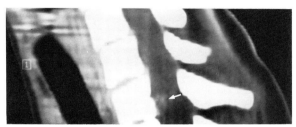

◁ Abb. 5.**227** 18 Jahre alte Patientin mit einem relativ großen, gefäßreichen Tumor (Hämangioblastom?) im unteren Zervikalbereich und mehreren kleinen angiomatösen Gebilden der mittleren Zervikalregion (Pfeile). Der Prozeß wird von der linken Seite über zwei Arterien versorgt, die von der linken A. subclavia bzw. vom Truncus thyrocervicalis entspringen (1, 2). Von dieser Stelle aus zieht ein korkenzieherartiges Gefäß (3) aufwärts in die mittlere Halsregion. Das spinale Computertomogramm zeigt zentrale Hyperdensitäten im Sinne eines intramedullären Hämatomes von C1 abwärts und das reformierte mediosagittale Bild das Angiom nach intravenöser Konstrastmittelgabe ▷

Literatur

1. Ackermann, R. H.: A perspective on noninvasive diagnosis of carotid disease. Neurology (N. Y.) 29 (1979) 615–622
2. Ansell, G., M. C. K. Tweedie, C. R. West: The current status of reactions to intravenous contrast media. Invest. Radiol., Suppl. 15 (1980) 32–39
3. Armstrong III, J. D., J. A. Sorensen, J. A. Nelson, I. Tocino, P. D. Lester, J. O. Janes, L. T. Niklason, W. Stanish: Clinical evaluation of unsharp marking and slit scanning techniques in chest radiography. Radiology 147 (1983) 351–356
4. Baert, A. L., G. Wilms, G. Marchal, E. Ponette: Intravenous digital subtraction angiography. Europ. J. Radiol. 1 (1981) 97–103
5. Baert, A. L., G. E. Wilms, F. de Somer, J. Smits: Digital intraarterial subtraction technique of the extracerebral vascular system. Cardiovasc. intervent. Radiol. 6 (1983) 197–201
6. Becker, H., H. Vogelsang: Intravenöse digitale Subtraktionsangiographie zum Nachweis spinaler Angiome. Fortschr. Röntgenstr. 140 (1984) 686–689
7. Becker, H., E. Starck, S. Tüengerthal: Digital subtraction angiography of the cervical vessels: comparison with conventional angiography. Neuroradiology 26 (1984) 164–165
8. Bettmann, M.: Angiographic contrast agents: conventional and new media compared. Amer. J. Roentgenol. 139 (1982) 787–794
9. Boeri, R., A. Paserini: The megadoligobasilar anomaly. J. neurol. Sci. 1 (1964) 475–484
10. Brant-Zawadzki, M., R. Gould, D. Norman, Th. H. Newton, B. Lane: Digital subtraction cerebral angiography by intraarterial injection: Comparison with conventional angiography. Amer. J. Neuroradiol. 3 (1982) 593–599
11. Braun, I. F., R. E. Aiken, W. W. Spalding, J. C. Hoffman, S. Chandler: Real-time fluoroscopic digital subtraction. Amer. J. Neuroradiol. (1984) 214–215
12. Brennecke, R., J. H. Bursch, H. G. Bogren, P. H. Heintzen: Digital intravenous imaging techniques in pediatric cardiology. In Mistretta, C. A., A. B. Crummy, C. M. Strother, J. F. Sackett: Digital Subtraction Arteriography and Application of Computerized Fluoroscopy, chap. 24. Year Book Medical Publishers, Chicago 1982 (pp. 133–141)
13. Brody, W. R.: Digital Radiography. Raven Press, New York 1984
14. Büdingen, H. J., G. M. v. Rentern, H. J. Freund: Dopplersonographie der extrakraniellen Hirnarterien. Thieme, Stuttgart 1982
15. Buonocore, E., W. Pavlicek, M. T. Mode, T. F. Meaney, P. B. O'Donovan, B. Grossman, D. S. Moodie, Y. Yiannikas: Anatomic and functional imaging of congenital heart disease with digital subtraction angiography. Radiology 147 (1983) 647–654
16. Burbank, F. H.: Determinants of contrast enhancement for intravenous digital subtraction angiography. Invest. Radiol. 18 (1983) 306–316
17. Caplan, L. R.: „Top of the basilar" syndrome. Neurology 30 (1980) 72–79
18. Carmody, R. F., J. R. L. Smith, J. F. Seeger, Th. W. Ovitt, M. P. Capp: Intracranial application of digital intravenous subtraction angiography. Radiology 144 (1982) 529–534
19. Carmody, R. F., J. F. Seeger, J. R. L. Smith, W. W. Horsley, R. W. Miller: Digital subtraction angiography in head and neck radiology. Neuroradiology 26 (1984) 261–266
20. Castaigne, P., F. L. Hermitte, J. C. Gautier, R. Escourolle, C. Derouesne, P. der Agopian, C. Popa: Arterial occlusion in the vertebrobasilary system. A study of fourty-four patients with post mortem data. Brain 96 (1973) 133–154
21. Chang, R., S. L. Kaufman, S. Kadir, S. E. Mitchell, R. I. White jr.: Digital subtraction angiography in interventional radiology. Amer. J. Roentgenol. 142 (1984) 363–366
22. Chilcote, W. A., M. T. Modic, W. A. Pavlicek, J. R. Little, A. J. Furlan, P. M. Duchesneau, M. A. Weinstein: Digital subtraction angiography of the carotid arteries: a comparative study in 100 patients. Radiology 139 (1981) 287–295
23. Di Chiro, G., K. G. Rieth, E. H. Oldfield, A. L. Tievsky, J. L. Doppman, D. O. Davis: Digital subtraction angiography and dynamic computed tomography in the evaluation of arteriovenous malformations and hemangioblastomas of the spinal cord. J. Comput. assist. Tomogr. 6 (1982) 655–670
24. Christenson, P. C., T. W. Ovitt, H. D. Fisher II, M. M. Frost, S. Nudelman, H. Roehrig: Intravenous angiography using digital video subtraction. Intravenous cervicocerebrovascular angiography. Amer. J. Roentgenol. 135 (1980) 1145–1152
25. Conally, J. D.: Postendarterectomy follow-up using digital techniques. Digital Radiography. Symposium Hollywood, Florida, 31. 1–4. 2. 83, Abstracts
26. Contorni, L.: Il circulo collaterale vertebro-vertebrale nella obliterazione dell'arteria succlavia alla sua origine. Minerva chir. 15 (1960) 268–271
27. Crummy, A. B., C. M. Strother, J. F. Sackett, D. L. Ergun, Ch. G. Shaw, R. A. Kruger, G. A. Mistretta, W. D. Turnipseed, R. P. Lieberman, P. D. Myerowitz, F. F. Ruzicka: Computerized fluoroscopy: Digital subtraction for intravenous angiocardiography and arteriography. Amer. J. Roentgenol. 135 (1980) 1131–1140
28. Crummy, A. B., M. F. Stieghorst, P. A. Tursky, Ch. M. Strother, R. P. Lieberman, J. F. Sackett, W. D. Turnipseed,

D. E. Detmer, Ch. A. Mistretta: Digital subtraction angiography. Current status and use of intraarterial injection. Radiology 145 (1982) 303–307
29. Curtis, D. J., R. J. Ayella, J. Whitley: Digital radiology in trauma using small-dose exposure. Radiology 132 (1979) 587–591
30. Debaene, A., J. Lavielle, J. Stanoyevitch, J. Legré: Exploration of the cervicocerebral vessels by intravenous digital subtraction angiography. A review based on 405 examinations. J. Neuroradiol. 11 (1984) 119–128
31. Dilenge, D., M. Heon: The internal carotid artery. In Newton, T. H., D. G. Pott: Radiology of the Scull and Brain, vol II/2 (Angiography). Saint Louis 1974 (pp. 1202–1245)
32. Djindjian, R.: Angiography of Spinal Column and Spinal Cord Tumors. Neuroradiologische Atlanten (M. Nadjmi, Ed.) Thieme, Stuttgart 1981
33. Djindjian, R., J. J. Merland: Super-Selective Arteriography of the External Carotid Artery. Springer, Berlin 1978
34. Earnest IV, F., O. W. Houser, G. S. Forbes, D. B. Kispert, W. N. Folger, T. M. Sundt Jr.: The accuracy and limitations of intravenous digital subtraction angiography in the evaluation of atherosclerotic cerebrovascular disease: angiographic and surgical correlation. Mayo Clin. Proc. 58 (1983) 735–747
35. Ein-Gal, M., L. Klynn, J. Holsworth, M. Hagan: Image processing for computerized radiography. Proc. S.P.I.E. 314 (1981) 89–91
36. Eisenberg, R., W. O. Bank, M. W. Hedggock: Renal failure after major angiography can be avoided with hydratation. Amer. J. Roentgenol. 136 (1981) 859–861
37. Enzmann, D. R., W. R. Brody, S. Riederer, G. S. Keyes, W. Collins, N. Pelc: Intracranial intravenous digital subtraction angiography. Neuroradiology 23 (1982) 241–251
38. Enzmann, D. R., E. Kwan, D. Lewis, W. R. Brody: Digital subtraction angiography in neuroradiology. Neuroradiology 26 (1984) 164, Abstr. 46
39. Enzmann, D. R., S. J. Riederer, A. Hall, W. R. Brody, W. T. Djang: Integration methods in post process image manipulation in digital fluoroscopy. Zit. nach: W. R. Brody, Digital Radiography, Raven Press, New York 1984
40. DeFilipp, G. J., R. S. Pinto, J. P. Lin, I. I. Kricheff: Intravenous digital subtraction angiography in the investigation of intracranial disease. Radiology 148 (1983) 129–136
41. Foley, W. D., G. S. Keyes, D. F. Smith, B. Belanger, L. E. Sieb, T. L. Lawson, M. K. Thorsen, T. E. Stewart: Temporal energy hybrid subtraction in intravenous digital subtraction angiography. Radiology 148 (1983) 265–271
42. Freedman, G. S.: Outpatient DSA may be safe but profits are vulnerable. Diagn. Imag. 4 (1984) 94–97
43. Friedmann, G., P. E. Peters, K. F. R. Neufang, S. Horsch: Intraarterielle (i. a.) versus intravenöse (i. v.) DSA bei der Untersuchung des Aortenbogens und der supraaortalen Äste. In P. Thurn, R. Felix: Standortbestimmung der digitalen Subtraktionsangiographie (DSA). Symposium Berlin 1984. Schering, Berlin 1984 (S. 73–77)
44. Friedrich, M., R. Sörensen: Intravenöse Subtraktionsangiographie (ISA). Technik und Anwendungsgebiete. Fortschr. Röntgenstr. 6 (1982) 705–716
45. Frowein, R.: Klinische Syndrome der arteriellen Gefäßverschlüsse im Lichte funktioneller Angiographie. Acta neurochir. (Wien), Suppl. 7 (1961) 224–247
46. Gan, T. H., B. Trempenau: Tumor des Glomus caroticum, durch intravenöse digitale Subtraktionsangiographie diagnostiziert. Digit. Bilddiagn. 4 (1984) 18–19
47. Gardeur, D., M. Seurot, C. Fonda, A. Raynaud, J. C. Gaux: Digital intravenous subtraction angiography of intracranial arteriovenous malformations. Neuroradiology 25 (1983) 307–313
48. Gmelin, F., C. J. Borgis, D. Kummer, B. Tänzer, H. D. Weiss: Vergleich von Doppler-Ultraschall, intravenöser DSA und konventioneller Filmangiographie bei der Diagnostik stenosierender Veränderungen im Bereich der Karotisgabel. Fortschr. Röntgenstr. 142 (1985) 52–56
49. Gould, R. G., M. J. Lipton, R. Dahlberg: Investigation of a video frame averaging digital subtraction fluoroscopic system. Proc. S. P. I. E. 314 (1981) 184–190
50. Greganti, M. A., W. M. Flowers jr.: Acute pulmonary edema after the intravenous administration of contrast media. Radiology 132 (1979) 582–585
51. Hacker, H.: Die zerebralen Venenabflüsse im Carotisangiogramm. Habil. Frankfurt 1969
52. Hames, T. K., K. N. Humphries, T. V. Powell, D. L. McLellan: Comparison of angiography with continuous wave Doppler ultrasound in the assessment of extracranial arterial disease. J. Neurol. Neurosurg. Psychiat. 44 (1981) 661–669
53. Harder, Th., K. Lackner, Th. Franken: Digitale Subtraktionsangiographie (DSA) der oberen Extremität. Fortschr. Röntgenstr. 139 (1983) 609–615
54. Hass, W. K., W. S. Fields, R. R. North, I. I. Kricheff, N. E. Chase, R. B. Bauer: Joint study of extracranial arterial occlusion. II. Arteriography, technique, sites and complications. J. Amer. med. Ass. 203 (1971) 961–968
55. Haverling, M.: The tortuous basilary artery. Acta radiol. Diagn. (Stockh.) 15 (1974) 241–249
56. Heintzen, P. H., R. Brennecke: Digital Imaging in Cardiovascular Radiology. Thieme, Stuttgart 1983
57. Hillman, B. J., T. W. Ovitt, M. P. Capp. H. D. Fisher, M. M. Frost, S. Nudelman: Renal digital subtraction angiography: 100 cases. Radiology 145 (1982) 643–646
58. Hirata, Y., Y. Matsukado, H. Bussaka, M. Takahashi, N. Nonaka, G. Miura: Diagnostic value of digital fluoroscopic angiography of brain tumors. Experience of 53 cases. Abstr. 12th Annual Meeting Japanese Neuroradiological Society, Tokyo 1983. Neuroradiology 26 (1984) 90
59. Hoffman, M. G., A. S. Gomes, S. O. Pais: Limitations in the interpretation of intravenous carotid digital subtraction angiography. Amer. J. Roentgenol. 142 (1984) 261.
60. Hoogland, P. H.: Arterial digital subtraction angiography (ADSA) in neuroradiology. Abstr. 47, 11th Congress of the European Society of Neuroradiology, Bern 1983. Neuroradiology 26 (1984) 164
61. Huang, Y. P., B. S. Wolf: The veins of the posterior fossa – superior or galenic draining group. Amer. J. Roentgenol. 95 (1965) 808–821
62. Huang, Y. P., B. S. Wolf: Precentral cerebellar vein in angiography. Acta radiol. Diagn. (Stockh.) 5 (1966) 250–262
63. Huang, Y. P., B. S. Wolf: The vein of the lateral recess of the fourth ventricle and its tributaries. Roentgen appearance and anatomic relationships. Amer. J. Roentgenol. 101 (1967) 1–21
64. Huang, Y. P., B. S. Wolf, S. P. Antin, T. Okudera: The veins of the posterior fossa – anterior or petrosal draining group. Amer. J. Roentgenol. 104 (1968) 36–56
65. Huang, Y. P., B. S. Wolf, T. Okudera: Angiographic anatomy of the inferior vermian vein of the cerebellum. Acta radiol. Diagn. (Stockh.) 9 (1969) 327–344
66. Huber, P.: Stenosierende und obliterierende zerebrale Gefäßprozesse. In Diethelm, L., S. Wende: Röntgendiagnostik des Zentralen Nervensystems, Teil 1A. Springer, Berlin 1981 (S. 563–661)
67. Huber, G., U. Piepgras: Diagnostische Bedeutung der DSA bei Schädelbasisprozessen. In P. Thurn, R. Felix: Standortbestimmung der digitalen Subtraktionsangiographie (DSA). Symposium 20./21. 1. 84. Schering, Berlin 1984 (S. 79–82)
68. Hübener, K. H.: Digitale Radiographie – Röntgendiagnostik der Zukunft? Röntgenpraxis 36 (1983) 249–267
69. Jacobson, B., D. Schlossman: Thrombembolism of leg following percutaneous catheterization of femoral artery for angiography. Acta radiol. Diagn. (Stockh.) 8 (1969) 109–118
70. Junck, L., W. H. Marshall: Neurotoxicity of radiologic contrast agents. Ann. Neurol. 13 (1983) 469–484
71. Karnik, R., J. Slany, G. Pernczky, H. P. Ammerer, H. Brenner, H. Leitner: Regionale Fibrinolysetherapie akuter Verschlüsse intrazerebraler Gefäße. Intensivmedizin 22 (1985) 31–34
72. Kaseff, L. G.: Positional variations of the common carotid artery bifurcation: Implications for digital subtraction angiography. Radiology 145 (1982) 377–378
73. Kaufman, S. L., R. Chang, S. Kadir, S. E. Mitchell, R. I. White jr.: Intraarterial digital subtraction angiography: A comparative view. Cardiovasc. intervent. Radiol. 6 (1983) 271–279

74. Kelly, W. M., M. Brant-Zawadzki, M. A. Schardt, C. L. Carrol: Intra-arterial DSA: Early experience with a 1024^2 matrix. Neuroradiology 27 (1985) 70–76
75. Kempter, H., R. Felix, W. Schörner, Ch. Aviles, D. Banzer: Intravenöse digitale Subtraktionsangiographie (DSA). Erfahrungen in 600 Fällen. Fortschr. Röntgenstr. 139 (1983) 285–289
76. Kempter, H., R. Felix, Ch. Aviles, E. Kazner: Zerebrale Durchblutungsstörungen – Abklärung mittels intravenöser digitaler Subtraktionsangiographie und Computertomographie. Fortschr. Röntgenstr. 141 (1984) 140–144
77. Kishore, P. R. S.: The significance of the ulcerative plaque. Radiol. Clin. N. Amer. 12 (1974) 343–351
78. Koga, H., K. Tsutsumi, S. Nishimura, T. Kawano, K. Mori, N. Matsunaga, H. Matsuo: Application of digital subtraction angiography to cerebrovascular disease. Abstr. 12th Annual Meeting of the Japanese Society of Neuroradiology, Tokyo 1983. Neuroradiology 26 (1984) 91
79. Kollath, J.: Medizinische Erfahrungen mit dem DVI-I-Gerät. In Thurn, P., R. Felix: Standortbestimmung der digitalen Subtraktionsangiographie, Symposium 20.–21. 1. 1984. Schering Berlin 1984 (S. 200–211)
80. Krayenbühl, H., M. G. Yaşargil: Der cerebrale collaterale Kreislauf im angiographischen Bild. Acta neurochir. (Wien) 6 (1958) 30–80
81. Krayenbühl, H., M. G. Yaşargil: Die zerebrale Angiographie. Lehrbuch für Klinik und Praxis, 2. Aufl. Thieme, Stuttgart 1965
82. Krayenbühl, H., M. G. Yaşargil: Zerebrale Angiographie für Klinik und Praxis, 3. Aufl. (P. Huber, Hrsg.) Thieme, Stuttgart 1979
83. Kruger, R. A., C. A. Mistretta, J. Lancaster et al.: A digital video imaging processor for real time X-ray subtraction imaging. Optic Eng. 17 (1978) 652–657
84. Kruger, R. A., F. J. Miller, J. A. Nelson, P. Y. Liu, W. Bateman: Digital subtraction angiography using a temporal band pass filter. Associated with patient motion properties. Radiology 145 (1982) 315–320
85. Lackner, K., R. Janson, Th. Franken, Th. Harder, P. Thurn: Digitale Subtraktionsangiographie (DSA). Methodik und klinische Anwendungsmöglichkeiten. Dtsch. med. Wschr. 108 (1983) 350–355
86. de Lahitte, M. D., J. P. Marc-Vergner, A. Rascol, B. Guiraud, C. Manelfe: Intravenous angiography of the extracranial cerebral arteries. Radiology 137 (1980) 705–711
87. Lang, E. K., J. Foreman, J. V. Schlegel, C. Leslie, A. List, P. McCormick: The incidence of contrast medium induced acute tubular necrosis following arteriography. Radiology 138 (1981) 203–206
88. Langer, M., W. Fiegler, J. P. Hedde, R. Rossdeutscher, R. Felix, W. Hepp: Diagnostische Aussagekraft der intravenösen digitalen Subtraktionsangiographie des supraaortalen extrakraniellen Gefäßsystems. Fortschr. Röntgenstr. 141 (1984) 624–628
89. Laurin, S., I. F. Hawskin jr., T. M. Hudson: Digital vascular imaging in children. A preliminary report. Fortschr. Röntgenstr. 140 (1984) 259–265
90. Lazorthes, G., G. Salamon, A. Gouaze, J. Zadeh: The central arteries of the brain. – Classification and territories of vascular supply. In G. Salamon: Advances in Cerebral Angiography. Springer, Berlin 1975
91. Lechthape-Grüter, R.: Die Verschlüsse der A. cerebri posterior. Klinische, angiographische, szintigraphische und elektroencephalographische Korrelation. Diss., Köln 1978
92. Lewis, B. D., E. Kwan, D. R. Enzmann: DSA evaluation of the STA-MCA bypass. Neuroradiology 26 (1984) 209–212
93. Little, J. R., A. J. Furlan, M. T. Modic, R. N. Bryerton, M. A. Weinstein: Intravenous digital subtraction angiography: Application to cerebrovascular surgery. Neurosurgery 9 (1981) 129–136
94. Little, J. R., A. J. Furlan, M. T. Modic, B. Bryerton, M. A. Weinstein: Intravenous digital subtraction angiography in brain ischemia. J. Amer. med. Ass. 247 (1982) 3213–3216
95. Ludwig, J. W., L. H. J. Verhoeven, P. H. C. Engels: Digital video angiography DVSA equipment. Angiographic technique in comparison with conventional angiography in different vascular areas. Brit. J. Radiol. 55 (1982) 545
96. Ludwig, J. W., A. C. van Benthem: Klinische Erfahrungen mit einem weiterentwickelten System für die digitale Subtraktionsangiographie. Röntgenstrahlen 50 (1983) 15–24
97. Maddison, F. E., W. S. Moore: Ulcerated atheroma of the carotid artery: arteriographic appearance. Amer. J. Roentgenol. 107 (1969) 530–534
98. Mani, R. L., R. L. Eisenberg: Complications of catheter cerebral angiography: Analysis of 5000 procedures. III. Assessment of arteries injected, contrast medium used, duration of procedure and age of patient. Amer. J. Roentgenol. 131 (1978) 871–874
99. Mathias, K., J. Haendle: Katheterdilatation mit der digitalen Bildsubtraktion. Röntgenpraxis 35 (1982) 9
100. Matozzi, F., L. R. Gentry, P. A. Tursky, J. F. Sackett, C. M. Strother: Comparison of Hexabrix and Renografin 60 in digital subtraction arteriography. Abstract 11th Congress European Society Neuroradiology, Bern 1983. Neuroradiology 26 (1984) 164
101. Meaney, T. H. F., M. A. Weinstein, E. Buoncore, W. Pavlicek, G. P. Borkowski, J. H. Gallagher, B. Sufka, W. McIntyre: Digital subtraction angiography of the human cardiovascular system. Amer. J. Roentgenol. 135 (1980) 1153–1160
102. Meyer, C., W. Seyferth, E. Zeitler: Diagnostische Sicherheit bei der Beurteilung von Karotisstenosen. In Thurn, P., R. Felix: Standortbestimmung der digitalen Subtraktionsangiographie (DSA). Symposium Berlin 20.–21. 1. 1984. Schering, Berlin 1984 (S. 83–87)
103. Mintz, L. J., D. R. Enzmann, G. S. Keyes, L. M. Mainiero, W. R. Brody: Carotid stenosis and ulcer detectability as a function of pixel size. Proc. S.P.I.E. 314 (1981) 240–254
104. Mistretta, C. A., M. G. Ort, F. Kelcz, J. R. Cameron, M. P. Siedband, A. B. Crummy: Absorption edge fluoroscopy using quasi monoenergetic X-ray beams. Invest. Radiol. 8 (1973) 402–412
105. Mitsugi, T., H. Kikuchi, J. Karasawa, M. Takamiya: Digital subtraction angiography of neurological lesions, poorly demonstrable on the conventional angiography. Abstract, 12th Annual Meeting Japanese Neuroradiological Society, Tokyo 1983. Neuroradiology 26 (1984) 91
106. Modic, M.: Intravenous digital subtraction angiography of the head and neck. Abstract, 10th Congress European Society of Neuroradiology, Mailand 1981. Neuroradiology 22 (1981/82) 279
107. Modic, M. T., M. A. Weinstein, W. A. Chilcote, W. Pavlicek, P. M. Duchesneau, A. J. Furlan, J. R. Little: Digital subtraction angiography of the intracranial vascular system: comparative study in 55 patients. AJNR 2 (1981) 527–534
108. Modic, M. T., M. A. Weinstein, D. L. Starnes, S. E. Kinney, P. M. Duchesneau: Intravenous digital subtraction angiography of the intracranial veins and dural sinuses. Radiology 146 (1983) 383
109. Modic, M. T., M. A. Weinstein, W. Pavlicek, J. Gallagher, P. M. Duchesneau, E. Buoncore, T. F. Meaney: Intravenous digital subtraction angiography: peripheral versus central injection of contrast material. Radiology 147 (1983) 711–715
110. Moniz, E., A. Lima, R. de Lacerda: Hémiplégies par thrombose de la carotide interne. Presse méd. 45 (1937) 977–980
111. Moreau, J., D. Droz, L. Noel, J. Leibowitch, P. Jungers, J. Michel: Tubular nephrotoxicity of water soluble iodinated contrast media. Invest. Radiol. Suppl. 15 (1980) 54–60
112. Moscow, N. P., T. H. Newton: Angiographic implications in diagnosis and prognosis of basilar artery occlusion. Amer. J. Roentgenol. 119 (1973) 597–604
113. Nadjmi, M.: Zerebrale Gefäße im Angiotomogramm. Technik – Anatomie – Pathologie. Thieme, Stuttgart 1977
114. Nadjmi, M., M. Helling: Über die Fensterung der Arteria vertebralis: Eine entwicklungsgeschichtliche, radioanatomische und klinische Studie. Kopfklinik 2 (1978) 210–218
115. Nadjmi, M., M. Ratzka: Normale Anatomie der zerebralen Arterien. In Diethelm, L., S. Wende: Röntgendiagnostik des Zentralnervensystems, Teil 1 A. Springer, Berlin (S. 327–416)
116. Nadjmi, M., U. Piepgras, H. Vogelsang: Kranielle Computertomographie. Ein synoptischer Atlas. Thieme, Stuttgart 1981

117. Nadjmi, M.: Computertomographie und digitale Subtraktionsangiographie bei Schlaganfall. Schriftenreihe der Bayerischen Landesärztekammer. 65 (1985) 87–95
118. Nadjmi, M., H. P. Busch, M. Ratzka: Intraarterielle DSA in der Neuroradiologie. Ein Beitrag zur klinischen Anwendung des DF 3000 (General Electric). In: Digitale Radiographie, 1. Frankfurter Gespräch über Digitale Radiographie. Bad Nauheim 1984 (S. 267–274)
119. Nagata, I., H. Kikuchi, J. Karasawa, M. Takamiya: Digital subtraction angiography of cerebral and spinal vessels by intraarterial injection. Abstract 12th Annual Meeting Japanese Neuroradiological Society, Tokyo 1983. Neuroradiology 26 (1984) 91
120. Nelson, J. A., F. J. Miller, D. E. Mineau, V. E. Knackstedt, P. Liu, S. Baron, R. A. Kruger: Clinical applications of digital filtration techniques. In Heintzen, P. H., R. Brennecke: Digital Imaging in Cardiovascular Radiology. Thieme, Stuttgart 1983 (pp. 183–204)
121. Neufang, K. F. R., K. Ewen: Die Strahlenexposition bei der digitalen Subtraktionsangiographie (DSA) der Niere und des Aortenbogens. Fortschr. Röntgenstr. 139 (1983) 300–303
122. Neufang, K. F. R., G. Friedmann, P. E. Peters, U. Mödder: Indikationen zur intraarteriellen digitalen Subtraktionsangiographie (IA-DSA) bei Gefäßprozessen. Fortschr. Röntgenstr. 139 (1983) 160–166
123. Neufang, K. F. R., P. E. Peters, G. Friedmann, C. Fritze: Die Aortenbogenangiographie in der präoperativen Diagnostik zerebraler Gefäßerkrankungen. Vergleich von konventioneller Technik und intraarterieller DSA. Fortschr. Röntgenstr. 141 (1984) 43–49
124. Nov, A. A., J. F. Howe, G. R. Smith, F. C. Killien: Internal carotid artery occlusion by DSA: „Diagnostic trap" relearned. Amer. J. Neuroradiol. 6 (1985) 105–108
125. Nunn, D.: Complications of peripheral arteriography. Amer. J. Surg. 44 (1978) 664–669
126. Ovitt, Th. W., P. C. Christenson, H. D. Fisher III, M. M. Frost, S. Nudelman, H. Roehrig, G. Seeley: Intravenous angiography using digital video subtraction X-ray imaging system. Amer. J. Roentgenol. 135 (1980) 1141–1144
127. Pavlicek, W., M. A. Weinstein, M. T. Modic, E. Buonocore, P. M. Duchesneau: Patient doses during digital subtraction angiography of the carotid arteries: Comparison with conventional angiography. Radiology 145 (1982) 683–685
128. Pinto, R. S., M. Manuel, I. I. Kricheff: Complications of digital intravenous angiography. Experience in 2488 cervicocranial examinations. Amer. J. Neuroradiol. 5 (1984) 553–557
129. Rauber, K., S. Tuengerthal, H. Riemann: Die digitale Subtraktionsangiographie der Arteria pulmonalis. Prax. Klin. Pneumol. 37 (1983) 316–321
130. Remmers, V.: Gefahren und Komplikationen bei Angiographien der Hirngefäße. Med. Welt 27 (1976) 650–655
131. Resch, J. A., R. B. Loewenson, A. B. Baker: Physical factors in the pathogenesis of cerebral atherosclerosis. Stroke 1 (1970) 77–85
132. Riederer, S. J., R. A. Kruger: Intravenous digital subtraction. A summary of recent developments. Radiology 147 (1983) 633–638
133. Rosen, R. J., D. L. Miller, G. de Philipp: Mediastinal extravasation as a complication of digital intravenous angiography. Amer. J. Roentgenol. 140 (1983) 389–390
134. Rücker, H. C., W. G. H. Schmitt, S. Sachtleben: Einfluß der DSA auf das angiographische Leistungsspektrum. In Thurn, P., R. Felix: Standortbestimmung der digitalen Subtraktionsangiographie. Symposium 20.–21. 1. 1984. Schering, Berlin 1984 (S. 51–56)
135. Ryttman, A.: Influence of arterial ectasia and ventricular size on cerebral blood flow. Neuroradiology 4 (1972) 185–189
136. Saddekni, S., T. A. Sos, K. W. Sniderman, M. Srur, L. J. Bodner, J. B. Kneelan, P. T. Cahill: Optimal injection technique for intravenous digital subtraction angiography. Radiology 150 (1984) 655–659
137. Samejima, H., Y. Ushikubo, T. Mizokami, T. Sato, N. Yoshii, A. Kuwashima: Clinical application of digital subtraction angiography in neurosurgery – especially analysis of intracranial circulation. Abstract, 13th Annual Meeting Japanese Neuroradiological Society, Tokyo 1984. Neuroradiology 27 (1985) 89
138. Sandok, B. A.: Noninvasive techniques for diagnosis of carotid artery disease. Stroke 9 (1978) 427–429
139. Schechter, M. M., L. H. Zinngiesser: The radiology of basilar thrombosis. Radiology 85 (1965) 23–32
140. Schörner, W., D. Banzer, H. Kempter, W. Hepp, C. Claussen, R. Felix: Bedeutung der intravenösen digitalen Subtraktionsangiographie (DSA) für die Beurteilung chirurgischer Gefäßerkrankungen. Fortschr. Röntgenstr. 139 (1983) 290–295
141. Schuler, M.: Bedeutung der digitalen Subtraktionsangiographie (DSA) bei der Beurteilung von rekonstruktiven Gefäßeingriffen. CT-Sonographie 3 (1983) 179–187
142. Schuler, M., M. Rath, K. Baumer, J. Lissner: Kontrolle rekonstruktiver Gefäßeingriffe durch digitale Subtraktionsangiographie (DSA). Fortschr. Röntgenstr. 139 (1983) 602–608
143. Seeger, J. F., J. R. L. Smith, R. F. Carmody: A head immobilizer for digital video subtraction angiography. Amer. J. Neuroradiol. 3 (1982) 352
144. Seeger, J. F., P. R. Weinstein, R. F. Carmody, J. W. Ovitt, H. D. Fisher, M. P. Capp: Digital video subtraction angiography of the cervical and cerebral vasculature. J. Neurosurg. 56 (1982) 173–179
145. Seyferth, W., P. Marhoff, E. Zeitler: Transvenöse und arterielle digitale Videosubtraktionsangiographie (DVSA). Fortschr. Röntgenstr. 136 (1982) 301–309
146. Seyferth, W., G. Dilbat, P. Marhoff, E. Zeitler: Digitale Subtraktionsangiographie – diagnostische Bereicherung oder technische Spielerei? Herz u. Gefäße 2 (1982) 742–757
147. Seyferth, W., P. Marhoff, E. Zeitler: Digitale Subtraktionsangiographie (DSA): Diagnostischer Stellenwert und Risiko. Electromedica 50 (1982) 60–68
148. Shehadi, W. H.: Contrast media adverse reactions: Occurrence, recurrence and distribution patterns. Radiology 143 (1982) 11–17
149. Sheldon, J. J., W. Janowitz, J. M. Leborgne, M. Sivina, N. Royo: Intravenous DSA of extracranial carotid lesions. Comparison with other techniques and specimens. Amer. J. Neuroradiol. (1984) 547–552
150. Speck, U., W. R. Press, W. Mützel: Albuminuria following renal arteriography with various ionic and nonionic contrast agents in the rat. In Taenzer, V., E. Zeitler: Contrast Media in Urography, Angiography and Computerized Tomography. Thieme, Stuttgart 1983 (S. 25–29)
151. Sprawls, P.: Digital blurred-mark subtraction enhancement of radiologic images. Proc. S.P.I.E. 314 (1981) 102–109
152. Starck, E., M. Herzer, J. Kollath, H. Riemann, S. Tuengerthal, M. Walter, P. Hartle: Erfahrungen mit der digitalen Subtraktionsangiographie bei der Darstellung der Karotiden. Therapiewoche 32 (1982) 3958–3964
153. Starck, E., K. Rauber: Erste Ergebnisse mit der digitalen Subtraktionsangiographie (DSA) in der Traumatologie. Unfallchirurgie 9 (1983) 187–192
154. Strother, Ch. M., J. F. Sackett, A. B. Crummy, F. G. Lilleas, W. J. Zwiebel, W. D. Turnipseed, M. Javid, C. A. Mistretta, R. A. Kruger, D. L. Ergun, C. G. Shaw: Clinical applications of computerized fluoroscopy. Radiology 136 (1980) 781–783
155. Strother, Ch. M., J. F. Sackett, A. B. Crummy, Ch. A. Mistretta, D. L. Ergun, Ch. C. Shaw, R. A. Kruger, Th. A. Duff, L. F. Ramirez, W. D. Turnipseed: Intravenous video arteriography of the intracranial vasculature: Early experience. Amer. J. Neuroradiol. 2 (1981) 215–218
156. Suyama, T., T. Wakabayashi, Y. Ohbora, S. Fujita: Clinical evaluation of digital subtraction angiography for cerebral vascular diseases. Abstract, 12th Annual Meeting Japanese Neuroradiological Society, Tokyo 1983. Neuroradiology 26 (1984) 90
157. Takahashi, M., H. Bussaka, N. Nakagawa: Evaluation of the cerebral vasculature by intraarterial DSA – with emphasis on in vivo resolution. Neuroradiology 26 (1984) 253–259
158. Thomas, M. L., A. M. Briggs, B. B. Kuan: Contrast agent induced thrombophlebitis following leg phlebography: meglumine ioxaglate vs meglumine iothalamate. Radiology 147 (1983) 399–400
159. Thompson, J. R., C. R. Simmons, A. N. Hasso, D. B. Hin-

shaw: Occlusion of the intradural vertebrobasilar artery. Neuroradiology 14 (1978) 219–229
160. Thron, A., K. Voigt: Neuroradiologische Indikationen zur DSA. In Thurn, P., R. Felix: Standortbestimmung der digitalen Subtraktionsangiographie, Symposium 20.–21. 1. 1984, Schering, Berlin 1984 (S. 65–71)
161. Thurn, P., R. Felix: Standortbestimmung der digitalen Subtraktionsangiographie (DSA). Symposium Berlin 20.–21. 1. 1984. Schering, Berlin 1984
162. Turnipseed, W. D., J. F. Sackett, C. M. Strother, A. B. Crummy, C. A. Mistretta: A comparison of standard cerebral arteriography with noninvasive Doppler-imaging and intravenous angiography. Arch. Surg. 117 (1982) 419–421
163. Vinocur, B.: Is the party over for intravenous DSA? Diagn. Imaging 4 (1984) 76–80
164. Vogel, H., A. During: Art und Häufigkeit der Komplikationen bei transkatheteraler Phlebographie. Röntgenpraxis 36 (1983) 273–281
165. Vogel, H., C. Pientka: Risiken der DSA in der Praxis. In Thurn, P., R. Felix: Standortbestimmung der digitalen Subtraktionsangiographie (DAS). Symposium Berlin 20.–21. 1. 1984. Schering, Berlin 1984 (S. 233–238)
166. Voigt, K., T. H. Brandt, M. Sauer: Röntgenanatomische Variationsstatistik zur topographischen Beziehung zwischen A. basilaris und Schädelbasisstrukturen. Neuroradiologische Untersuchungen an Vertebralis- und Brachialisangiographien. Arch. Psychiat. Nervenkr. 215 (1972) 376–395
167. Wagner, M. L., E. B. Singleton, M. E. Egan: Digital subtraction angiography in children. Amer. J. Roentgenol. 140 (1983) 127–133
168. Weibel, J., W. S. Fields: Atlas of arteriography in occlusive cerebrovascular disease. Thieme, Stuttgart 1969
169. Weinstein, M. A., W. A. Pavlicek, M. T. Modic, R. M. Duchesneau: Intraarterial digital subtraction angiography of the head and neck. Radiology 147 (1983) 717–724
170. Weinstein, M. A., M. T. Modic, A. J. Furlan, W. Pavlicek, J. R. Little: Digital subtraction angiography in the evaluation of intracranial and extracranial vascular disease. Cardiovasc. intervent. Radiol. 6 (1983) 187–197
171. Westcott, J. L., P. T. Taylor: Transaxillary selective four-vessel arteriography. Radiology 104 (1972) 227–281
172. Wiggli, U., R. Oberson: Wert und Resultate von Zielaufnahmen der Karotisbifurkation bei Patienten mit transitorischen ischämischen Attacken. Schweiz. med. Wschr. 103 (1973) 1282–1288
173. Wilms, G., A. L. Baert, J. Smits, F. de Somer: Digital intravenous and intraarterial subtraction angiography. Applications to the intracranial vascular system. Fortschr. Röntgenstr. 138 (1983) 140–147
174. Wood, G. W., R. R. Lukin, T. A. Tomsick, A. A. Chambers: Digital subtraction angiography with intravenous injection: Assessment of 1000 carotid bifurcations. Amer. J. Roentgenol. 140 (1983) 855–859
175. Zeitler, E.: Derzeitiger Stand der digitalen Subtraktionsangiographie (DSA). Digit. Bilddiagn. 4 (1984) 145–152
176. Zeumer, H., W. Hacke, H. L. Kolmann, K. Poeck: Lokale Fibrinolysetherapie bei Basilaristhrombose. Dtsch. med. Wschr. 107 (1982) 728–731
177. Zeumer, H., E. B. Ringelstein, W. Hacke: Gefäßrekanalisierende Verfahren der interventionellen Neuroradiologie. Fortschr. Röntgenstr. 139 (1983) 467–475
178. Zimmerman, R. A., R. I. Grossman, H. I. Goldberg, R. Lynch, R. Levine, L. Samuel: Comparison of digital subtraction arteriography and conventional film screen subtraction arteriography for neuroradiology. Neuroradiology 26 (1984) 457–462
179. Zülch, K. J.: Allgemeine Prinzipien bei der Entstehung der Kollateralkreisläufe der Hirnarterien. Radiologe 9 (1969) 396–406
180. Zülch, K. J.: Cerebrovascular pathology and pathogenesis as a basis of neuroradiological diagnosis. In Diethelm, L., S. Wende: Röntgendiagnostik des Zentralnervensystems, Teil 1A. Springer, Berlin 1981

6. Intraarterielle DSA in der interventionellen Neuroradiologie

A. Valavanis

Die interventionelle Neuroradiologie befaßt sich hauptsächlich mit der transarteriellen, seltener transvenösen Embolisation von vaskulären Läsionen des Neurokraniums, des Splanchnokraniums, des Halses, des Spinalkanals und des Rückenmarks. Sie stellt heute eine etablierte und anerkannte Methode zur präoperativen, definitiven oder palliativen Behandlung eines breiten Spektrums neurovaskulärer Läsionen dar. Interventionelle neuroradiologische Eingriffe werden vor allem in den Stromgebieten der A. carotis interna, der A. vertebralis, der A. carotis externa und der spinalen Arterien durchgeführt.

Durch die Einführung neuer Embolisationsmittel, wie Polyvinylalkoholschaumpartikel (Ivalon), Ethibloc-Okklusionsgel, Silicon, Isobutyl-2-cyanoacrylat, sowie durch die Entwicklung neuer Kathetersysteme, wie koaxiale Systeme, flußgesteuerte Perfusions- und ablösbare Ballons, dünne 2- und 3-French-Latex- und Silastickatheter, wurden in den letzten Jahren wesentliche technische Fortschritte auf dem Gebiet der interventionellen Neuroradiologie erzielt (1, 2). Insbesondere wurden zwei wesentliche Ziele erreicht, nämlich 1. die Möglichkeit, durch superselektive Katheterisierung die Katheterspitze sehr nahe an die zu embolisierende Läsion setzen zu können, so daß das Embolisationsmaterial ausschließlich intraläsional appliziert werden kann und benachbarte Gefäßterritorien geschont werden können, und 2. dank der Vielfalt der zur Verfügung stehenden Embolisationsmittel und -techniken, die Möglichkeit durch geeignete Auswahl bei einem gegebenen Fall eine effiziente Devaskularisation bzw. Ausschaltung der Läsion aus der Gefäßzirkulation zu erzielen. Dadurch wurden das Indikationsspektrum für interventionelle neuroradiologische Eingriffe erweitert, die Effizienz der Methode erhöht und deren Komplikationsrate gesenkt.

Wesentliche Voraussetzungen für die Durchführung interventioneller Eingriffe sind:

1. eine korrekte Indikationsstellung zur Embolisation;
2. Bestimmung der Art bzw. des Ziels der durchzuführenden Embolisation (präoperativ, palliativ, definitiv-therapeutisch);
3. präzise angiomorphologische und hämodynamische Analyse der zu embolisierenden Läsion (Läsion mit schnellem bzw. langsamem Durchfluß, multikompartimentaler bzw. monokompartimentaler Aufbau);
4. Vermeidung von für die Embolisation ungünstigen Bedingungen, wie Gefäßspasmen im zu embolisierenden Gefäßgebiet, Okklusion durch den Katheter des zur Läsion hinführenden Gefäßes;
5. Erkennung und Vermeidung von gefährlichen Situationen und somit von potentiellen Komplikationsquellen wie Anastomosen zwischen Ästen der A. carotis externa und der A. carotis interna bzw. A. vertebralis;
6. Auswahl des geeigneten Embolisationsmittels unter Berücksichtigung der Art der Läsion, der Art der versorgenden Gefäße, des Grades der erreichten superselektiven Katheterisierung usw.;
7. Durchführung von Kontrollangiographien während des Embolisationsvorganges zur rechtzeitigen Erfassung der sich laufend ändernden hämodynamischen Bedingungen;
8. adäquate angiographische Kontrolle nach Abschluß der Embolisation.

Die Einführung der intraarteriellen digitalen Subtraktionsangiographie (DSA) und die anfänglich mit dieser Methode erhobenen positiven Erfahrungen bei ihrer Anwendung in der diagnostischen zerebralen (3, 6, 10, 15), extrakraniellen (14) und spinalen (7) Neuroangiographie haben zur Voraussage geführt, daß die Methode breiten Eingang in der interventionellen Neuroradiologie finden wird (3, 5, 8).

Die an die DSA diesbezüglich geknüpften Erwartungen haben sich in der Folgezeit voll bestätigt (4, 5, 9, 11, 13).

Die wesentlichen Faktoren, aus denen sich die Vorteile der DSA gegenüber der konventionellen Blattfilmangiographie bei interventionellen Eingriffen ableiten, sind 1. die höhere Kontrastauflösung, welche ca. 1% beträgt, 2. die höhere Bildsequenz, welche 25–50 Bilder/s beträgt, und 3. die dank digitaler Bildverarbeitung sofortige Wiedergabe der Subtraktionsaufnahmen (5, 10, 15).

Die *hohe Kontrastauflösung* der Methode ermöglicht es, kleinkalibrige Arterien von weniger als 1 mm Durchmesser, welche eine Läsion versorgen oder mit anderen Gefäßen anastomosieren, zu identifizieren (Abb. 6.**3**). Sie ermöglicht ferner die kontrastreiche Darstellung von Läsionen, welche erst in der kapillären oder venösen Phase angiographisch in Erscheinung treten, wie kapillarovenöse Hämangiome oder

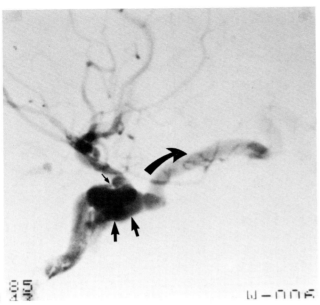

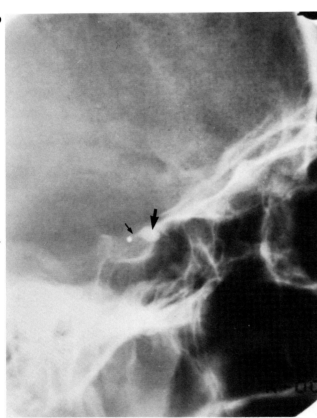

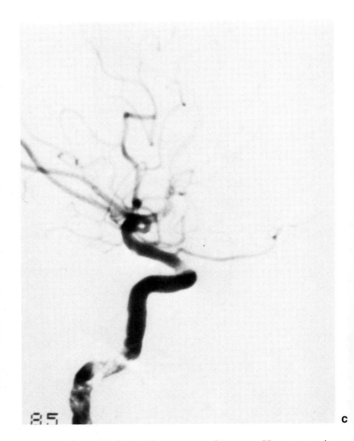

Abb. 6.1a–c Ballonokklusion einer posttraumatischen Carotis-cavernosus-Fistel.
a Intraarterielle DSA der linken A. carotis interna mit Darstellung der Fistelstelle an der Hinterwand des C_3-Segmentes der A. carotis interna (kleiner Pfeil), Kontrastmittelaustritt im Sinus cavernosus (zwei dicke Pfeile) und frühzeitige Füllung der V. ophthalmica superior (gebogener Pfeil).
b Nichtsubtrahierte digitale Aufnahme zur Kontrolle der Position, der Form und des Volumens des Ballons vor Ablösung. Der distale Abschnitt des Ballons liegt im Fistelgang (kleiner Pfeil, vgl. mit kleinem Pfeil in Abb. **1a**), der proximale Abschnitt des Ballons (dicker Pfeil) verschließt die Öffnung in der Wand der A. carotis interna (dicker Pfeil).
c Intraarterielle DSA unmittelbar nach Verschluß der Carotis-cavernosus-Fistel. Es kommt zu keinem Kontrastmittelaustritt im Sinus cavernosus mehr. Das Lumen der A. carotis interna ist erhalten

Tumoren mit langsamem Durchfluß (Abb. 6.6). Ein weiterer Vorteil der hohen Kontrastauflösung ist die präzise Erfassung der venösen Drainagewege von verschiedenen Läsionen und deren hämodynamischer Veränderungen während der Embolisation. Dank der hohen Kontrastauflösung können kleinere Mengen und niedrigere Konzentrationen von Kontrastmittel während der Embolisation verwendet werden. Die für konventionelle Blattfilmangiographien in der Regel notwendigen 60%igen Kontrastmittel können mit Kochsalz in einem Verhältnis von 1 : 3 oder 1 : 4 verdünnt werden, ohne daß dadurch die Detailerkennbarkeit kleiner Gefäße eingeschränkt wird (5). Die Verwendung kleiner Mengen verdünnten Kontrastmittels wirkt sich insbesondere bei denjenigen Patienten vorteilhaft aus, welche wegen ausgedehnter, hämodynamisch komplexer Läsionen längerdauernden interventionellen Eingriffen unterzogen werden.

Die *hohe Bildsequenz* erlaubt eine präzise Erfassung des morphologischen Aufbaues und vor allem der komplexen hämodynamischen Verhältnisse von vaskulären Läsionen mit hohen Shunt-Volumen, wie arteriovenöse Fisteln (Abb. **6.1** u. **6.2**), intrazerebrale Angiome und hypervaskuläre Tumoren mit arteriovenösen Kurzschlußverbindungen. Sie ermöglicht ferner eine präzise Bestimmung der Polymerisationszeit des

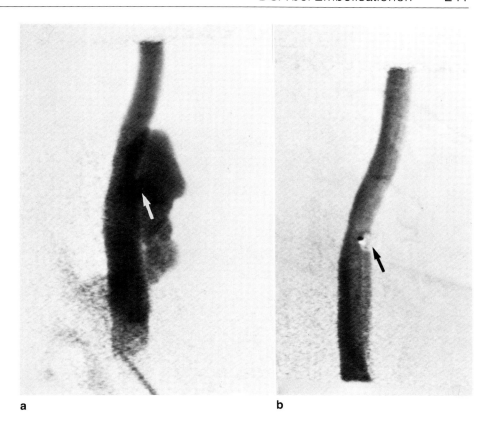

Abb. 6.**2a** u. **b** Ballonokklusion einer spontanen vertebrovertebralen Fistel.
a Intraarterielle DSA der linken A. vertebralis mit Darstellung einer arteriovenösen Fistel zwischen A. vertebralis und V. vertebralis in Höhe C5/C6. Beachte die relativ breite Fistelstelle an der posterolateralen Wand der A. vertebralis (Pfeil).
b Intraarterielle DSA der linken A. vertebralis nach Ballonokklusion der vertebrovertebralen Fistel. Der Ballon liegt im kurzen breiten Fistelgang zwischen A. und V. vertebralis (Pfeil). Das Lumen der A. vertebralis konnte erhalten werden

Isobutyl-2-cyanoacrylates, welches vorwiegend bei der Embolisation von arteriovenösen Gefäßmißbildungen verwendet wird (11).

Die sofortige Wiedergabe von hochqualitativen *Subtraktionsaufnahmen* ermöglicht die vollständige Aufhebung von störenden knöchernen Strukturen bei Embolisationen im Bereiche der Schädelbasis und des Spinalkanals. Sie trägt ferner zu einem rascheren Fällen von technischen Entscheidungen während des Eingriffes bei.

Diese Vorteile kompensieren auch einen gewissen Verlust an geometrischer Auflösung, der der Methode inhärent ist (15). Ein weiterer Nachteil der Methode ist deren starke Anfälligkeit für auch kleinste Bewegungen, was am erhöhten Bildrauschen erkennbar wird. Dadurch wird die für interventionelle Eingriffe essentielle Detailerkennbarkeit stark eingeschränkt. Deswegen empfiehlt es sich, die Eingriffe in Narkose, oder falls dies nicht möglich ist, mit entsprechender Fixierung des Kopfes durchzuführen. In jedem Falle ist die Anfertigung von DSA-Aufnahmen unter Apnoe des Patienten notwendig.

Die wesentlichen praktischen Folgen der Anwendung der DSA in der interventionellen Neuroradiologie sind demnach:

1. Eine erhebliche *Verkürzung der Zeitdauer* des Eingriffes, da die Subtraktionsaufnahmen sofort zur Verfügung stehen und somit Entscheidungen rascher gefällt werden können.
2. Eine *Reduktion der Belastung des Patienten,* da erheblich geringere KM-Mengen in einer niedrigeren Konzentration verwendet werden. Die Strahlenbelastung ist bei der DSA vergleichbar mit der bei der konventionellen Blattfilmangiographie (12).

Da bei interventionellen Eingriffen, welche mittels DSA durchgeführt werden, in der Regel weniger Serien angefertigt werden, kommt es zu einer geringeren Strahlenbelastung als dies bei Eingriffen, welche mittels konventioneller Blattfilmangiographie durchgeführt werden, der Fall ist.

3. Eine *Erhöhung der Sicherheitsbedingungen* während des Eingriffes, indem gefährliche Situationen wie Anastomosen zwischen den Ästen der A. carotis externa und der A. carotis interna bzw. A. vertebralis, Auftreten von Reflux usw. dank der erhöhten Kontrastauflösung der Methode frühzeitig und zuverlässig erfaßt werden können.

Nebst den oben erwähnten allgemeinen Vorteilen haben sich für jedes der Stromgebiete, in denen Embolisationen durchgeführt werden, spezielle Vorteile der Anwendung der DSA bereits etabliert.

DSA bei Embolisationen im Stromgebiet der A. carotis interna und der A. vertebralis

Hauptindikationen für interventionelle Eingriffe im Stromgebiet der A. carotis interna und der A. vertebralis sind: 1. der Verschluß von arteriovenösen Fisteln, wie Carotis-cavernosus-Fisteln (Abb. 6.1) und vertebrovertebralen Fisteln (Abb. 6.2), 2. der Verschluß von Riesenaneurysmen der extraduralen und intraduralen Abschnitte der A. carotis interna, der A. vertebralis sowie der A. basilaris, 3. die Obliteration des Nidus von intrazerebralen arteriovenösen Gefäßmißbildungen mittels des polymerisierenden Isobutyl-

2-cyanoacrylates, 4. die intraarterielle Infusion von Zytostatika (BCNU) bei inoperablen, malignen, primären und metastatischen Hirntumoren.

Diese Eingriffe werden fast ausschließlich mittels flußgesteuerten, ablösbaren oder Perfusionsballonen durchgeführt. Dank der DSA gelingt es dabei 1. die Verweildauer der Ballone in den zerebralen Gefäßen zu verkürzen, 2. den zur Okklusion von arteriovenösen Fisteln geeigneten Ballon durch Bestimmung des notwendigen Füllungsvolumens und der günstigsten Form unter DSA-Kontrolle rasch auszuwählen, 3. die intraarterielle Manipulation der Ballone besser zu verfolgen, 4. die Position des Ballons rasch und präzis zu bestimmen und gegebenenfalls zu ändern (Abb. 6.1 u. 6.2), 5. die Position des Ballons in bezug zum Nidus einer arteriovenösen Gefäßmißbildung präzis zu bestimmen und 6. die zur Obliteration des Nidus einer Gefäßmißbildung notwendige Polymerisationszeit des Isobutyl-2-cyanoacrylates zu bestimmen.

Dadurch werden die potentiellen Gefahren dieser Technik, wie Entstehung von Thromben entlang des feinen, ballontragenden Katheters, längerdauernder Verschluß von intrazerebralen Arterien, Einschwemmen von Embolisationsmaterial in die venöse Zirkulation, vermieden und das Komplikationsrisiko der Methode reduziert.

DSA bei Embolisationen im Stromgebiet der A. carotis externa

Die A. carotis externa stellt das Stromgebiet dar, in welchem am häufigsten Embolisationen durchgeführt werden. Hauptindikationen zur Embolisation sind: 1. gefäßreiche intrakranielle, extrazerebrale Tumoren, wie Meningeome, 2. gefäßreiche Tumoren der Schädelbasis, wie Paragangliome, 3. gefäßreiche Tumoren des Splanchnokraniums, wie nasopharyngeale Angiofibrome, 4. Hämangiome, 5. durale, intrakranielle, arteriovenöse Gefäßmißbildungen, 6. schwere, rezidivierende Epistaxis.

Embolisationen in diesem Stromgebiet werden in der Regel als präoperative Maßnahme bei operablen Tumoren und Hämangiomen, als definitive Therapie gewisser Hämangiome, bei Epistaxis und bei duralen, arteriovenösen Gefäßmißbildungen sowie seltener als palliative Maßnahme bei inoperablen, gefäßreichen, malignen Tumoren durchgeführt. Die wesentlichen Vorteile, welche sich aus der Anwendung der DSA bei Embolisationen in diesem Stromgebiet ergeben, sind:

1. die zuverlässige Erfassung des vaskulären Aufbaus der zu embolisierenden Läsion, wie multi- oder monokompartimentale Zusammensetzung (Abb. 6.3);
2. der Nachweis von sog. „gefährlichen" Gefäßen (dangerous vessels); als solche gelten Gefäße, welche mit der A. carotis interna bzw. A. vertebralis anastomosieren (z. B. A. occipitalis, A. pharyngea ascendens, A. maxillaris) sowie solche, welche an der Versorgung von Hirnnerven beteiligt sind (z. B. jugulärer Ast der A. pharyngea ascendens für die

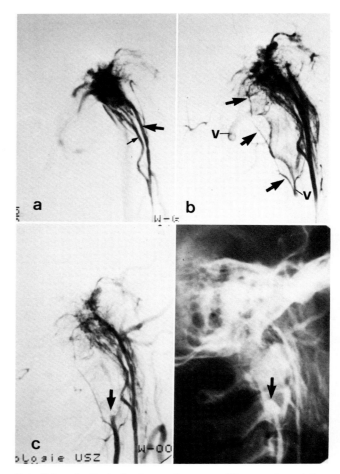

Abb. 6.3a–d Embolisation eines multikompartimentalen Glomus-jugulare-Tumors.
a Intraarterielle DSA der A. pharyngea ascendens. Darstellung eines Tumorkompartimentes, welches über die A. tympanica inferior (dünner Pfeil) und den jugulären Ast (dicker Pfeil) der A. pharyngea ascendens versorgt wird.
b DSA-Kontrolle während der Embolisation zeigt das Auftreten einer Anastomose (Pfeil) zwischen dem jugulären Ast der A. pharyngea ascendens und der A. vertebralis (v).
c Zum Schutz des vertebrobasilären Gefäßsystems wird ein Ballon temporär in Höhe der Einmündung des anastomosierenden Gefäßes in der A. vertebralis aufgeblasen (Pfeil). Die distale A. vertebralis stellt sich nicht mehr dar. Der Tumor konnte so vollständig embolisiert werden.
d Nichtsubtrahierte digitale Aufnahme zeigt die Position des Ballons in der A. vertebralis (Pfeil).

Hirnnerven IX–XII, petrosaler Ast der A. meningea media für den intratemporalen Verlauf des N. facialis) (Abb. 6.3); der Nachweis von „gefährlichen" Gefäßen stellt heutzutage keine Kontraindikation zur Embolisation dar, sondern zwingt zur Anwendung spezieller Vorsichtsmaßnahmen und Verwendung „ungefährlicher" Embolisationsmittel (Abb. 6.3);
3. die erhebliche Verkürzung der Zeitdauer des Eingriffes v. a. bei ausgedehnten, komplex aufgebauten Läsionen, indem die DSA dank der jeweils sofort erfolgenden Bildgebung das rasche Fällen von Entscheidungen, das zügige Voranschreiten des Eingriffes und die zuverlässige Bestimmung des Embolisationsendes ermöglicht;

Abb. 6.3e u. f
e Intraarterielle DSA der A. carotis communis vor Embolisation des Tumors.
f Intraarterielle DSA der A. carotis communis nach Embolisation des Tumors. Beachte die komplette Devaskularisation des Tumors und die Schonung der Äste der A. carotis externa

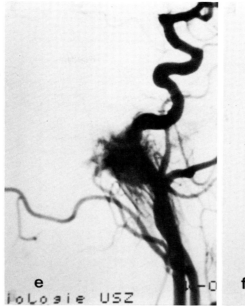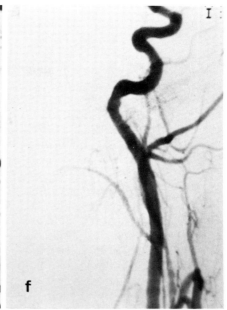

4. die Verminderung der Häufigkeit des Auftretens von Gefäßspasmen. Spasmen im Gebiete der A. carotis externa können entweder durch ungeschickte Manipulation des Katheters oder durch das Kontrastmittel ausgelöst werden. Dank der hohen Kontrastauflösung der DSA werden bei Embolisationen geringere Mengen (jeweils 1–3 ml, je nach Durchmesser des Gefäßes und Größe der Läsion) von mit Kochsalz in einem Verhältnis von 1 : 3 verdünntem Kontrastmittel verwendet, wodurch die Inzidenz von Spasmen signifikant reduziert wird.

DSA bei Embolisationen im Stromgebiet der spinalen Arterien

Indikationen für die Embolisation im spinalen und medullären Stromgebiet sind 1. intra- und extramedulläre arteriovenöse Gefäßmißbildungen und 2. hypervaskuläre spinale Tumoren, wie Hämangioblastome, Metastasen und Wirbelkörperhämangiome. Dank der DSA sind interventionelle Eingriffe in diesem Gebiet schonender für das Rückenmark geworden, indem die KM-Menge und -Konzentration, welche jeweils in die spinalen Arterien injiziert wird, erheblich eingeschränkt werden kann.

Mittels DSA gelingt eine einwandfreie Darstellung des gesamten Verlaufes der Aa. spinales anteriores und posteriores, und zwar mit einem signifikant höheren Kontrast, als dies mittels konventioneller, selektiver spinaler Angiographie möglich ist (Abb. 6.4). Dank der hohen Kontrastauflösung erlaubt die Methode auch zum ersten Mal, die normale Parenchymanfärbung des Rückenmarkes in der kapillären Phase der Angiographie zu erkennen (Abb. 6.5).

Auch in diesem Stromgebiet erlaubt die DSA die rechtzeitige Erfassung von gefährlichen Situationen, wie das Entspringen der A. spinalis anterior aus dem gleichen R. spinalis, der eine zu embolisierende Läsion versorgt (Abb. 6.6). Bei Embolisationen von spinalen Gefäßmißbildungen, die in der Regel eine angiographische Exploration der gesamten spinalen Achse erfordern, hat die DSA zu einer erheblichen Verkürzung der Länge des Eingriffes beigetragen.

Schlußbemerkungen

Essentielle Voraussetzungen für die erfolgreiche Durchführung interventioneller neuroradiologischer Eingriffe sind eine präzise angiographische Analyse der zu embolisierenden Läsion und eine laufend erfolgende angiographische Kontrolle des Embolisationsvorganges. Die bisherige Erfahrung zeigt, daß die intraarterielle DSA beide Voraussetzungen erfüllt.

Zusätzlich weist die Methode wichtige Vorteile gegenüber der konventionellen Blattfilmangiographie und der manuellen Subtraktionstechnik auf. Diese leiten sich von den Eigenschaften der Methode ab, ein signifikant höheres Kontrastauflösungsvermögen zu besitzen und dank digitaler Bildverarbeitung sofort die Subtraktionsaufnahmen zur Verfügung zu stellen. Daraus ergeben sich eine deutliche Verkürzung der Dauer, eine Erhöhung der Präzision und eine Verbesserung der Sicherheitsbedingungen interventioneller Eingriffe. Nicht zuletzt hat die DSA zu einer erheblichen Erleichterung der Arbeit des interventionell tätigen Neuroradiologen und zu einer Verminderung der Belastung des Patienten beigetragen.

6. Intraarterielle DSA in der interventionellen Neuroradiologie

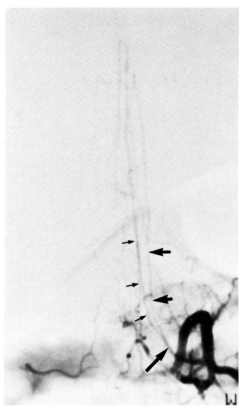

Abb. 6.4 Intraarterielle DSA der linken 12. Interkostalarterie. Darstellung des R. radicularis (großer Pfeil) und dessen Aufteilung in die A. spinalis anterior (A. Adamkievicz) (dünne Pfeile) und in die A. spinalis posterior (dicke Pfeile). Beachte die einwandfreie Darstellung des gesamten Verlaufes der A. spinalis anterior

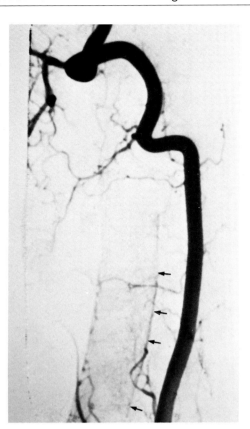

Abb. 6.5 Intraarterielle DSA der linken A. vertebralis, seitliche Projektion. Darstellung der A. spinalis anterior im Bereich der zervikalen Intumeszenz (Pfeile). Beachte die Parenchymanfärbung des Rückenmarkes

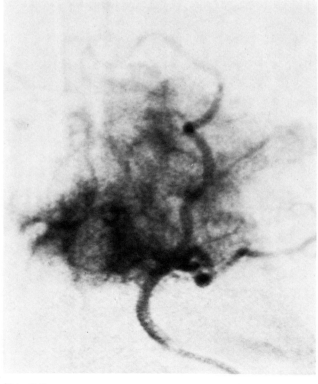

Abb. 6.6a

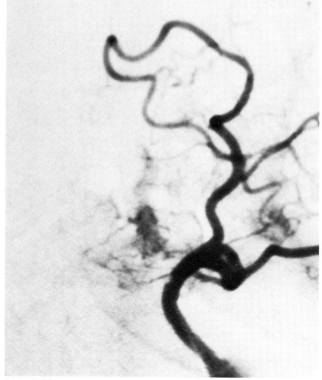

Abb. 6.6b

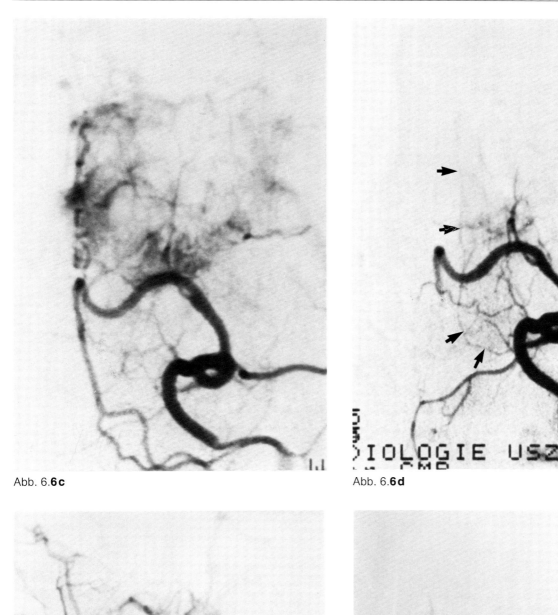

Abb. 6.6c

Abb. 6.6d

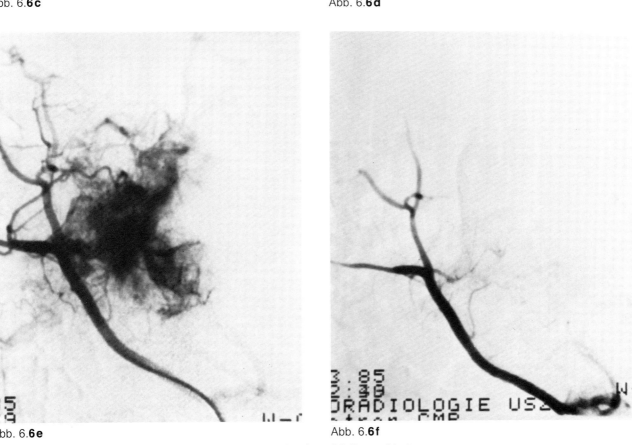

Abb. 6.6e

Abb. 6.6f

Abb. 6.6   Embolisation einer Hypernephrommetastase des 4. und 5. Brustwirbels.
Intraarterielle DSA der 4. linken (**a**), 5. linken (**c**) und 4. rechten (**e**) Interkostalarterie mit Darstellung des multikompartimental aufgebauten Tumors.
b, d, f Intraarterielle DSA der entsprechenden Interkostalarterien nach Abschluß der Embolisation.
Beachte die A. spinalis anterior des oberen Thorakalmarkes (Pfeile in **d**). Das Gefäß war vor der Embolisation (**c**) nicht sichtbar

Literatur

1. Berenstein, A., I. I. Kricheff: Catheter and material selection for transarterial embolization: Technical considerations. Part. I. Catheters. Radiology 32 (1979) 619–630
2. Berenstein, A., I. I. Kricheff: Catheter and material selection for transarterial embolization. Part II. Materials. Radiology 132 (1979) 631–639
3. Brant-Zawadzki, M., R. Gould, D. Norman, T. H. Newton, B. Laue: Digital subtraction cerebral angiography by intraarterial injection: Comparison with conventional angiography. AJNR 3 (1982) 593–599
4. Chang, R., S. L. Kaufman, S. Kadir, S. E. Mitchell, R. I. White jr.: Digital subtraction angiography in interventional radiology. Amer. J. Roentgenol. 142 (1984) 363–366
5. Chang, R., R. I. White jr., J. H. Anderson: The use of digital subtraction arteriography in interventional radiography. In James, A. E., J. H. Anderson, C. B. Higgins: Digital Image Processing in Radiology Williams & Wilkins, Baltimore 1985 (pp. 237–250)
6. Davis, P. C., J. C. Hoffman: Intra-arterial digital subtraction angiography: Evaluation in 150 patients. Radiology 148 (1983) 9–15
7. Enzmann, D. R., W. R. Brody, W. T. Djang, S. Riederer, G. Keyes, W. Collins, N. Pelc: Intraarterial digital subtraction spinal angiography. AJNR 3 (1983) 25–26
8. Huber, G., U. Piepgras: Derzeitiger Stand und Entwicklungstendenzen der venösen (VDSA) und der arteriellen (ADSA) digitalen Subtraktionsangiographie in der Neuroradiologie. Radiologe 24 (1984) 155–163
9. Manelfe, C., A. Bonafe, A. Sancier, J. Prere: Digital subtraction angiography in therapeutic neuroradiology. Is it worthwhile? 2nd Annual Meeting American Society of Neuroradiology, 2–7 June. Boston 1984
10. Modic, M. T., M. A. Weinstein, P. M. Duchesneau, E. Buonocore: Comparative value of digital subtraction angiography. In James, A. E., J. H. Anderson, C. B. Higgins: Digital Image Processing in Radiology. Williams & Wilkins, Baltimore 1985 (pp. 210–218)
11. Moret, J., L. Picard: DSA: A necessity in endovascular treatment of brain AVM. 23nd Annual Meeting American Society of Neuroradiology, 18–23 February. New Orleans 1985
12. Pavlicek, W., M. A. Weinstein, M. T. Modic, E. Buonocore, P. M. Duchesneau: Patient doses during digital subtraction angiography of the carotid arteries: comparison with conventional angiography. Radiology 145 (1982) 683–685
13. Tsai, F. Y., G. Hieshima, C. M. Mehringer, D. J. Gallacher, G. Lewis, H. F. W. Pribram: Arterial digital subtraction angiography with particulate intravascular embolization and angioplasty. Surg. Neurol. 22 (1984) 204–212
14. Weinstein, M. A., W. A. Pavlicek, M. T. Modic, P. M. Duchesneau: Intra-arterial digital subtraction angiography of the head and neck. Radiology 147 (1983) 717–724
15. Zimmermann, R. A., R. I. Grossman, H. I. Goldberg, R. Lynch, R. Levine, L. Samuel: Comparison of digital subtraction arteriography and conventional film screen subtraction arteriography for neuroradiology. Neuroradiology 26 (1984) 457–462

Sachverzeichnis

Die *Kursiv* gedruckten Seitenzahlen verweisen auf Abbildungen

A

Abbildungseigenschaften 19ff
– Gefäßmodell 19
Abgangsstenose, A. anonyma *67*
Absorptionskoeffizienten, lineare, Linienintegral 13
Absorptionsmedien, Homogenisierung 21
Absorptionstreppe 20
ADC-Arbeitsweise, Coding *4, 5*
– Quantization *4*
– Sampling *4*
Algorithmus, Gefäßdurchmesser 36f, *38*
Alter, KM-Verträglichkeit 51
Analog-Digitalconverter (ADC) 3
Analog-Digitalwandler (ADC), Arbeitsweise *4*
Analoges Ausgangs-(Video-)Signal 3
Anastomose, Bestimmung der Flußrichtung *108*
Anastomosen, gefährliche *166*
– leptomeningeale *142*
Anastomosen-Stenose *107*
Aneurysma, Differentialdiagnose, Carotid body tumor 227
– – Gefäßschleife *155*
– „falsches" 111
– fusiformes *153*
– Gefäßzugehörigkeit 152
– Größe 152
– infraklinoidales, A. carotis interna *148, 149*
Aneurysma, mykotisches *158*
– peripheres, A. cerebri media *158*
– Gefäßdiagnostik, präoperative 147
– supraklinoidales, A. carotis interna *150*
Aneurysmen, Altersgipfel 145
– Angiotomographie 147
– arterielle 145ff
– fusiforme 109
– multiple 145, *146*
– Prädilektionsstellen 147
Angina pectoris, medikamentöse Prophylaxe 59
Angiofibrom, angiographisches Bild 229

Angiofibrome, nasopharyngeale, Embolisation 242
Angiographie, Tumorartdiagnose 184
– Zeitpunkt 145
Angiographische Phasen, Übergänge 69
– Verfahrensweisen, ökonomische Auswirkungen 27
Angiom, durales *162, 165*
– kapillärvenöses 170
– kavernöses 170
– venöses 170, *180, 181*
Angiome 162ff
– Embolisierung 163
– intraarterielle DSA 162
– superselektive Angiographie 163
Angiomatöser Tumor, spinaler *231*
Angiotomographie, Aneurysmen 147
Angulus venosus 99
Antihistaminprophylaxe 75
Anxiolyse 59
Aortenbogen, Einstellung 63, *63*
– orthograder *63*
– RAO-Projektion 65
– supraaortale Abgänge 79f
Aortenbogenstandard 63, *63*
Aortenisthmusstenose *110*
Appositionsthrombus 115
Arachnoidalzyste *225, 226, 227*
Armvenen, Spasmus 61
Artefakt, gemischter *71*
– mangelhafter Massenausgleich *71*
Artefakte, Bewegungs-, Übersteuerungs- 21
– Blutflußmessung 40
Artefakte durch KM-Reste *71*
Arteria(ae) anonyma, Abgangsstenose *67*
– – rechts, Abgänge 65
– – Stenosen, Verschlüsse 118ff
– auditivae internae 93
– auricularis posterior 81
– basilaris 91
– basilaris, Aneurysma *158*
– – arteriosklerotische Plaques 132
– – Fensterung 90, 93
– – Hochstand 93
– – karotidobasiläre und karotidovertebrale Anastomosen 93

– – Klivusabstand 93
– – pontine Äste, mediale und transversale Gruppe 93
– – Stenose *137*
– – Stenosen und Verschlüsse 132ff
– – Verdoppelung 90, 93
– – Verlaufsvarianten *94*
– – Verschluß *134*
– – – distaler Abschnitt 132
– brachialis, Katheterisierung, Vorgehen 76
– calcarina 96
– callosi marginalis 87
– canalis pterygoidei, Ramus carotidotympanicus 83
– capsulares 83f
– carotis communis, Bifurkation, Stenose 111
– – dextra, atypischer Abgang 79, *80*
– – – Verschluß *70, 114*
– – – – Kollateralen *140*
– – externa, Äste, superselektives Angiogramm *82, 83*
– – – Hauptäste 81, *81*, 83
– – – intrakranielle Äste 83
– – – sekundäre Stenose *117*
– – – Stenosen *117*
– – – zervikale Kollateralen *139*
– – interna, Aneurysma 147, *150, 151, 152*
– – – Äste *86*
– – – Bifurkation, Verschlußbild 115
– – – durale Äste 83
– – – extradurale Äste 83
– – – Syphonstenose, Formen *130*
– – – Ganglienabschnitt 83
– – – infraklinoidales Aneurysma *148, 149*
– – – intradurale Äste 83
– – – intrakranielle Äste 83
– – – Kavernosus-Abschnitt, meningeale Arterien 83
– – – Knickstenose *67*
– – – Kollateralkreislauf 115
– – – langstreckige, hochgradige Stenose *106*
– – – Pseudoverschlußbild *116*
– – – Sinus cavernosus 83

Arteria(ae) carotis interna,
  Stenose *104*, *127*
– – – – subtotale 112
– – – supraklinoidales Aneurysma *150*
– – – tentorieller Ast 83
– – – Tentoriumäste, durale Fistel 163
– – – Topographie 83
– – – Tumorstenose 189
– – – Übergangsstrecke, Wandbau 83
– – – Verkalkungsartefakt *106*
– – – Verschluß *104*, *115*, 115
– – – zisternales Segment 83
– centralis 87
– – brevis bzw. diencephalica 86
– – longa bzw. recurrens Heubner 86
– cerebellaris praecentralis 95
– cerebelli inferior anterior (AICA)
  91, 93
– – – – Anastomosen 91
– – – posterior PICA, Plexus
  choroideus ventriculi quarti 91
– – – – Ramus suprapyramidalis 91
– – – – – tonsillohemisphaericus 91
– – – – Segmentum medullare anterius 91
– – – – – – laterale 91
– – – – – – posterius 91
– – – – – retrotonsillare superius 91
– – – – – supratonsillare 91
– – – – – vermiculare 91
– cerebelli inferior posterior 90, *91*
– – – – Abgang 90
– – – – Angiom 170, *178*, *179*
– – – – Form- und Lagevariationen
  93
– – – – Hämangioblastom 224
– – – – PICA, Aneurysma *161*
– – – – Segmenteinteilung 90
– – media 93
– – superior (SCA) 94
– – superior, Abgangsvarianten 94
– – – Entwicklung 94
– – – Hauptäste 95
– – – Topographie 94
– – – Verdoppelung 94, *95*
– cerebellolabyrinthi 93
– cerebri anterior 86
– – – arteriovenöses Angiom 170
– – – Einteilung 87
– – – Gefäßspasmus *159*
– – – Pars horizontalis dorsalis 87
– – – Varianten 86
– – media, Aneurysmen *147*, 152, *153*,
  155, *156*, *157*
– – – Angiom 170, *173*
– – – Bifurkation 87
– – – Einteilung 87
– – – Keilbeinabschnitt 87
– – – Pars opercularis 87
– – – peripheres Aneurysma *158*
– – – Pseudobifurkation 87
– – – Stenosen und Verschlüsse, Prädilektionsstellen *131*
– – – Trifurkation 87
– – – Verschluß *132*
– – – zentrale Äste, vordere und hintere Gruppe 87

– cerebri posterior 96
– – – Abgangsvariante *95*
– – – anatomische Varianten 96
– – – Aneurysma am Abgang *150*, *151*
– – – A.v.-Angiom 170, *175*, *176*
– – – kortikale Hauptäste (P_3 und P_4)
  96
– – – Segmente 96
– – – Stenose- und Verschlußformen
  131
– cervicalis ascendens 78, *78*
– – – präformierte Anastomosen 79
– – profunda 78, *78*
– – – Kollaterale zur A. occipitalis
  113
– – superficialis 78, *78*
– choroidalis anterior, Aneurysma 147
– choroidea anterior 84f
– – – Plexus choroideus 86
– – – Topographie 85
– – posterior, a.v.-Angiom *177*
– – – medialis 96
– – – laterales 96
– communicans anterior, Aneurysma
  147, *153*, *154*
– – posterior 84
– – – Aneurysma 147
– – – Äste 84
– – – embryonale Entwicklung 85
– – – Kaliber 85
– – – Topographie 84
– – – Variationen 85
– diencephalicae inferiores 85
– – superiores 85
– dorsalis nasi 84
– ethmoidalis anterior, meningeale
  Äste 83
– – – Olfaktoriusmeningeom *186*
– – posterior, meningeale Äste 83
– facialis 81
– femoralis *60*
– fossae bulbi lateralis 93
– frontalis inferior 86f
– – – lateralis 87
– – interna anterior 87
– – – media 87
– – – posterior 87
– frontobasalis 87
– – lateralis 87
– frontoorbitalis 87
– – medialis 86
– frontopolaris 87
– gyri angularis 87
– hemisphaerica 95
– hypophysea inferior 83
– – superior 84
– intercostalis suprema 78
– labyrinthi 93
– lingualis 81
– marginalis 94f
– maxillaris interna 81, 83
– meningea anterior, Olfaktoriusmeningeom 197
– – media, atypischer Abgang 184
– – – durale Fistel 163
– – – frontobasale Äste 83

– – – Konvexitätsmeningeom *196*
– – – Ramus posterior 83
– – – Verlauf 83
– – posterior *93*
– – – Hyperplasie *90*
– occipitalis anterior 96
– – durale Fistel 163
– – externa 81
– – – Ramus meningeus 83
– – infratentorielles Meningeom 197
– – interna 96
– – lateralis 96
– – medialis 96
– – posterior 96
– ophthalmica, Aneurysma 147
– – – am Abgang *152*
– – Kollaterale *141*
– – mediale Äste, Meningen, Fissura
  orbitalis superior 83
– – meningeale Äste 83
– – Optikusscheidenmeningeom 184
– – orbitale und okuläre Gruppe 84
– – Topographie 84
– orbitofrontalis 87
– paracentralis 87
– parietalis anterior 87
– – interna 87
– – – inferior 87
– – – superior 87
– – posterior 87
– parietooccipitalis 87, 96
– perforantes 86
– pericallosa 87
– – leptomeningeale Anastomosen 87
– – posterior 96
– pharyngea ascendens 81, 83
– – – durale Fistel 163
– – – meningealer Ast 83
– – – Ramus meningeus posterior 83
– praecentralis 87
– praecunea 87
– praefrontalis 87
– praerolandica 87
– primitiva acustica (otica) 93
– – hypoglossica 88, 90, 93
– – trigemina 84, 93
– – – Formen *84*
– – – karotidobasiläre Anastomose *84*
– – trigemini *219*
– rolandica 87
– sinus cavernosi inferior 83f
Aa spinales posteriores 78, 88
– spinalis anterior 78, 88
– – – ventrale Anastomosenkette 88
– subclavia, Äste 78, *78f*
– – Scheinverschluß *124*
– – Stenose *63*
– – Verschluß *63*, 118ff
– supratrochlearis 84
– suprascapularis 78
– temporalis anterior 87
– – media 87
– – posterior 87
– – superficialis 81
– temporo-occipitalis 87, 96
– temporopolaris 87
– thalamoperforatae anteriores 85

- thoracica interna 78, *78*
- thyreoidea inferior 78, *78, 79*
- – superior 81
- vermicularis superior 95
- vertebralis, Abgangsstelle 88
- – Abgangsstenose *126*
- – Abgangsvarianten 88
- – Anastomosen 88
- – Aneurysma *161*
- – Atlasschleife (Reserveschlingen) 88
- – dextra, atypischer Abgang 79, *80*
- – durale Fistel 163
- – Fenestration 90, *91*
- – hochgradige Stenose *127*
- – Hypoplasie 90
- – intrakranielles Segment 88
- – Muskeläste 88
- – poststenotische Ektasie *127*
- – proximale Stenose *126*
- – proximaler Verschluß *125*
- – radikuläre und radikulomedulläre Arterien 88
- – Ramus(i) meningei 83, 88
- – – spinales 88
- – semiselektive Darstellung 88
- – subarachnoidale Strecke 88
- – „subokzipitales Dreieck" 88
- – Topographie 88
- – Übergangsstrecke 88
- – Verlaufsstrecken 88
- – Verschluß *136*

Arterielle DSA, Komplikationen 76
Arteriosklerose, multifokale *116*
- multilokuläre *114*
Arteriosklerotische Plaques *110*
- – A. basilaris 132
Arteriovenöses Angiom, piale Arterien 162
Astrozytom 215
- angiographische Merkmale 215
Asymptomatischer Patient, Indikation, i. v.-DSA 58
Auflösungsvermögen, räumliches, Brennpunkt *30*
Auswertung 69ff
- Fenstereinstellung 71
Arteriovenöses Angiom 168, 169 *171*
- – A. cerebelli inferior 170
- – – – posterior *178, 179*
- – A. cerebri anterior 170
- – – – media 170, *173*
- – – – posterior 170, *175, 176*
- – A. choroidea posterior *177*
- – Basisdiagnostik 168
- – Differentialdiagnose, Glomustumor 170
- – – Hämangioblastom 170
- – Embolisation 170
- – Gesichtsbereich 170
- – Oberlippe *182*
- – spinales 230
- – – Subarachnoidalblutung 230

- – subependymale und intraventrikuläre Blutungen 170
- – Sylvische Furche *175, 180*
- – Zentrales *172*
- – zervikales, interventionelle Neuroradiologie 227
- Angiome, choroidale Arterien 170
- – Erhöhung der Bildfrequenz 168
- – Hals, superselektive Angiographie 227
- – Halsbereich, i. v. DSA 227
- – kreislaufdynamische Besonderheiten 168
- – piale Gefäße 168
- Fehlbildungen, DSA-Komplikation 58
- – Rr. tentorii *165*
- Fisteln, gemischte meningeale 163
- – interventionelle DSA 241
- – meningeale *164*
- – Sinus cavernosus 163
- – – sagittalis superior 163, *167*
- Gefäßmißbildung, spinale, intra- oder extramedullär 230
- Mißbildungen, zentrale 168

B

Ballon, ablösbarer 242
- flußgesteuerter 242
Ballonokklusion 240
Basaler Gefäßkranz, Kollaterale *141*
- – Projektionen 68
Basilarisgabel 93
Basilariskopf, Aneurysma *159, 160*
- fusiforme Ausweitung 94
Basilaristhrombose, lokale Lysetherapie 132
Basilarisverschluß, proximaler *137*
Betriebsarten (DSA), fluoroskopischer Betrieb (continuous mode, Maskendurchleuchtungstechnik) 12
- Pulsbetrieb (pulsed mode, serieller Betrieb, Maskenaufnahmetechnik) 12
Bewegungsartefakt, Bildnachbearbeitung 21, *21*
- Patientenfixierung 21
- Ursachen und Abhilfe *21*, 22f
Bildaufnahmefrequenz, Blutflußmessung 40
Bildelement (picture element, pixel) 4
- Schwächungswert 4, *5*
- Spaltenadresse 4, *5*
- Zeilenadresse 4, *5*
Bildelement-(Pixel-)Größe, Abhängigkeit 12
Bildfrequenz 71
Bildmanipulation 71
Bildmatrix, 1024 × 1024, Kosten 34
Bildnachbearbeitung, Hybridtechnik 13, *15*
- Pixel-shift 13
- remasking 13
- TID-Technik 13

Bildnachverarbeitung (postprocessing) 13
Bildqualität, KM-Gesamtmenge 72
- kohärenter KM-Bolus 72
- Kontrastmittelkonzentration *31*
- Kreuzungsphänomen *70*
- Kriterien 69
- Ortsauflösung 72
Bildrauschen 20
Bildrekonstruktion, materialselektive *14*
Bildverarbeitungstechniken, Faltung 8
- Mittelwertbildung 8
- rekursive Filterung 8, 11
- Summation 8
Bildverstärker, Ausgangsleuchtschirm 3
- Dichteauflösung 11
- Eingangsleuchtschirm 3, 11
Bildverstärkereingang, Durchmesser/Pixelgröße 12
Blattfilmtechnik, Nachteile *106*
- Vorteile *106*
Bleistrichraster, Messung der örtlichen Auflösung *19*
- Objektkontrast 19
Blutdruckabfall, i. v.-DSA 74
Blutflußmessung, Artefakte 40
- Bildaufnahmefrequenz 40
- klinische Anwendungen 40f, *40*
- Methode 38f, *39*
- nach Gefäßchirurgie 36
- nach Gefäßdilatation 36
- Streubreite 39
- Tierexperiment 40, *40*
Blutflußgeschwindigkeit, quantitative 12
Bluthochdruck 109
Blutungsquelle, Gefäßspasmen 145
- Nachweisrate 145
Bolusdurchflußzeit *39, 43*
Bolusgrundmuster, Gefäßcompliance *42, 43*
Boluskurven, Zeitdifferenz 38
Brennfleck, DSA-Röntgenröhre 11
Brückenvenen, transverse 102
Bypass, postoperative Kontrolle *124*
Bypasskontrolle, intrakranieller Karotisverschluß *130*
Bypassoperation, Kontrolle *107*
- Subclaviastenose *124*

C

Canalis caroticus 83
Carotid body tumor 227
Carotis-interna-Verschluß, beidseits *64*
- – – intrakranieller *116*
Carotis-cavernosus-Fistel, traumatische, Ballonokklusion 240f
Carotis-Sinus-cavernosus-Fistel, posttraumatische 163
- spontane 163
- zuführende Arterien 163
Cavum Meckeli, Meningeom 197
Chemodektom 227

Chemodektom,
  carotid body tumor 228
- Differentialdiagnose, Aneurysma 227
- familiäres Vorkommen 229
- Karotisbifurkation 227
Chiasma opticum, untere Gefäßgruppe, obere Gefäßgruppe 84
Chondrom 208
- Prädilektionsstellen 208
Chordom 208
- Chorda dorsalis 208
Circulus arteriosus Willisi, Kollateralen 127
Compton-Effekt, (s. auch Strahlenabschwächung) 3, 14
Confluens sinuum 98, 102
CT, a. v.-Angiom 168
- Subarachnoidalblutung 145

D

Dermoid 208
Detektorgeometrie, Flächendetektor 7, *7*
- Punktdetektor 7, *7*
- Zeilendetektor 7, *7*
Diabetes mellitus, KM-Verträglichkeit 51
Dichteauflösung, Bildverstärker 11
Dienzephale Arterien, untere Gruppe 96, *96*
Digitale Bildverarbeitung, Prinzip 3
- Radiographie (DR), Definition 3
- - Dichteauflösungsvermögen 8
- - Eigenschaften *9*
- - Ortsauflösungsvermögen 8
- - Anlage, Detektorsysteme 7
- - Komponenten *6*
- - Subtraktionsangiographie, Geschichte 8f
- - Pulsbetrieb 9
Digitales Radiogramm, Kontrast-Detail-Kurve 8, *8*
Digitalspeicher, Kosten 34
Diploevenen 103
Doppelenergie- und Hybridtechnik 72
Dopplerbefund, multiple Stenosen 111
- Stenoseausmaß 111
- „Ulkus" 111
Dopplersonographie, stenosierende Veränderungen 111
DSA, Betriebsarten 12
- Prinzipien 9ff
DSA-Anlagen, Dynamikbereich 11
- Gerätekonfiguration, ökonomische Auswirkungen 27
- Komponenten 11f, *10*
- Kosten-Nutzen-Verhältnis 27
- Schema *10*
- Wirtschaftlichkeit 28ff
DSA-Röntgenröhre, Hitzeabstrahlungsfähigkeit 11
- thermische Belastbarkeit 11
Dual Energy Radiography 13f, *15*
Durale Angiome 162f

- arteriovenöse Fehlbildungen, Embolisation 242
- - Fistel *163*
- Fisteln 162
- - Differentialdiagnose 227
- - Embolisierung 163
- - Genese 163
- - Sinus transversus 163
- - Tinnitus 163
- - Ursache 163
Duravenen 103
Durchblutungsgröße 109
Durchblutungsstörungen, venöse 143f
Durchgangszeit, mittlere (mean transit time) 39
Dynamikbereich, DSA-Anlagen 11
- Kontrastmittelkonzentration 21

E

Echtzeitverarbeitung, Pulsbetrieb 12
EIAB (postoperative Kontrolle) *115, 127*
- Kontrolle, i. v. DSA *108*
EKG-Triggerung, fluoroskopischer Betrieb 12
Elektronenstrahl, Durchmesser 11
Elektronisches Rauschen 20
Elongation, Überlagerungsphänomen 109
Embolisation, definitive 242
- Indikationen 242
- palliative 242
spinale interventionelle Indikationen 243
Embolisationsvorgang, Kontrolle 243, *244*
Embolisierung, Angiom 163
- durale Fistel 163
- gefahrbringende Anastomose 163
Ependymom, Großhirn 215
- paraventrikuläres *218*
Epidermoid 208, *226*
Epistaxis, Embolisation 242
Experimentelle DSA, Anwendungen 44
- Software, Blutflußmessung 36
Externaäste, Kollateralkreislauf 127
Extrakranielle Tumoren 227ff
- - pulsierende Schwellungen 227
- - pulssynchrone Geräusche 227
Extravasate, lokale (Arm) 74
- Mediastinum 74

F

Faltung, Hochpaßfilter 6
- Zentralpixel 6
Falx cerebri, Arteria ethmoidalis anterior 83
Falxmeningeom 193
- parasagittales *193*
- parietales *195*
Fastverschlüsse, A. carotis interna 112
Fehlerquellen, i. v. DSA 71, *71*

Fenstereinstellung, Auswertung 71
Fernsehaufnahme-Röhre, MTF 36, *36*
- Neuentwicklung 34, *36*
Fernsehkamera, räumliche Auflösung 11
Fernsehsystem, hochauflösendes, Zeilenzahl 11
Fibrinolyse, lokale Indikation 132
Fibromuskuläre Gefäßdysplasie 111
Filmschwärzungskurve, nichtlineare 9
Filterung 71
Fisteln, meningeale arteriovenöse 163
Flächendosis, Röntgenquanten pro Pixel 20
Foramen costotransversarium, A. vertebralis 88
Funktionelle Farbdarstellung, experimentelle DSA 44

G

Ganglion Gasseri, arterielle Versorgung 84
Gefährliche Gefäße (dangerous vessels) 242
Gefäßcompliance, Arteriosklerose 42
- Blutdruckmessung 42, *43*
Gefäßdesobliteration, Kontrolle 58, *106*
Gefäßdurchmesser, Bestimmung 37f
- - Eichfaktor 37f
- Blutflußmessung 36f
Gefäßelongation *104,* 109, *109,* 110
- Projektionsvariante *69*
Gefäßektasie 109, *110*
Gefäßerkennbarkeit, Grenzen 20f
Gefäßmittellinie, Gefäßdurchmesser 37, *37*
Gefäßphantom, Kontrasterkennbarkeit, 20, *20*
Gefäßprofil, densitometrisches 37
Gefäßprozesse, darstellbare Kriterien 104, *106*
- Häufigkeit 111
- Kollateralkreisläufe 104
- Veränderungen am Kapillarbett 104
Gefäßränder, Abstand, FWHM 37f, *37*
Gefäßschleife, Differentialdiagnose, Aneurysma 155
Gefäßspasmen, Blutungen 145
- Reduktion 243
Gefäßstenosen, tumorbedingte 189
Gefäßverkalkungen, Pulsationen 104
- Subtraktionsartefakte 104
Gefäßwand, Elastizitätsverlust 109
- Traumatisierung 111
Gefilterte Rückprojektion (Faltung) 6
Geometrische Eichung, Gefäßdurchmesser 38, *38*
- Vergrößerung, Grenzfrequenz 28, *29, 30*
Gerätekonfiguration, DSA-Anlagen, ökonomische Auswirkungen 27
Gesamtdosis, Kontrastmittel 50

Sachverzeichnis

Getriggerte Bilder, Gefäßbewegungen 21
Glioblastom 209ff, *209, 210, 211*
- Angiographie-Indikation 209
- angiographische Merkmale 209, 212
- kapilläres Zwischennetz 209
- parasagittales *213*
- Stirnpol *214*
- zentrales 212, *212*
Gliome 209ff
- gutartige, angiographische Merkmale 215
„Globale" Füllungsbilder, i. v. DSA 69
Glomus-jugulare-Tumor 163, 227, 229
Glomustumor, Embolisation 242, *242*
Glomustumor-Chemodektom *228*
Glomus-tympanicum-Tumor 229
Glomus-vagale-Tumor 229
Grand-mal-Anfall, Komplikation, i. v. DSA 75
Grenzauflösung, Modulation Transfer Function 28
Grenzfrequenz, geometrische Vergrößerung 28

H

Halbbilder, Zeilensprungverfahren 11
Halbleiterspeicher 4
- Funktionsweise 5
- Modell 5, *5*
- Speichertiefe 6
Halseinstellung 64
- verstärkte Drehung *64*
Halsgefäße a.-p.-Projektion 67
- aszendierende Kollateralen *138*
- episternale Struma *66*
- Reihenfolge 64
Standard-Projektion *64*
- Standard-a.-p.-Projektion *70*
- Zusatzprojektion, orthograde *67*
Halsmark, zentrale Blutung 230
Hämangioblastom 208, 224f, *224, 225*
- angiographische Artdiagnose 224
- A. cerebelli inferior posterior 224
- Einteilung 224
- spinales 230, *233*
- Vertebralisangiographie 224
Hämangiome, Embolisation 242
- Wirbelkörper 230
Hämorrhagischer Infarkt 143
Hautvenen, Armbeuge *60*
Hemisphärenvenen *101*
Herzauswurfleistung, Bildqualität 71
Herz-Kreislauf-Verträglichkeit, Kontrastmittel 47
Herzleistung, Altersabhängigkeit 48, *49*
Herzvitium DSA-Indikation 58
Hintere Schädelgrube, meningeale Gefäßversorgung 83
Hirnstammgliom *220*
- Angiographie 215
- Kernspintomographie 215
Hirntumoren, maligne, lokale Zytostatikatherapie 242

Hirnvenenthrombose, zentrale 143
Homogenisierung, Absorptionsmedien 21
Hybrid-DSA, Anwendungen 22f, *23*
- Signal-Rausch-Verhältnis 24
- Strahlenbelastung 24
- Umschaltzeiten 22
Hybridsubtraktion 22
- Prinzip 14, *15*
Hybridtechnik 13f, *15*
Hybrid- und Doppelenergietechnik 72
Hydratation nach KM-Gabe 51
- Vorbereitung der DSA 59
Hypernephrommetastase, BWS, Embolisation *245*

I

Indikationen, i. v. DSA 57, *57*, 58
Informationsfluß, Digitalwandler, Datenmenge 5
Infratentorielle Meningeome, A. occipitalis 197
Infratentorielles Venensystem 96, 100f
Injektion, A. pulmonalis 61
- isotonische Lösung 61
- periphere 61
Injektionsgeschwindigkeit, Jod-Maximalkonzentration 51
Inselabschnitt 87
Inselschlingen 87
Instrumentarium, i. v. DSA *58*
Interventionelle DSA, Gefahren 242
- - Hauptindikationen 241f
- - hohe Bildsequenz 240
- - Kontrastauflösung 239
- - Voraussetzungen 239
- - Vorteile 239
- - Neuroradiologie, Meningeome 184
- - zervikale a. v. Angiome 227
Intraarterielle DSA 96
- - Angiome 162
- - Methoden 75f
- - Nachteile *106*
- - Risiko 109
- - Signalrauschen *105*
- - spinale 230
- - Tumordiagnostik 184
- - Vorteile *106*, 145
Intrakranielle Gefäße, i. v. DSA 68
- - seitliche Projektion, i. v. DSA 68
- - Gefäßverschlüsse 127
- - Stenosen 127ff
- - Vertebralisstenosen 132
Intrakranieller Carotis-interna-Verschluß, Differentialdiagnose 127
Intravenöse Arteriographie, konventionelle 9, 19
- - - Grenzen 9
- DSA, a.-v.-Angiom, Hals 227
- - intrakranielle Gefäße 68
- - - kleine Plaques 111
- - - Ulzera 111
- - - Kontrolle nach EIAB *108*
- - - nach Gefäßdesobliteration *106*
- - Nachteile *106*

- - Qualitätsmerkmale 103
- - Sinusthrombose 143
- - spinale 230
- - Vorteile *106*
Intrazerebrale a.-v.-Malformation, Embolisation 241f

J

Jodkonzentration 48, 50
- intravasale (arterielle) 47
- maximale intravasale (venöse) 47
Jod-Maximalkonzentration (arterielle) 50
Juveniles Nasen-Rachen-Fibrom *229*
- - angiographisches Bild 229

K

Kardiovaskuläre Insuffizienz, i. v. DSA 74
Karotiden, Schleifenbildung *105*
Karotissiphon 83
- Projektion 67
Karotisstenose *112*
- dopplersonographisch stumme *111*
- intrakranielle *128*
Karotisthrombose, akute 114
Kathetermaterial, i. a. DSA 75
Kavernöses Angiom, Orbitabereich 170
- - thrombosiertes, Orbita *183*
- - Wangenschleimhaut *181*
Keilbeinflügelmeningeom 197
- laterales 199
Kernladungszahl, Massenabsorptionskoeffizient 14, *14*
Kernspintomogramm, Hirnstammgliom 215, *220*
Kinder, i. v. DSA, Zugang 61
- zentraler Venenkatheter 63
Kindesalter, DSA-Indikationen 58
Kleine Strukturen, Fenstereinstellung 72
Klivuschordom 208
Knickstenose, A. carotis interna *67*
Kollateralkreisläufe 138ff
- extrakranielle 103
- i. v. DSA 69
Kommunisgabelung, Öffnung 66
Komplikationen, arterielle DSA 76
- i. v. DSA 74f
Kontraindikationen, i. v. DSA 74, *74*
Kontrasterkennbarkeit, Gefäßmodell 19
Kontrastmittel, Gesamtmenge 73
- Grenzmenge 76
- Handelsnamen, Beurteilung *48*
- Injektion, periphere, zentrale 51
- Konzentrationen 73
- - arterielle DSA 52
- - Phlebographie 73
- - Pulmonalisangiographie 73
- nichtionische 49
- Substanzen 73

Kontrastmittel,
 Verdünnung, Bildqualität *31*
 – – während Herz-Lungen-Passage *48*
 – Wahl 48, *49*
 – – i. v. DSA 59
 – – Kriterien 47f, *48*
Kontrastmittelbolus, Form 73
– periphere Injektion 59
Kontrastmitteldosen 50, *50*
– Kindesalter 73
– Organverträglichkeit 73
Kontrastmittelgabe, wiederholte, Verträglichkeit 51
Kontrastmittelgesamtdosis, Nierenverträglichkeit 51, *51*
– osmotische Belastung 51
Kontrastmittelmenge, retrograde Brachialisangiographie 75
Kontrastmittelüberempfindlichkeit, Komplikation 74
Kontrastmittelunverträglichkeit, medikamentöse Prophylaxe 59
Kontrastunterschiede, Signal-Rausch-Verhältnis 9, 11
Konturdarstellung, Fenstereinstellung 72
Konvexitätsmeningeom laterales 193
– laterobasales *185, 189, 190*
– parasagittales *194*
– parietales *196*
Kopffixierung, interventionelle DSA 241
kortikale Äste, periphere Stenosen und Verschlüsse 127
Kosten der Angiographie 30, 32
– – DSA *30, 32*
Kosteneinsparung, Angiographie 30, *30, 32*
Kosten-Nutzen-Verhältnis, DSA-Anlagen 27
Kraniozervikale Venengeflechte 103
Kraniozervikaler Übergang, Gefäßdarstellung *68, 69*
– – Sonderprojektionen 67
Kreuzungsphänomen, globale Gefäßdarstellung *70*
Kyphoskoliose *110*

L

Lagerung, Fixierung 59
Landmark-Technik, anatomische Orientierung *32*
LAO-Einstellung 63
Ligamentum inguinale *60*
Lindau-Tumor 208, *224*
Lipom 208
Logarithmische Subtraktion 9, 12f, *13*
Longitudinale (spinale) Arterien 78
Lungenödem 74
– Kontrastmittel 47
Lungenpassage, KM-Verdünnung 48
Lymphom, malignes *221*
– – Gehirn 215
Lysebehandlung, Komplikationen 114
Lysetherapie, lokale, Basilarisverschluß 132, *134*

M

Maske, unscharfe (blurring mask) 72
Maskenwahl (remasking) 21, 23
Massenabsorptionskoeffizient, Compton-Effekt 14
– Kernladungszahl 14, *14*
– Photoeffekt 14
– Photonenenergie 14, *14*
Materialselektive Bildrekonstruktion, Prinzip *14*
– Radiogramme (Dual Energy Radiography) 13f
Mean transit time s. Durchgangszeit
Mediaaneurysma, proximales 152
Media-Hauptstamm-Stenose *132*
Mediale aszendierende Venen 96
Mega-dolicho-basilaris 93
Meningeale arteriovenöse Fisteln 163
– – – topographische Einteilung 163
Meningen, Gefäßversorgung 83
Meningeom 184ff
– angiographische Merkmale 189
– Cavum Meckeli 197
– Embolisation 242
– frontobasales 197
– hintere Schädelgrube 197
– interventionelle Neuroradiologie 184
– laterales Keilbeinflügelmeningeom 199
– Lokalisation 193
– parasagittales *192*
– petroclinoidales *205*
– präoperative Embolisierung 184
– sellanahes 197
– Sinus cavernosus 197, *200*
– Sinusdarstellung 189
– superselektive Angiographie 184
– supratentorielles zentrales *201*
– supra- und infratentorielles *202*
– Tentoriumäste 184
– zystisches 191
Meningeomkreislauf, Merkmale 184
Metastase *222*
– temporobasale *223*
Metastasen 215, 222f
– angiographisches Bild 222
– Artdiagnose 222
– Ausgangspunkte 222
– spinale 230
Mittelung, Bildnachbearbeitung *32, 33*
Mittlere Schädelgrube, meningeale Gefäßversorgung 83
Modulations Transfer Function (MTF) 28, *28*
Monitoring, Risikopatienten 59
Morbus Raynaud, A. brachialis-Katheter 76
Moya-Moya-Kollateralen *142*
MTF (Modulations Transfer Function), Fernsehaufnahme-Röhre 36
Multiformatkamera, Laserdrucker 34, *34f*
– Monitore 34, *34f*
– Neuentwicklungen 34f

N

Narkose, interventionelle DSA 241
Narkoseuntersuchung, i. v.-DSA 58
Natriumgehalt, Kontrastmittel 49
Nervus femoralis *60*
Neurotoxizität, KM, i. v. DSA 75
Nierenfunktion, eingeschränkte, KM-Verträglichkeit 51, *52*
– normale, KM-Verträglichkeit 51
Niereninsuffizienz, i. v.-DSA 74
Nierenversagen, i. v. DSA 75
Nierenverträglichkeit, Kontrastmittel 47

O

Objektkontrast, Kontrasterkennbarkeit, Kontrastdetaildarstellung 19, *19*
Ökonomische Auswirkungen, angiographische Verfahrensweisen 27
Olfaktoriusmeningeom *186, 187,* 197
– A. ophthalmica 184
Oligodendrogliom *216, 217*
– angiographische Merkmale 215
Optikusscheidenmeningeom *188*
– A. ophthalmica 184
Orbitale Gruppe, A. ophthalmica externa, Anastomosen 84
– Phlebographie *183*
Orbitaphlebographie, Methode 143
Orbitavenen, Phlebographie 143
– Varikosis 143, *144*
Örtliche Auflösung (räumliche Auflösung) 28
– – Messung mit Bleistrichraster *19*
Osmolalität, Kontrastmittel 49f
Osmotische Belastung, Kontrastmittel 47
Osteom 208
Osteosarkom 208

P

PACS (Picture Archiving and Communication System) 8
Paragangliome, Embolisation 242
Pars chiasmatis, A. cerebri anterior 86
– circularis, A. cerebri anterior 86
– horizontalis, A. cerebri anterior 86
– insularis 87
– postcommunicalis (P_2) 96
– – A. cerebri anterior 86
– – Pars ascendens, Pars horizontalis dorsalis 86
– praecommunicalis, A. cerebri anterior 86
– – Hypoplasie 86
– – Verlauf 86
– sphenoidalis, A. cerebri media 87
Passagezeit-Kontrastmittelbolus, Blutflußmessung 36
Patientenfixierung, Bewegungsartefakt 21

Patientenüberwachung, Monitoring 75
Patientenvorbereitung 59f, *60*
– Überblick 59f, *60*
Perfusionsballon 242
Periphere Injektion, Technik 59
Perlenschnurzeichen 111
Pfadfindertechnik (road map) 16
Phasentrennung, i. v.-Angiogramme 72
Phlebographie, orbitale *183*
– Orbitavenen 143
Photoeffekt 14
– s. Strahlenabschwächung
PICA (posterior inferior cerebellary artery) 91
Pinealisvenen, obere und untere 99
Pixelshift 21, 23, 72
– Bildnachbearbeitung *32, 33*
Planum sphenoidale 197
Plaque, kleiner 112
Plaques, arteriosklerotische 66
Plexus basilaris 102
– pterygoideus *97*, 98, 102
– venosus vertebralis 88, 98
Polymerisationszeit, interventionelle DSA 240f
Postoperative Kontrolle, Bypass 58
– – Gefäßdesobliteration 58
– – i. v. DSA 58
Prämedikation 59
Projektionen 63ff
– basaler Gefäßkranz 68
– intrakranielle Fragestellungen 68
Projektionsvariante, Gefäßelongation *69*
– verstärkte Drehung 65
Pseudoverschluß, extrakranieller *116*
Pulmonale Verträglichkeit, Kontrastmittel 47
Pulsatile Strömung 42
Pulsationen 71
Pyramidenspitze, A. carotis interna 83

Q

Qualitätssicherung 24
Quanteneffizienz, Bildverstärker-Eingangsschirm 11
– Detektorsystem 8
Quantenrauschen 20

R

Radikuläre Arterien 78
Radikulo-medulläre Arterien 78
Radioanatomie, zerebrale Gefäße 77ff
Rami tentorii, a. v.-Fehlbildung *165*
Randerkennung, optische, Gefäßdurchmesser 37
Randverstärkung, (edge enhancement), Bildnachbearbeitung *32, 33*
RAO-Projektion, Aortenbogen 65
Räumliche Auflösung *29*
– – Fernsehkamera 11
Räumlicher Frequenzbereich, Modulations Transfer Function 28

Rechnergeschwindigkeit, hohe Bildfrequenzen, Kosten 34
Rechnerprogramme, Artefaktunterdrückung 72
Remasking (s. auch Bildnachbearbeitung) *70*
Restfüllung, venöse 62
Rete venosum caroticum 98
Riesenaneurysma, Ballonokklusion 241
Risikopatienten, Indikation 59
Rolandic arteriovenous malformation 170
Röntgenfilm, Dynamikbereich 9
Röntgengenerator, sekundäre Steuerung, Tetraden-Steuerung 11
Rückenmark, Parenchymanfärbung 243

S

SCA (superior cerebellary artery) 95
– Hemisphärenäste 95
Schädelbasis, Gefäßversorgung 83
– Meningeome 197
Schleifenbildung, Karotiden *105*
Schrägprojektion, intrakranielle 68
Screening-Indikation, i. v.-DSA 58
Sedierung 59
Segmentum cisternae ambientis 96
– – quadrigeminae 96
– crurale 96
– interpedunculare (P$_1$, Pars praecommunicalis) 96
Seldinger-Technik, A. brachialis 75
– zentraler Venenkatheter 59
Sequestration, pulmonale, DSA-Indikation 58
Signal-Rausch-Verhältnis (s. auch Kontrastunterschiede), Fenstereinstellung 72, 105
Sinus cavernosus 97ff, *97*, 102
– – A. carotis interna 83
– – a. v.-Fisteln 163
– – Meningeom 197, *200*
– – durae matris 98
– – intercavernosus 98
– – occipitalis 98
– – petrosus inferior *97*, 98, 102
– – – superior 98, 100
– – rectus *97*, 98, 102
– – sagittalis inferior 98
– – – zentrales Meningeom 197
– – – superior *97*, 98
– – – – a. v.-Fistel 163, *167*
– – – Teilthrombose 143
– – sigmoideus *97*, 98
– – sphenoparietalis 97f, *97*
– – transversus 98, 102
– – – durale Fisteln 163
– – – Teilthrombose 143
– – – Varianten 98
– – – venöse Abflüsse, Richtungsumkehr 143
Sinus-cavernosus-Fistel, nichttraumatische spontane *166*

Sinus-cavernosus-Syndrom 163
Sinusthrombose, Beispiel 143, *143*
– Ursache 163
Siphondarstellung *66*
Siphonprojektion *65, 68*
Siphonstenose, A. carotis interna *130*
Sofortbild, intraarterielle DSA 75
Sofort-Zeit-Angiographie 69
Spasmen, venöse 61
Spasmus, Armvenen 61
Spasmusneigung, A. brachialis 75
Spinale a. v.-Fehlbildung, DSA-Indikation 58
– Tumoren 230ff
Stagnationsthrombus 112, 114
Standardeinstellung, intrakranielle 68
Standard-Projektion, Halsgefäße *64*
Stenokardien, Auslösung, i. v. DSA 75
Steuerung, biorhythmische 71
Strahlenabschwächung, Compton-Effekt 3
– Photo-Effekt 3
Strahlendosen, Kindesalter 73
– Literaturangaben 73
Strahlungsbild, analoges 3
Stump sign 143
Subarachnoidalblutung durch Arteriosklerose 145
– CT 145
– spinales Angiom 230
– spontane, durch Aneurysmen 145
Subclaviastenose *122, 123, 124*
– Düseneffekt *121*
– funktionelle 118
– proximale *120, 121*
Subclavian-Steal-Syndrom 118, *122, 123*
– segmentale Kollateralen 118
Subependymale Venen 99
Subtotale Kommunisstenose, Kollaterale *113*
– Stenose, Restlumen 112
Subtraktion, analog elektronische 12, *13*
– Prinzip *10*
Subtraktionsartefakt *70*
– bei Gefäßverkalkung 104
Subtraktionsbild, Fensterverstärker 9, *10*
Sulcus chiasmatis 197
Superselektive Angiographie, doppelseitige 163
Supraaortale Äste, atypische Abgänge 79f, *80*
Supratentorielles Venensystem, äußeres und inneres 96
Sylvische Furche, a. v. Angiom *175, 180*
– Gefäßgruppe 87
Systemkomponenten, Leistungsfähigkeit 28

T

Tandemstenose *65*, 112, *128, 129*
Teleradiologie 6, 8

Tentoriummeningeom 193, 197
- infratentorielles *202, 205, 206, 207*
Tentoriummeningeome (kleine), Differentialdiagnose 227
Thalamusvenen, obere und vordere 99
Thoraxapertursyndrom, funktionelles 118, *119*
- traumatisches 119
Thrombophlebitis, i. v. DSA 74
- Prophylaxe 61
Thrombose, aszendierende Venen 143
- Sinus sagittalis superior 143
- - transversus 143
TID-Technik s. Bildnachbearbeitung
Tinnitus, durale Fisteln 163
Towne-Einstellung 68
Transposition, A. subclavia dextra *80*
Traumatologie, DSA-Indikation 58
Truncus costocervicalis 78, *78*
- meningohypophyseus 83
- thyreocervicalis 78, *78*
Tuberculum sellae 197
Tumor, extrakranieller 227ff
- primitiver ektodermaler *219*
- spinaler gefäßreicher 230
- zystischer 224

U

Überempfindlichkeit, nichtjonische KM 73
Überlagerung, anatomische Varianten 71
Überlagerungsartefakt *71*
- durch Venenfüllung 59
Überlagerungsphänomen bei Elongation 109
Übersteuerungsartefakt 21
Ulkus 112, *112*
- atheromatöses, Kriterien 112, *112*
Unkusvenen 102
Untersuchungsmethode, Auswahlkriterien 106
- bei zerebralem Gefäßprozeß *108*
Untersuchungszeit, i. a. DSA 75

V

Varikosis, Orbitavenen *144*
- - Differentialdiagnose 143
Vena(ae) anastomotica inferior (Labbé) 97, *98*
- angularis 99
- ascendens frontalis *97*
- - parietalis *97*
- basalis (Rosenthal) 99f, 102
- - Rosenthal 99f
- basilica 60, *60*
- brachialis 61
- cava superior 60, *60*
- cephalica 60, *60*
- cerebri ascendentes laterales 96
- - descendentes 97
- - interna *97*, 99
- - magna 98, 100, 102

- - media profunda 100
- - - superficialis *97*, 98
- - - - Sylvii 97
- cervicalis profunda 103
- choroidea 99
- corporis callosi posterior (splenii) 100
- emissariae condylaris und mastoideae 102
- ethmoidales 98
- femoralis 60, *61*
- - Punktion bei Kindern 63
- hemispherica inferior *101*
- hippocampi 99
- iliaca externa *60*
- interpeduncularis lateralis 100
- jugularis externa 103
- - interna 61, 98
- magna Galeni *97*, 99
- mediana cubiti 60, *60*
- medullaris anterior 102
- mesencephalica lateralis 100, *101*
- - - anastomotica 100
- - posterior 100, *101*, 102
- nasofrontalis 98
- nuclei caudati anterior 99
- ophthalmica superior 98
- - - V. orbitalis superior 102
- orbitalis, Thrombose *144*
- parietalis (Rolandi) 96
- pedunculi cerebelli superioris und medii 100, 102
- petrosa 98, 100, *101*, 102
- pontomedullaris lateralis 102
- pontomesencephalica anterior 100, *101*, 102
- - lateralis 100
- praecentralis 100
- - cerebelli 100, *101*, 102
- - - lateralis 102
- - - Segmente 102
- recessus lateralis ventriculi quarti 100, 102
- retrotonsillaris superior und inferior 102
- saphena magna *60*
- septi pellucidi *97*, 99
- - - longa 99
- spinalis anterior 102
- subclavia 60, *60*
- - persistierende venöse Füllung 62
- temporooccipitalis 97
- thalamostriata *97*, 99
- ventriculi centrales mediales 99
- - centralis lateralis 99
- - inferior anterior 99
- - posterior lateralis 99
- - - medialis 99
- - - posteriores laterales 100
- vermicularis inferior 100, *101*, 102
- - superior 100, *101*, *102*, 102
- vertebralis 88
Venen der Kopfhaut 103
Venenfüllung, persistierende, Überlagerungsartefakt *71*
Venenkatheter, i. v. DSA 59

- nicht zentral 61
Venenruptur, Komplikation, i. v. DSA 74
Venöse Abflußwege 96
Venöses Angiom *180, 181*
Vergrößerung, geometrische, Grenzfrequenz 28
Vergrößerungsangiographie, kleine intrakranielle Stenosen 127
Vermienvenen *101*
Verschluß, A. carotis interna, stagnierender KM-Faden 115
Vertebralarterien, fehlende Vereinigung 90
- Kaliberunterschiede *90, 91*
- Variationen 90
Vertebraler Venenplexus 98
Vertebralisabgangstenose *125*
Vertebralisangiographie, Hämangioblastom 224
Vertebralisdarstellung, selektive 76, *76*
- semiselektive 75f
Vertebralisstenose *64*, 125f
- intrakranielle 132
Vertebrobasiläres System 88ff
Vertebrovertebrale Fistel, Ballonokklusion 241
Verträglichkeit insgesamt, Kontrastmittel 47
- nichtionische KM 49
Viergefäßangiographie, selektive 168
Viskosität, Kontrastmittel 49f
Vordere Schädelgrube, meningeale Gefäßversorgung 83
Vorhofinjektion, i. v. DSA 61

W

Wandunregelmäßigkeiten, plaqueförmige 64
Waters-Einstellung 68, *69*

X

Xeroradiographie, Dynamikbereich 9

Z

Zeilenabtastung, progressive (kontinuierliche, sequentielle) 11
- - pulsed mode 11
Zeilensprungverfahren (Interlaced Scan) 11
Zeitdifferenz der Boluskurven 38
Zeitintervall-Differenz-Technik (Time Intervall Difference – TID) 12
Zentrale Venen 96f
Zentraler Venenkatheter, Kinder 63
Zentrales Meningeom, freier Falxrand 197
- - Sinus sagittalis 197
- - Tentoriumsschlitz 197
- - V. magna Galeni 197

Zerebrale Angiographie, Tumordiagnostik 184ff
- Venen 96
Zerebraler Gefäßprozeß, Wahl der Untersuchungsmethode *108*

Zervikale Anastomosen, A. vertebralis 79
Zervikales Rückenmark, Gefäßversorgung 78

Zwei-Energiespektren-Radiographie, Hybridtechnik 13f, *15*
Zystische Tumoren 224ff
Zytostatika, lokale intraarterielle Infusion 242